認知症の人への
歯科治療ガイドライン

編集

一般社団法人 日本老年歯科医学会

日本医療研究開発機構研究費「認知症の容態に応じた歯科診療等の口腔管理及び栄養マネジメントによる経口摂取支援に関する研究」ガイドライン作成班

医歯薬出版株式会社

This book was originally published in Japanese
under the title of :

NINCHISHO NO HITONO SHIKACHIRYO GUIDELINE

The dental-care guideline for the older people with dementia

Supervision :
The Japanese Society of Gerodontology

© 2019 1st ed.

ISHIYAKU PUBLISHERS, INC.
  7-10, Honkomagome 1 chome, Bunkyo-ku,
  Tokyo 113-8612, Japan

発刊にあたり

　認知症高齢者は増加の一途をたどっており，歯科医療を受診する機会も増えてきています．そのような状況下で，厚生労働省は「新オレンジプラン」を2015年に公表しました．ここでは，「認知症の容態に応じた適時・適切な医療・介護等の提供」として，「地域の歯科医師・薬剤師の認知症対応力向上」が求められています．認知症自体を理解するためには多くの情報がありますが，認知症患者に対して，どのような歯科的対応が実際にはよいかに関しては，情報が不足していました．

　一般社団法人 日本老年歯科医学会では，櫻井 薫前理事長のもと，『認知症患者の歯科的対応および歯科治療のあり方：学会の立場表明』を2015年に公表しました．2015年当時は十分なエビデンスの収集と検討に至らず，「立場表明」という形をとるしかありませんでした．

　その後，エビデンスを集積し，日本医療研究開発機構（AMED）の長寿科学研究開発事業「認知症高齢者に対する歯科診療等の口腔管理及び栄養マネジメントによる経口摂取支援に関する研究」の一部として，老年歯科医学会のガイドライン委員会を中心にして『認知症患者の義歯診療ガイドライン2018』を発表しました．この際にも，その時点において質の高いエビデンスは極めて乏しく，標準的な診療ガイドライン作成手順を踏み指針を形成することは困難でした．そこで，一般的なガイドラインの作成手続きである「臨床上の疑問の明確化」，「エビデンスの系統的検索・評価」および「推奨度の決定」の3つの段階を踏まえたうえで，専門家だけでなく，患者，患者家族，介護者の視点を重視したガイドライン作成を目指しました．

　そして，今回の『認知症の人への歯科治療ガイドライン』は，上述の『認知症患者の義歯診療ガイドライン2018』を包含して，広く歯科医療全般に広げたものです．エビデンスが十分ではないなかで，関係者の多大な尽力により作られました．今後，エビデンスの蓄積や改訂が必用ですが，このガイドラインは「地域の歯科医師・薬剤師の認知症対応力向上」に大いに役立つものであると考えます．関係各位に厚くお礼申しあげます．

2019年5月

一般社団法人　日本老年歯科医学会
理事長　佐藤裕二

はじめに

　本ガイドラインは，国立研究開発法人日本医療研究開発機構（AMED）の「認知症の容態に応じた歯科診療等の口腔管理及び栄養マネジメントによる経口摂取支援に関する研究」（平成28〜30年）におけるガイドライン作成班によって作成されました．以下，本研究事業を申請する経緯について触れますが，この経緯を知ることにより，本ガイドラインが世に出された背景の一端を理解していただけると思います．

　わが国における認知症患者の急激な増加を受け，2015年に認知症施策推進総合戦略（新オレンジプラン）が発表されました．そのなかでは歯科医師の認知症対応力向上研修実施が明文化されています．つまり，歯科医師には歯科診療等を通じて口腔機能管理を適切に行うことが公的に求められているということです．高齢者の口腔においては8020達成者が2017年には5割を超え，歯科インプラントなどの高度な医療を受けている場合も多く，その口腔環境は多様であり，継続的な口腔管理が必要不可欠であることは誰もが認識しているところです．

　その一方で，高齢期では認知症発症のリスクも急速に高まります．認知症の進展により自立した口腔清掃が困難となり，う蝕や歯周病の発症リスクが上がります．さらには介護者などによる支援も拒否される場合もあり，口腔管理は一層困難となります．

　つまり，現在の高齢者は歯を多く残しているが認知症発症リスクも高く，さらにはひとたび認知症を発症してしまうと自身の歯のケアや歯科治療の受容も困難となり，残した多くの歯がトラブルの原因となる可能性が高い状況下にあるといえます．

　さらに残念なことですが，認知症を理由に，歯科医院における歯科治療の継続が困難になってしまうことがあるのも事実です．稚拙な表現となってしまいますが，歯科界は高齢期に自身の歯を多くの残すプロモーション（8020運動）を進めた以上，認知症を発症しても患者の歯，さらには口の機能を守る指針の提示も当然行わなくてはなりません．そして，このガイドラインこそがその指針となればとの想いで，作成作業を開始しました．こうした趣旨をご理解いただいた多くの関係者の皆様のご協力で世に出すこととなりました．

　このガイドラインが，認知症の人への日常歯科治療を行う一助になれば望外の幸いです．

　また，ガイドラインは今後も定期的な改訂が必要となります．本ガイドラインの次期改訂に向けて，ご意見，ご評価をお寄せいただけましたら幸いに存じます．

2019年5月

国立研究開発法人日本医療研究開発機構（AMED）
「認知症の容態に応じた歯科診療等の口腔管理及び栄養マネジメントによる経口摂取支援に関する研究」

研究開発代表者　平野　浩彦

目次

- **発刊にあたり** ·· iii
- **はじめに** ·· iv
- **執筆者一覧** ·· viii
- **序** ·· 1
  - 本ガイドラインの作成のながれ ·· 1

1章 認知症概要 　　　　　　　　　　　　　　　　　　7

- 1.1 認知症の概要
- 1.2 認知症の疫学

2章 認知症患者をとりまく諸制度と社会資源 　　　　　14

- 2.1 地域包括ケアシステムと新オレンジプラン
- 2.2 医療サービス
- 2.3 介護サービス
- 2.4 若年性認知症に関する諸制度
- 2.5 道路交通法と関連する諸制度
- 2.6 権利擁護に関する諸制度

3章 認知症患者のアセスメント 　　　　　　　　　　　29

- 3.1 認知機能障害（中核症状）の評価法
- 3.2 行動・心理症状（周辺症状）の評価法
- 3.3 重症度の評価法
- 3.4 生活機能のアセスメント
- 3.5 認知症の口腔機能

4章 認知症ケア・コミュニケーションメソッド 　　　　38

- 4-1 CQ：歯科治療のために，家族や多職種と連携して認知症患者のアセスメントを行うことは有効か ·· 38
- 4-2 CQ：歯科診療を実施するうえで認知症ケアの手法を学ぶのは有効か ··· 43
- 4-3 CQ：認知症患者の症状に合わせて歯科治療時の環境調整をすべきか ··· 47

目次　v

5 章　認知症患者の口腔管理　52

5-1 CQ：（健常なときからの）定期的な歯科管理は，認知症の発症予防・重症化予防に効果的か ……………………………………………………… 52

5-2 CQ：歯科医療機関における食生活指導は認知症の発症予防・重症化予防に効果的か …………………………………………………………………… 54

5-3 CQ：歯科医療機関における歯の喪失予防・口腔機能低下予防は認知症の発症予防・重症化予防に効果的か ……………………………………… 57

5-4 CQ：認知機能が低下した者に対して歯科疾患の発症および口腔機能の低下を予防することは可能か ……………………………………………… 61

5-5 CQ：認知機能の低下段階に応じた歯科治療・管理計画はどのように立てたらよいのか ………………………………………………………………… 63

5-6 CQ：受診歯科患者の認知機能の低下が疑われた場合，あるいは認知症と診断されている場合，本人と家族への歯科治療方針・予防管理方針の説明と同意はどのようにしたらよいのか ………………………… 70

5-7 CQ：受診歯科患者の認知機能の低下が疑われた場合，医科・介護関係者との連携は歯科治療・定期的な歯科管理に有効か …………………… 74

5-8 CQ：歯科医療スタッフ（受付，歯科助手，歯科衛生士，歯科医師）の連携は，認知症患者の歯科治療および予防管理の質を高めるか …… 76

☑Q&A 見逃してはいけない気づき（症状）を教えてください ……………………… 80
認知症患者の生活を知る介護者に確認すべき事項は何ですか …………………… 81
留意すべき内服薬を教えてください ……………………………………………… 82

6 章　認知症患者の口腔衛生管理　84

6-1 CQ：口腔衛生管理を拒否する認知症患者にどのような対応が必要か … 84

6-2 CQ：認知症患者の口腔衛生管理に有効なケア用具・薬品等は何か ……… 87

6-3 CQ：認知症患者において，舌苔除去は必要か ………………………………… 91

7 章　認知症患者のう蝕治療　94

7-1 CQ：十分な協力が得られない認知症患者のう蝕の修復治療として，非侵襲的修復技法は有用か ……………………………………………… 94

7-2 CQ：十分な協力が得られない認知症患者の根面う蝕の進行抑制に，フッ化ジアンミン銀製剤の塗布は有効か ………………………………… 96

8 章　認知症患者の抜歯を含めた侵襲的歯科処置　99

8-1 CQ：認知症患者において抜歯の適応を決定する視点は何か ……………… 99

8-2 CQ：認知症患者において抜歯を含めた侵襲的歯科治療を検討する際に配慮すべき点は何か …………………………………………………… 103

9章 認知症患者の歯科補綴治療　107

9-1　CQ：認知症患者の義歯の使用が可能と判断する要因は何か ················ 107

9-2　CQ：認知症患者の義歯の修理・調整は，新義歯製作よりも有効か ······ 109

9-3　CQ：認知症患者の義歯安定剤の使用は，リライン・新義歯製作より有効か ················ 111

9-4　CQ：認知症患者の義歯設計に際し，家族等の介護力を考慮すべきか ···· 113

9-5　CQ：認知症患者の義歯の設計は，機能性よりも着脱性のほうを優先すべきか ················ 115

9-6　CQ：認知症患者の義歯の衛生管理は本人よりも介護者に委ねるべきか ················ 117

9-7　CQ：認知症患者において，義歯への名前入れは，義歯の紛失防止に有効か ················ 120

9-8　CQ：認知症患者の新義歯製作は，しない場合よりも摂食機能・食形態・栄養状態の維持・向上に有効か ················ 123

9-9　CQ：高齢者において，義歯装着は認知症予防に有用か ················ 117

9-10　CQ：歯科用インプラント治療は認知症でない人と比べて慎重にすべきか ················ 127

10章 認知症患者の摂食嚥下リハビリテーション　129

10-1　CQ：変性性認知症の摂食困難の要因には何があるか ················ 129

10-2　CQ：認知症患者の病型(原因疾患)による摂食嚥下障害の特徴は何か ···· 133

10-3　CQ：認知症患者の摂食困難および摂食嚥下機能に対する評価はどのように行うか ················ 136

10-4　CQ：認知症患者の摂食困難の対応法には何があるか ················ 139

10-5　CQ：認知症患者の摂食嚥下リハビリテーション（狭義）には何が有効か ················ 144

10-6　CQ：認知症患者の摂食嚥下障害において注意する薬剤は何か ············ 147

11章 認知症患者の栄養マネジメント　150

11-1　CQ：認知症患者の歯科的対応を行ううえで必要な栄養学知識は何か ···· 150

11-2　CQ：認知症患者の食生活支援を行ううえで必要なスクリーングとアセスメントは何か ················ 153

11-3　CQ：認知症患者にはどのような栄養介入を行うか ················ 161

12章 認知症患者の緩和ケア　168

12-1　CQ：認知症患者の緩和ケアにおいて歯科に求められることは何か ······· 168

■索引 ················ 173

目次　vii

執筆者一覧

■「認知症の容態に応じた歯科診療等の口腔管理及び栄養マネジメントによる経口摂取支援に関する研究」ガイドライン作成班 [敬称略]

研究開発代表者

平野浩彦 東京都健康長寿医療センター歯科口腔外科 部長

研究開発分担者 [五十音順]

粟田主一 東京都健康長寿医療センター研究所 研究部長
市川哲雄 徳島大学大学院医歯薬学研究部口腔顎顔面補綴学 教授
枝広あや子 東京都健康長寿医療センター研究所
大塚 礼 国立長寿医療研究センター NILS-LSA 活用研究室 室長
小玉 剛 公益社団法人日本歯科医師会 常務理事
櫻井 薫 東京歯科大学老年歯科補綴学講座 教授
櫻井 孝 国立長寿医療研究センターもの忘れセンター センター長
武井典子 公益社団法人日本歯科衛生士会 会長
田中弥生 関東学院大学栄養学部管理栄養学科 教授
野原幹司 大阪大学大学院歯学研究科高次脳口腔機能学講座顎口腔機能治療学教室 准教授
深井穫博 深井歯科医院・深井保健科学研究所 所長
山田律子 北海道医療大学看護福祉学部 教授
渡邊 裕 東京都健康長寿医療センター研究所自立促進と精神保健研究チーム 研究副部長

研究協力者 [五十音順]

小原由紀 東京医科歯科大学大学院医歯学総合研究科口腔健康教育学分野 講師
白部麻樹 東京都健康長寿医療センター研究所
高城大輔 神奈川歯科大学全身管理高齢者歯科 助教
長谷川祐子 法政大学スポーツ健康学部
村上正治 東京都健康長寿医療センター研究所
本川佳子 東京都健康長寿医療センター研究所
本橋佳子 東京都健康長寿医療センター研究所
森美由紀 東京都健康長寿医療センター歯科口腔外科
葭原明弘 新潟大学大学院医歯学総合研究科 口腔保健学分野 教授

(2019 年 3 月 31 日現在)

■ 執筆者・コンセンサスボード [敬称略]

第4章 認知症ケア・コミュニケーションメソッド

責任者

枝広あや子 東京都健康長寿医療センター研究所

執筆者

枝広あや子　東京都健康長寿医療センター研究所

高城大輔　神奈川歯科大学全身管理高齢者歯科　助教

本橋佳子　東京都健康長寿医療センター研究所

コンセンサスボードメンバー［五十音順］

伊東美緒　東京都健康長寿医療センター研究所　研究員

糸田昌隆　大阪歯科大学医療保健学部口腔保健学科　教授

岩佐康行　社会医療法人原土井病院歯科／摂食・栄養支援部　部長

木村年秀　まんのう町国民健康保険造田歯科診療所　所長

小玉　剛　公益社団法人日本歯科医師会　常務理事

佐藤裕二　昭和大学歯学部高齢者歯科学講座　教授

髙橋　健　常陸大宮市国民健康保険美和診療所　所長兼歯科医長

恒石美登里　日本歯科総合研究機構　主任研究員

永田千里　あいち健康の森健康科学総合センター

山田律子　北海道医療大学看護福祉学部　教授

渡邉理沙　公益社団法人愛知県歯科衛生士会　理事

第5章　認知症患者の口腔管理

責任者

深井穫博　深井歯科医院・深井保健科学研究所　所長

執筆者

葭原明弘　新潟大学大学院医歯学総合研究科　口腔保健学分野　教授

小川祐司　新潟大学大学院医歯学総合研究科　予防歯科学分野　教授

濃野　要　新潟大学医歯学総合病院　予防歯科　助教

皆川久美子　新潟大学医歯学総合病院　予防歯科　医員

宮本　茜　新潟大学医歯学総合病院　予防歯科　医員

枝広あや子　東京都健康長寿医療センター研究所

本橋佳子　東京都健康長寿医療センター研究所

コンセンサスボードメンバー［五十音順］

安細敏弘　九州歯科大学地域健康開発歯学分野　教授

安藤雄一　国立保健医療科学院　統括研究官

伊藤博夫　徳島大学大学院医歯薬学研究部予防歯学分野　教授

岩崎正則　九州歯科大学地域健康開発歯学分野　准教授

大内章嗣　新潟大学大学院医歯学総合研究科福祉学分野　教授

栢下　淳　県立広島大学人間文化学部　健康科学科　教授

佐々木健　北海道上川総合振興局保健環境部保健行政室（上川保健所）医療参事（兼）
　　　　　北海道立旭川高等看護学院　院長

竹内研時　九州大学大学院歯学研究院口腔予防医学分野　助教

服部佳功　東北大学大学院歯学研究科口腔機能形態学講座加齢歯科学分野　教授

宮崎秀夫　明倫短期大学　教授

山本龍生　　神奈川歯科大学大学院歯学研究科口腔科学講座　教授

第6章　認知症患者の口腔衛生管理

責任者
武井典子　　公益社団法人日本歯科衛生士会　会長

執筆者
小原由紀　　東京医科歯科大学大学院医師学総合研究科口腔健康教育学分野　講師
本橋佳子　　東京都健康長寿医療センター研究所
白部麻樹　　東京都健康長寿医療センター研究所
伊藤　奏　　東京医科歯科大学大学院医歯学総合研究科健康支援口腔保健衛生学分野　助教
安達奈穂子　東京医科歯科大学大学院医歯学総合研究科口腔疾患予防学分野　助教
中山玲奈　　東京医科歯科大学大学院医歯学総合研究科地域・福祉口腔機能管理学分野　助教

コンセンサスボードメンバー ［五十音順］
伊藤眞知子　公益社団法人日本歯科衛生士会　理事
大野友久　　国立長寿医療研究センター　室長
大堀嘉子　　横浜高齢者グループホーム連絡会
岸本裕充　　兵庫医科大学歯科口腔外科学講座　主任教授
清水けふ子　三ノ輪口腔ケアセンター
武井典子　　公益社団法人日本歯科衛生士会　会長
藤原ゆみ　　一般社団法人岡山県歯科衛生士会　監事
松田悠平　　島根大学医学部歯科口腔外科学講座　助教
村松真澄　　札幌市立大学看護学部　准教授
森野智子　　静岡県立大学短期大学部歯科衛生学科　講師

第7章　認知症患者のう蝕治療

責任者
櫻井　薫　　東京歯科大学老年歯科補綴学講座　教授

執筆者
櫻井　薫　　東京歯科大学老年歯科補綴学講座　教授
中島純子　　東京都健康長寿医療センター研究所

コンセンサスボードメンバー
委員長：林美加子　　大阪大学大学院歯学研究科口腔分子感染制御学講座　教授
副委員長：清水明彦　　兵庫医科大学歯科口腔外科学講座　非常勤講師

桃井保子　　鶴見大学歯学部保存修復学講座　名誉教授
北迫勇一　　外務省大臣官房歯科診療所、東京医科歯科大学大学院医歯学総合研究科う蝕制御学分野
久保至誠　　長崎大学病院医療教育開発センター 准教授
高橋礼奈　　東京医科歯科大学大学院医歯学総合研究科う蝕制御学分野 助教

中嶋省志	鶴見大学歯学部保存修復学講座　非常勤講師
二階堂徹	朝日大学歯学部口腔機能修復学講座　准教授
福島正義	昭和村国民健康保険診療所（福島県大沼郡昭和村）
掘江　卓	愛知学院大学歯学部保存修復学講座　講師
前薗葉月	大阪大学大学院歯学研究科口腔分子感染制御学講座　助教
松﨑英津子	福岡歯科大学口腔治療学講座歯科保存学分野　講師
武藤徳子	神奈川歯科大学歯学研究科口腔統合医療学講座歯髄生物学分野　准教授

第8章　認知症患者の抜歯を含めた侵襲的歯科処置

責任者

渡邊　裕	東京都健康長寿医療センター研究所自立促進と精神保健研究チーム　研究副部長

執筆者

平野浩彦	東京都健康長寿医療センター歯科口腔外科　部長
渡邊　裕	東京都健康長寿医療センター研究所自立促進と精神保健研究チーム　研究副部長
本橋佳子	東京都健康長寿医療センター研究所
枝広あや子	東京都健康長寿医療センター研究所
村上正治	東京都健康長寿医療センター研究所
森美由紀	東京都健康長寿医療センター歯科口腔外科

コンセンサスボードメンバー　[五十音順]

赤穂和広	医療法人恵心会あこう歯科医院　院長
片倉　朗	東京歯科大学口腔病態外科学講座　教授
川端貴美子	医療法人福泉会みずほ内科・歯科クリニック　理事長
酒巻裕之	千葉県立保健医療大学健康科学部歯科衛生学科　教授
鄭　漢忠	北海道大学大学院歯学研究院・口腔顎顔面外科学　教授
中島純子	東京都健康長寿医療センター研究所
野原幹司	大阪大学大学院歯学研究科高次脳口腔機能学講座顎口腔機能治療学教室　准教授
長谷剛志	公立能登総合病院歯科口腔外科　部長
深山治久	東京医科歯科大学大学院麻酔・生体管理学分野　教授
間宮秀樹	間宮歯科医院　院長

第9章　認知症患者の歯科補綴治療

責任者

市川哲雄	徳島大学大学院医歯薬学研究部口腔顎顔面補綴学　教授

執筆者

櫻井　薫	東京歯科大学老年歯科補綴学講座　教授
市川哲雄	徳島大学大学院医歯薬学研究部口腔顎顔面補綴学　教授
服部佳功	東北大学　教授
枝広あや子	東京都健康長寿医療センター研究所
田村文誉	日本歯科大学　教授

中島純子	東京都健康長寿医療センター研究所
西　恭宏	鹿児島大学　准教授
古屋純一	東京医科歯科大学　教授
原　哲也	岡山大学准教授
平野浩彦	東京都健康長寿医療センター歯科口腔外科　部長
堀　一浩	新潟大学　准教授
吉川峰加	広島大学　准教授
矢儀一智	徳島大学　助教

コンセンサスボードメンバー

村田志乃	渋谷区口腔保健支援センタープラザ歯科診療所
元橋靖友	社会医療法人財団大和会武蔵村山病院歯科
吉田光由	広島大学大学院医歯薬保健学研究科
田地　豪	広島大学大学院医歯薬保健学研究科
木村年秀	まんのう町国民健康保険造田歯科診療所
白井　肇	岡山大学病院総合歯科
高橋賢晃	日本歯科大学附属病院口腔リハビリテーション科
吉岡裕雄	日本歯科大学新潟病院
大井　孝	石巻赤十字病院歯科
渡部芳彦	東北福祉大学
小野高裕	新潟大学大学院包括歯科補綴学分野
伊藤加代子	新潟大学医歯学総合病院口腔リハビリテーション科
鎌下祐次	つくし歯科医院
川本真一郎	かわもと歯科
玉田泰嗣	岩手医科大学歯学部補綴・インプラント学講座
竹内周平	竹内歯科医療院
萩原芳幸	日本大学歯学部歯科補綴学第Ⅲ講座
佐藤修斎	佐藤歯科医院
松山美和	徳島大学大学院医歯薬学研究部

第10章　認知症患者の摂食嚥下リハビリテーション

責任者

野原幹司	大阪大学大学院歯学研究科高次脳口腔機能学講座顎口腔機能治療学教室　准教授
枝広あや子	東京都健康長寿医療センター研究所

執筆者

野原幹司	大阪大学大学院歯学研究科高次脳口腔機能学講座顎口腔機能治療学教室　准教授
枝広あや子	東京都健康長寿医療センター研究所
本橋佳子	東京都健康長寿医療センター研究所
白部麻樹	東京都健康長寿医療センター研究所

コンセンサスボードメンバー［五十音順］

飯田貴俊	神奈川歯科大学全身管理医歯学講座全身管理高齢者歯科学分野　診療科准教授

植田耕一郎	日本大学歯学部摂食機能療法学　教授
梅垣宏行	名古屋大学大学院医学系研究科地域在宅医療学・老年科学講座　准教授
大石善也	一般社団法人全国在宅療養支援歯科診療所連絡会　事務局長
菊谷　武	日本歯科大学口腔リハビリテーション多摩クリニック　教授・院長
小城明子	東京医療保健大学医療保健学部医療栄養学科　教授
菅　武雄	鶴見大学歯学部高齢者歯科学講座　講師
平原佐斗司	東京ふれあい医療生活協同組合梶原診療所　所長
山田律子	北海道医療大学看護福祉学部　教授
吉田貞夫	ちゅうざん病院　副院長（兼）金城大学　客員教授

第11章　認知症患者の栄養マネジメント

責任者

| 大塚　礼 | 国立長寿医療研究センター NILS-LSA 活用研究室　室長 |
| 田中弥生 | 関東学院大学栄養学部管理栄養学科　教授 |

執筆者

| 本川佳子 | 東京都健康長寿医療センター研究所 |
| 本橋佳子 | 東京都健康長寿医療センター研究所 |

第12章　認知症患者の緩和ケア

責任者

| 枝広あや子 | 東京都健康長寿医療センター研究所 |

執筆者

枝広あや子	東京都健康長寿医療センター研究所
本橋佳子	東京都健康長寿医療センター研究所
白部麻樹	東京都健康長寿医療センター研究所

コンセンサスボードメンバー [五十音順]

植田耕一郎	日本大学歯学部摂食機能療法学　教授
大堀嘉子	横浜高齢者グループホーム連絡会
川口美喜子	大妻女子大学　教授
貴島真佐子	社会医療法人若弘会わかくさ竜間リハビリテーション病院歯科
阪口英夫	医療法人永寿会陵北病院　副院長
高木幸子	広島市立リハビリテーション病院歯科　副部長
島田千穂	東京都健康長寿医療センター研究所福祉と生活ケア研究チーム　研究副部長
平原佐斗司	東京ふれあい医療生活協同組合梶原診療所　所長
細野　純	細野歯科クリニック　院長
山田律子	北海道医療大学看護福祉学部　教授

(2019 年 3 月 31 日現在)

序

　国家戦略として認知症施策推進総合戦略（以下，新オレンジプラン）が発表され，歯科医師の役割も明記された．新オレンジプランは7つの柱からなるが，その2つ目の柱“認知症の容態に応じた適時・適切な医療・介護等の提供”には歯科医師の役割が明記されている．2つ目の柱の基本的な考え方は，認知症の容態の変化に応じて適時・適切に切れ目なく，そのときの容態に最もふさわしい場所で，医療・介護が提供される仕組みを実現することである．

　日本老年歯科医学会では，2015年に『認知症患者の歯科的対応および歯科治療のあり方：学会の立場表明』を作成・公表した．いまだ明確化されていない認知症患者への歯科治療法について診療ガイドライン作成が急務とされ，2015年に日本歯科医師会会員および日本老年歯科医学会代議員に対し臨床上の疑問（クリニカルクエスチョン）を公募し，得られた情報を収集・分析し認知症高齢者歯科医療等ガイドライン素案を作成する運びとなった．日本老年歯科医学会ガイドライン委員会と国立研究開発法人日本医療研究開発機構（以下，AMED）研究班が協力し，ここに『認知症の人への歯科治療ガイドライン』が編纂された．

■本ガイドラインの対象読者について

　本ガイドラインは，認知症患者の歯科診療に関わるすべての歯科医師（および歯科衛生士等の歯科医療従事者）の日常診療に活用されるだけでなく，認知症患者を支援する医療・介護・福祉職および本人や家族の意思決定に活用されることも想定して策定された．

■本ガイドラインの活用にあたって

　本ガイドラインは，認知症患者に対する歯科診療，経口摂取支援の向上を目的として，それを支援しうる参考資料を提供するものであり，臨床上の診療・支援に制約を与えるものではない．認知症患者や認知症患者を取り巻く環境は多様であり，また刻々と変化していくものである．したがって本ガイドラインにおける推奨は，すべての施設，患者に適用できるものではない．すなわち，本ガイドラインで示す推奨は，患者の病態，患者を取り巻く社会状況，診療所の状況，介護施設の状況，医療者の専門分野などを無視して，個々のケースへの画一的な適用を求めるものではない．したがって実際の個々の症例においては，認知症患者とその家族，関わる医療介護関係者の意見を十分に聞き話し合ったうえで，認知症患者一人ひとりに合った最善な診療方法を決定することが望ましい．

本ガイドラインの作成の流れ

　AMED研究班会議において，本ガイドラインは原則として『Minds診療ガイドライン作成の手引き2014』（Minds 2014）の方針に従って作成することとなったが，エビデンスの不足している分野については，適宜ガイドライン作成委員会での討議を経て現状を踏まえた対応とする方針とした．

　本方針により本ガイドラインは，①CQ（クリニカルクエスチョン）形式を用いる，②ガイドライン作成班，コンセンサスボードメンバーの利益相反をマネジメントする，③文献検索を統一した方法で行う，④エビデンスレベルや推奨の強さについてMinds2014を参考に議論する，⑤総論的内容，臨床上の意見を聴取して盛り込む，⑥推奨度の決定が困難で推奨文作成がしにくいCQについてはQ&Aとし回答文を作成する，⑦ガイドライン案については各分野の有識者で構成されるコンセンサスボードメンバーによる査読およびコンセンサスミーティングによる信

序　1

頼度を得る，⑧作成したガイドライン案を公開してパブリックコメントを求めることとした．これらの過程を経たうえで，『認知症の人への歯科治療ガイドライン』を最終化した．

■資金源および利益相反

本ガイドラインに必要な文献検索，会議費，交通費等の資金は AMED 長寿科学研究開発事業「認知症の容態に応じた歯科診療等の口腔管理及び栄養マネジメントによる経口摂取支援に関する研究」で負担した．原稿作成および作業部会，コンセンサスミーティングを含む会議参加についてのガイドライン作成班・コンセンサスボードメンバーへの報酬は支給しなかった．

適切な利益相反（COI）マネジメントを行うため，ガイドライン作成班・コンセンサスボードメンバーは以下の基準で COI 申告を研究代表者に提出した．役員報酬など（100 万円以上），株式など（100 万円以上，あるいは当該株式の 5% 以上），特許権使用料（100 万円以上），講演料など（50 万円以上），原稿料など（50 万円以上），受託研究費，共同研究費など（200 万円以上），奨学寄附金（奨励寄付金）など（200 万円以上），寄付講座への所属，旅行・贈答品などの提供（10 万円以上）の基準で申告した．提出された申告書において，一定以上の COI が存在すると判断された委員はいなかったため，推奨度決定の判定にはそれぞれの担当領域のガイドライン作成班・コンセンサスボードメンバーが参画した．

■予備検索

SCOPE 作成にあたり，予備検索として医中誌，PubMed を用いて認知症高齢者に対する歯科治療に関して検索を行った．検索より抽出された認知症の歯科治療を示した文献には，

- 総説，解説が中心である
- ランダム化比較試験の研究はほとんどない
- 高齢者の集団に調査・介入した後，そのなかから認知症を有する患者を分析したものが多い
- 試験のサンプルサイズが小さいものが多い
- 認知症診断が一定の基準でなされていない・診断名がない

という傾向が認められた．討議の結果，本ガイドラインのニーズとして，歯科診療を行うものの認知症に関する基本的な知識を整理すること，歯科医療に求められている領域において歯科医師が適時適切な診療方針・連携方針を決定する際の参考資料となることを期待されていることを勘案して作成することとした．特に病態の進行を視野に入れた整理が必要であることを考慮し，ガイドライン作成委員会での討議の結果，本ガイドラインの対象疾患としては脳血管障害のみを対象にした文献は除外基準に含めることとした．基礎知識に関する内容は解説文とし，定量的なシステマティックレビューの困難な領域に関しても定性的レビューおよび専門分野有識者の見解をもとに CQ に準拠した項目立てとすることとした．

■クリニカルクエスチョン（CQ）の選定

2015 年に日本老年歯科医学会が日本老年歯科医学会代議員および日本歯科医師会会員を対象に認知症患者の歯科治療に対する疑問と問題点として，PICO 形式での CQ の募集を行った〔老年歯科医学 31 巻（2016）1 号に掲載されている「認知症患者の歯科治療に対する疑問と問題点」（https://www.jstage.jst.go.jp/article/jsg/31/1/31_3/_pdf/-char/ja）参照〕．

日本老年歯科医学会代議員 7 人からの 26 件，日本歯科医師会会員 294 人からの 593 件の意見および CQ が得られた．

予備検索より，CQ 解説作成のためには文献的エビデンスが十分ではなく，エビデンスレベルを補うものとしてほかの重みづけ，例えば臨床的有効性の大きさ，臨床上の適用性，害やコストに関するバランスなどの検討が必要と思われたため，CQ を分類し重要臨床課題として再構成を

行った.

　得られた CQ から，類似した CQ を集約しサブカテゴリを作成した．継続比較分析〔データ収集ごとに分析の結果を絶えず比較し，それをまたデータ収集に反映することを繰り返し（継続的比較），結果の妥当性を高める作業〕を行いながら，サブカテゴリの関係性および内容を検討しカテゴリに名称をつけ抽象化した．カテゴリ作成は，CQ に戻りながら可及的に抽象度を高めた.

　その結果，

　　ⅰ 歯科治療非協力の認知症患者の治療・歯科的管理にはどのような方法があるか
　　ⅱ 認知症患者の抜歯および口腔外科処置実施は何を基準にすべきか
　　ⅲ 認知症患者への義歯作成のための特別な配慮には何があるか
　　ⅳ 認知症患者への歯科介入は摂食嚥下機能の維持および低栄養予防に有効か
　　ⅴ 認知症患者への歯科治療・歯科的管理は認知症進行を抑制するか

という臨床重要課題に集約した．ガイドライン作成班では各章においてこれら重要臨床課題を念頭に置いたうえで，PICO を参考に具体的な CQ を決定した.

■文献検索の方法

　以下の基準において検索を行った.

①データベース

　PubMed，医中誌

②検索用語

　本ガイドラインの主旨に沿い，各章ガイドライン作成班で検討した専門分野キーワードに加え以下の用語を必ず含んで検索を行うこととした．番号順に検索を進めていくが，用語については適宜関連語に言い換えて使用することとした.

　　ⅰ 認知症
　　ⅱ 要介護高齢者（ⅰで検索困難のとき）
　　ⅲ 高齢者（ⅰおよびⅱで検索困難のとき）

③認知症に関する対象疾患

　以下の認知症疾患を含む

1) P1；AD（アルツハイマー型認知症）Alzheimer's disease, Alzheimer's dementia
2) P2；DLB（レビー小体型認知症）dementia with Lewy bodies, Lewy body dementia, Lewy body disease
3) P3；Mixed（混合型認知症）mixed dementia
4) P4；MCI（軽度認知障害）mild cognitive impairment
5) P5；FTD（前頭側頭型認知症）frontotemporal dementia, FTLD（前頭側頭葉変性症）frontotemporal lobar degeneration
6) P6；other dementia（その他）
　　＊other では以下を検討する"dementia with ～"：物質・医薬品誘発性の認知症，アルコール依存症による認知症：chronic alcoholism，パーキンソン病による認知症：Parkinson's disease，水頭症による認知症：hydrocephalus, 脳損傷による認知症：cerebral injury, HIV による認知症：AIDS dementia complex, ハンチントン病による認知症：Huntington's disease, プリオン病による認知症：prion disease

④除外する疾患

　CVD（脳血管疾患）cerebrovascular disease　および VaD（血管性認知症）vascular dementia

⑤検索基準
 1) 会議録を除く
 2) Case Report を含む
 3) 過去 10 年間（2007 年～2017 年）を目安とする
   （検査方法や評価方法等についてはこの限りではない）
 4) 総説を含む
⑥検索作業工程
　CQ ごとに検索した結果は，CQ 本文（推奨・背景・解説）に加え，検索式および評価シート（構造化した文献検索結果），文献 PDF フォルダを作成することとした.

■CQ に対する推奨文の作成手順

1. 各章ガイドライン作成班でガイドライン執筆者を選定

　各章ガイドライン作成班の責任者は AMED 分担者とし，責任者は副責任者を指名した. 各 CQ の執筆者はエビデンスの収集およびガイドライン執筆担当者であり，専門分野を考慮したうえで，各章責任者または特別に指名したものが行った. 複数の担当者のうち，1 人を主執筆者としてエビデンスの収集とガイドライン執筆を行い，各章ガイドライン作成班でその内容を吟味のうえ，最終的に合意のもとに一次原案を作成した.

2. エビデンスの収集と一次原案の作成

　前述の基準で検索を行いそれぞれの検索結果から，系統的，網羅的に収集し，システマティックレビューの条件に合致する認知症高齢者の歯科治療に関する論文の抽出・吟味に加え，必要に応じてハンドサーチを行った.

　用語については，『認知症疾患診療ガイドライン 2017』（日本神経学会監修，「認知症疾患診療ガイドライン」作成委員会編集）に準じた. 本ガイドラインのニーズに配慮し，わが国で広く一般的に用いられている語を用いることとして，「軽度認知障害」は「mild neurocognitive disorder（DSM-5 における類似概念）」ではなく「mild cognitive impairment（MCI）」，「アルツハイマー病」は「アルツハイマー型認知症」に統一表記した.

　特に「アルツハイマー型認知症」に関しては，「Alzheimer 病」という病理学的背景に基づいて生じたと考えられる認知症について「アルツハイマー型認知症」を用い，また臨床的特徴から診断された「アルツハイマー型認知症」との使い分け，および英文誌における「Alzheimer's disease」「Alzheimer's dementia」「Major neurocognitive disorder due to Alzheimer's disease」等について使い分けることは，まだ臨床的に有用性が少ないと考えられ，本書では区別しないこととした.

　同様に，「認知障害」は「認知機能障害」に，「認知症背景疾患」は「認知症原因疾患」に統一表記した. また『う蝕治療ガイドライン第 2 版』（特定非営利活動法人日本歯科保存学会編，永末書店）にならい「進行性根面う蝕」は「活動性根面う蝕」と統一表記した. そのほか，一般用語としての「認知症高齢者」は「認知症患者」に，「他職種」は「多職種」に，「介助者」は「介護者」に統一表記した.

　各 CQ において，対象とする認知症のおおよその重症度を CQ 上部に表示し，各 CQ のガイドライン本文は，CQ，推奨文，解説文，検索式，参考文献，エビデンスの強さ，文献による信頼度，コンセンサスミーティングによる信頼度の形式に統一した.

　エビデンスの強さ，および文献による信頼度は以下の基準とした.

エビデンスの強さ	A（強）：効果の推定に強く確信がある B（中）：効果の推定に中等度の確信がある C（弱）：効果の推定に対する確信は限定的である D（とても弱いあるいはできない）：効果の推定がほとんど確信できない ※文献による信頼度，コンセンサスミーティング（CM）による信頼度の結果をもとに委員の合議による決定
文献による信頼度	A：支持する論文が複数あり，ほぼ一致している．信頼性の高い論文がある B：支持する論文が1つ以上ある C：支持する論文が見当たらない

3. コンセンサスミーティングのための評価者（コンセンサスボードメンバー）の選定

　CQ の推奨文の信頼度については，エビデンスの質から推奨度の決定が困難な項目に関して各章の専門分野における臨床的な判断を得るため，コンセンサスミーティングによる信頼度を得ることとした．コンセンサスボードメンバーの役割は，各 CQ のガイドライン本文に対する査読を行い，検索された論文を参考に信頼度の決定をデルファイ法により行うこととした．

　ボードメンバー選出基準は，ⅰ：自らの専門分野における経験が豊富で，老年歯科医学に見識があること，ⅱ：専門分野における学術論文執筆経験があること，ⅲ：認知症患者に対する臨床経験が豊富である等，各専門分野において定める基準を満たすもの，の要件を満たすものとした．専門分野・職域・勤務地の偏りがないように AMED 分担研究者，各章ガイドライン作成班が候補者を推薦し，それぞれに協力を要請した．ボードメンバーにはガイドライン編集協力に対する同意書および COI 申告を得た．各ボードは専門家 10 名以上で構成された．

4. コンセンサスミーティングと最終稿の作成

　各章のコンセンサスミーティングにおいて構成ボードメンバーは互いにブラインドとした．各章責任者は CQ のガイドライン本文の一次原案をボードメンバーにメール送付し，査読コメントおよび同意の程度を収集した．査読コメントに対しては，その都度 CQ 執筆者および各章ガイドライン作成班がガイドライン本文の修正を行った．CQ に対する推奨文に対する同意の程度は VAS 法で評価され，デルファイ法に準じ 3 回繰り返して収束した評点をコンセンサスミーティングによる信頼度として，以下のようにガイドライン二次原案に表示した．

コンセンサスミーティング（CM）による信頼度	A：一致（最終的な VAS 平均値が8.5以上） B：ほぼ一致（最終的な VAS 平均値が8.5未満7.5以上） C：一致の傾向（最終的な VAS 平均値が7.5未満6.0以上） D：一致しない（最終的な VAS 平均値が6.0未満）

（参考）評価シート

0 1 2 3 4 5 6 7 8 9
（全く同意できない＝0，どちらともいえない＝5，完全に同意する＝9）

（参考）コンセンサスミーティングの流れ

```
第 1 回コンセンサスミーティング
    ↓
ガイドライン本文修正（ガイドライン執筆者）
    ↓
第 1 回の評点開示（最高点，最低点，中央値，平均値）
第 2 回コンセンサスミーティング
    ↓
ガイドライン本文修正（ガイドライン執筆者，作成班）
    ↓
第 2 回の評点開示（最高点，最低点，中央値，平均値）
第 3 回コンセンサスミーティング
    ↓
ガイドライン本文修正，コンセンサスミーティングによる信頼度
    ↓
二次原案
```

5. パブリックコメント募集および最終稿決定

　日本老年歯科医学会において理事会の協力を得たのちに，日本老年歯科医学会代議員に二次原案をメールで配信し，パブリックコメントを募集した（募集期間 2019 年 3 月 19 日～25 日）．パブリックコメントをもとにガイドライン作成班で二次原案を修正し，日本老年歯科医学会の理事会の承認を経て，本ガイドラインを決定した．

謝辞

　本ガイドライン作成作業は日本老年歯科医学会ガイドライン委員会と AMED 研究班が協力して進めた．公開に至るまでには委員会内外問わず，多くの協力者の支援があり作業が進められた．作成に参加し，多忙ななか多大なご尽力をいただいた委員会委員，研究協力者，ボードメンバーの方々に感謝する．また，本ガイドライン作成にあたり，臨床上の意見をいただいた認知症患者本人，患者家族，実際の介護に関わる職種の皆様，パブリックコメントにおいて多くの貴重なコメントを寄せていただいた方々にも改めて深謝する次第である．

2019 年 4 月

国立研究開発法人日本医療研究開発機構（AMED）
「認知症の容態に応じた歯科診療等の口腔管理及び栄養マネジメントによる経口摂取支援に関する研究」
研究開発代表者　平野浩彦

第1章 認知症概要

国立長寿医療研究センター・もの忘れセンター長　**櫻井　孝**

1.1　認知症の概要

■ 認知症の考え方

　米国精神医学会による認知症の診断基準（DSM-5）では，複雑性注意（注意を維持したり，振り分けたりする能力），実行機能（計画を立て，適切に実行する能力），学習および記憶，言語（言語を理解したり表出したりする能力），知覚 - 運動（正しく知覚したり，道具を適切に使用したりする能力），社会的認知（他人の気持ちに配慮したり，表情を適切に把握したりする能力）の 6 つの神経認知領域のうち，1 つ以上が障害され，その障害によって日常の社会生活や対人関係に支障をきたし，せん妄やその他の精神疾患（うつ病や統合失調症など）が除外されれば認知症とされる[1]．

■ 認知症の原因

　認知症や認知症様症状をきたす疾患・病態には，アルツハイマー型認知症，血管性認知症などさまざまな原因疾患や病態が含まれる（**表 1**）．このなかで，慢性硬膜下出血，正常圧水頭症などの脳外科的疾患，甲状腺機能低下症，ビタミン B_{12} 欠乏症などの内科的疾患の一部は，治療可能な認知症（treatable dementia）として扱われ，早期の診断と適切な治療や処置が求められる[2,3]．

■ 認知症の症状

　認知症の症状は，記憶，言語，視空間認知などの認知機能の障害と，それにともなう行動・心理症状（behavioral and psychological symptoms of dementia：BPSD）からなる．認知機能障害は疾患ごとの機能低下部位を反映する．一方，BPSD は認知機能障害を基盤に，身体的要因，環境的要因，心理的要因などの影響を受けて出現する．焦燥性興奮，攻撃性，脱抑制などの行動症状と，不安，うつ，幻覚・妄想をはじめとする心理症状がある．これらの症状は介護のうえで問題となるが，環境の調整，対応上の工夫，対症的な薬物療法などで改善する可能性がある[2,3]．

■ 認知症の診断

　認知症の診断では病歴聴取により，認知症の有無，症状，重症度を包括的に把握する．認知機能症状，BPSD の有無について，また，生活機能（手段的 ADL，基本的 ADL）障害の有無を聞き取る．

　認知症と区別すべき病態として，加齢に伴う正常な認知機能低下（生理学的健忘），せん妄，うつ病，その他の学習障害，精神遅滞，統合失調症がある．うつ病，せん妄，アルツハイマー

表1 ■ 認知症や認知症様症状をきたす主な疾患・病態（文献2より）

1. 中枢神経変性疾患
    アルツハイマー型認知症
    前頭側頭型認知症
    レビー小体型認知症／パーキンソン病
    進行性核上性麻痺
    大脳皮質基底核変性症
    ハンチントン病
    嗜銀顆粒性認知症
    神経原線維変化型老年期認知症 その他
2. 血管性認知症（VaD）
    多発梗塞性認知症
    戦略的な部位の単一病変による VaD
    小血管病変性認知症
    低灌流性 VaD
    脳出血性 VaD
    慢性硬膜下血腫 その他
3. 脳腫瘍
    原発性脳腫瘍
    転移性脳腫瘍
    癌性髄膜症
4. 正常圧水頭症
5. 頭部外傷
6. 無酸素性あるいは低酸素性脳症
7. 神経感染症
    急性ウイルス性脳炎（単純ヘルペス脳炎，日本脳炎など）
    HIV 感染症（AIDS）
    クロイツフェルト・ヤコブ病
    亜急性硬化性全脳炎・亜急性風疹全脳炎
    進行麻痺（神経梅毒）
    急性化膿性髄膜炎
    亜急性・慢性髄膜炎（結核，真菌性）
    脳腫瘍
    脳寄生虫 その他
8. 臓器不全および関連疾患
    腎不全，透析脳症
    肝不全，門脈肝静脈シャント
    慢性心不全
    慢性呼吸不全 その他
9. 内分泌機能異常症および関連疾患
    甲状腺機能低下症
    下垂体機能低下症
    副腎皮質機能低下症
    副甲状腺機能亢進または低下症
    クッシング症候群
    反復性低血糖 その他
10. 欠乏性疾患，中毒性疾患，代謝性疾患
    アルコール依存症
    マルキアファーバ－ビニャミ病
    一酸化炭素中毒
    ビタミン B_1 欠乏症（ウェルニッケ－コルサコフ症候群）
    ビタミン B_{12} 欠乏症，ビタミン D 欠乏症，葉酸欠乏症
    ナイアシン欠乏症（ペラグラ）
    薬物中毒
    A）抗癌薬（5-FU，メトトレキサート，シタラビンなど）
    B）向精神薬（ベンゾジアゼピン系抗うつ薬，抗精神病薬など）
    C）抗菌薬
    D）抗痙攣薬
    金属中毒（水銀，マンガン，鉛など）
    ウィルソン病
    遅発性尿素サイクル酵素欠損症 その他
11. 脱髄疾患などの自己免疫性疾患
    多発性硬化症，急性散在性脳脊髄膜炎
    ベーチェット病
    シェーグレン症候群 その他
12. 蓄積病
    遅発性スフィンゴリピド症
    副腎白質ジストロフィー
    脳腱黄色腫症
    神経細胞内セロイドリポフスチン（沈着）症
    糖尿病 その他
13. その他
    ミトコンドリア脳筋症
    進行性筋ジストロフィー
    ファール病 その他

型認知症の臨床的特徴を**表2，表3**にまとめた[3]．

　高齢者の認知障害では薬剤の影響を考える必要があり，服薬内容を確認する．高齢者では肝・腎機能低下，多剤併用の場合では薬剤性の認知機能低下が生じやすい．薬剤による認知機能低下はせん妄のほかに潜在性または亜急性に発症するものがある．抗コリン薬およびベンゾジアゼピン系薬剤は認知機能低下および認知症発症のリスクとなることがあるので注意する．

　認知症の鑑別診断では，身体所見，神経学的診察，脳画像検査，血液・脳脊髄検査などを必要に応じて行う．身体的診察としては，1）頭髪，皮膚，2）眼瞼結膜，瞳孔，3）口腔粘膜，咽頭，舌，4）頸部リンパ節，甲状腺，血管雑音，5）脈拍と血圧，6）胸部，7）腹部，8）

表2 ■ うつ病とアルツハイマー型認知症の臨床的特徴 [3]

	うつ病	アルツハイマー型認知症
発症	週単位か月単位，何らかの契機	緩徐
物忘れの訴え方	強調する	自覚がない，自覚があっても生活に支障ない
答え方	否定的答え（わからない）	つじつまを合わせる
思考内容	自責的，自罰的	他罰的
失見当	軽い割にADL障害強い	ADLの障害と一致
記憶障害	軽い割にADL障害強い 最近の記憶と昔の記憶に差がない	ADLの障害と一致 最近の記憶が主体
日内変動	あり	乏しい

表3 ■ せん妄とアルツハイマー型認知症の臨床的特徴 [3]

	せん妄	アルツハイマー型認知症
発症	急激	緩徐
日内変動	夜間や夕刻に悪化	変化に乏しい
初発症状	錯覚，幻覚，妄想，興奮	記憶力低下
持続	数時間～1週間	永続的
知的能力	動揺性	変化あり
身体疾患	あることが多い	時にあり
環境の関与	関与することが多い	関与なし

四肢の皮膚，関節，浮腫の有無について確認する.

　神経学的診察では，1）意識レベル，2）認知機能検査，3）脳神経領域，4）四肢の運動系，5）深部腱反射と病的反射，6）不随意運動，7）感覚系，8）姿勢・歩行，9）自律神経系について調べる [2, 3].

　治療可能な認知症を見逃さないために，認知症と診断した場合には，頭部CTまたはMRIの画像検査を行う．また，血算，血液生化学，甲状腺ホルモン，電解質，血糖，ビタミンB$_{12}$，葉酸の測定が推奨されている.

■ 認知症の治療

　認知症の経過は，原因疾患や類型によって一様ではない．しかし，アルツハイマー型認知症など比較的緩徐に進行する変性疾患では，一般的な経過をたどることが多い.

　認知症の治療の際には，1）認知機能症状の進行を抑制する薬物療法・非薬物療法の適用を考慮する，2）BPSDへの対処，3）低栄養や脱水，感染症などの認知症に合併しやすい身体疾患の予防と治療，4）認知症をもつ人の生活を支えるために，介護保険サービスの導入など包括的支援を行う．さらに，5）家族の介護負担を配慮することが重要で，認知症の人に対する家族の受容態度についても留意する [2, 3].

認知症の急性増悪時や BPSD が顕著となった場合は，本人や家族，および地域の実情を踏まえて，専門医と連携し適切な治療やケアへの橋渡しを行う．普段から地域的な対応状況を把握し，地域包括支援センターなどと連携してシステム作りに取り組みたい．

■ 認知症治療の実際

アルツハイマー型認知症の認知機能障害に対しては，コリンエステラーゼ阻害薬や NMDA 受容体拮抗薬の使用が推奨される．レビー小体型認知症については，コリンエステラーゼ阻害薬の使用が推奨されている．コリンエステラーゼ阻害薬の有害事象で頻度の高いものは，嘔気・嘔吐，下痢などの消化器症状である．NMDA 受容体拮抗薬の頻度の高い副作用は，傾眠，めまい，便秘，頭痛がある．これらの有害事象があれば，薬剤の減量・中止を検討する[2, 3]．

認知症の非薬物療法には，認知機能訓練，認知刺激，運動療法，回想法，音楽療法，日常生活動作訓練などがある．認知刺激などの認知機能に働きかける非薬物療法や運動療法は，認知症の認知機能障害に対する効果がある．

1）BPSD・せん妄への対処

BPSD が出現した場合には，その原因となる身体疾患の有無やケアが適切かを検討し，非薬物療法を薬物療法より優先して行う．向精神薬を使用する場合は，有害事象（過鎮静，低血圧，転倒，嚥下障害，便秘，悪性症候群など）と投薬の必要性を評価する．

せん妄は予防が重要であるが，せん妄が出現した場合には，直接因子（脳卒中，電解質異常，感染症，薬物）と誘発因子（入院，騒音などの環境的因子，疼痛・脱水・低栄養などの身体的因子，視力や聴力低下などの感覚的因子，心理的ストレス・不安などの精神的因子，睡眠関連因子など）の治療，除去を行う．これらの対応や治療を行っても改善しない場合には，非定型抗精神病薬（クエチアピン，リスペリドンなど）による治療を行う．せん妄の原因精査，治療，本人の安全の確保のために，入院治療が必要な場合もある[2, 3]．

2）認知症に多い身体疾患

認知症では，サルコペニア，フレイルを合併しやすい．認知症では非認知症より，転倒のリスクは約 8 倍，骨折のリスクは約 3 倍高い．転倒の原因疾患の治療，薬物の調整，運動・歩行とバランス訓練，補助具を装着しての訓練，環境整備，家庭環境への適応訓練を行い，多面的な方法で転倒予防に取り組む．

認知症における尿失禁では機能性尿失禁と切迫性尿失禁が多い．泌尿器科的な基礎疾患を否定したうえで，行動療法（排泄介助，膀胱訓練，骨盤底筋のリハビリテーション）は効果が期待される．

便秘は認知症でも頻度の高い疾患であり，生活の質を阻害し，せん妄の原因となることもある．器質的疾患の鑑別を行い，食物繊維の多い食事や運動で改善しない場合は下剤を使用する．

誤嚥性肺炎の予防には，アンジオテンシン変換酵素阻害薬，アマンタジン，シロスタゾールの投与，カプサイシン，口腔ケア，嚥下リハビリテーション，顎引き嚥下，食後 1 時間の座位保持，インフルエンザ・肺炎ワクチンなどが有効である．

アルツハイマー型認知症では，食行動の変化，食欲低下，嚥下障害，自律神経障害のため摂

食困難になることが考えられる．体重変化，食事量を聴取し，栄養評価，誤嚥の予防，服用薬剤の見直し，経口摂取および経管栄養の是非について検討する．

■ 軽度認知障害（mild cognitive impairment：MCI）への対応

MCI は本来，記憶障害を中心とする概念である．Petersen らにより操作的定義がなされ，その概念が確立された．MCI とは，1）以前と比較して認知機能の低下があり，これは本人，情報提供者，熟練した臨床医のいずかにより指摘される，2）記憶，遂行，注意，言語，視空間認知のうち 1 つ以上の認知機能領域における障害がある，3）日常生活動作は自立している．4）認知症ではない，と定義される[4]．類似の概念に clinical dementia rating（CDR）での 0.5，DSM-5 での mild neurocognitive disorder がある[2]．

MCI の有病率は 65 歳以上の高齢者で 15〜25％，罹患率は 20〜50/1,000人/年程度と推計される．MCI から認知症へのコンバートはおよそ 5〜15％/年，認知機能健常へのリバートはおよそ 16〜41％/年と考えられる．

MCI から認知症への進行を予防するために，高血圧や糖尿病，脂質異常症などの生活習慣病の適切な管理，適度な運動を続けることが推奨される．また，MCI において，認知症への進行予防を目的として，抗認知症薬を使用すべきであるとする十分な根拠はない．

本人，介護者に対して，MCI について正しい情報を提供し理解を促す必要がある．新しい情報技術（IT）を活用した生活支援，カレンダーやノートを使用する練習，生活環境の調整などにより，できるだけ長く自立した生活が続けられるように支援する．

■ 認知症の予防

認知症の危険因子として，加齢，遺伝的危険因子（APP, PS1, PS2, APOEε4），血管性危険因子（高血圧，糖尿病，脂質異常症，肥満），生活習慣関連（喫煙など），関連する疾患（睡眠時無呼吸症候群，うつ病と双極性障害）などがある．防御因子としては，適度な運動，食事因子，余暇活動，社会的参加，精神活動，認知訓練などがある．後天的な要素としては教育歴，頭部外傷などが含まれる[2, 3]．

中年期の高血圧は認知症の危険因子であり，積極的に治療すべきである．糖尿病はアルツハイマー型認知症，血管性認知症の危険因子であり，高血糖の是正，低血糖の予防が認知症予防に必要である．中年期の脂質異常症は認知症，特にアルツハイマー型認知症の危険因子である．スタチン投与は認知症のリスクを軽減するとの報告がある．一方，高齢者の血清コレステロールの認知症への影響は不確定である．喫煙はアルツハイマー型認知症，血管性認知症などを含めた認知症を増悪させる．

定期的な身体活動は認知症やアルツハイマー型認知症の発症率低下と関連することが報告されている．認知症のない高齢者や MCI を呈する高齢者に対する身体活動の介入試験では，認知機能低下を抑制したという報告があり，運動を積極的に取り入れることが推奨される．

認知症と食事，栄養に関しても多くの報告がある．炭水化物を主とする高カロリー食や低タンパク食および低脂肪食は，MCI や認知症のリスクを高める傾向にある．個々の栄養素では確定的な結果は得られていない．適度な飲酒は認知症の予防効果があるとする報告がある．ただし，"適度な飲酒量"には人種差，個人差の違いがあるので注意が必要である．

1.2 認知症の疫学

■ 認知症の有病率

2012年時点でのわが国の高齢認知症者は462万人と推計され，有病率は約15%と報告された．MCIもほぼ同数存在し，計800万人が認知障害を有していると推計される[2,3]．

認知症有病率の将来推計では，2025年の推定認知症者数は675万人とされる．糖尿病は認知症のリスクであり，将来の糖尿病の有病率が増加すると仮定した場合，2025年推計認知症者数は730万人と推計される．

全世界における認知症者数は2015年で4,680万人と推計されており，今後20年ごとに倍増するペースで増加すると推計される．高所得国と比べ，低～中所得国での増加が著しい．一方，英国における調査では認知症有病率の低下が，オランダ，ドイツ，スウェーデンおよび米国における調査では認知症発症率の低下が報告されている．

■ 高齢者認知症の病型頻度

わが国における認知症は増加傾向であり，血管性認知症に比べアルツハイマー型認知症が増加している．

2010年代前半の全国調査では，アルツハイマー型認知症が67.4%と最も多く，血管性認知症18.9%，レビー小体型認知症4.6%であった[5]．久山町での調査では，血管性認知症の有病率は，1985年に2.3%，その後減少傾向を示したが，2005年には2.5%と上昇傾向に転じた．一方，アルツハイマー型認知症の有病率は一貫して上昇傾向を示している．つまり当初は血管性認知症の割合がアルツハイマー型認知症より多かったが，その後逆転してアルツハイマー型認知症優位に変化している[6]．鳥取県大山町・愛媛県中山町で行われた調査においても，アルツハイマー型認知症の有病率は増加し，血管性認知症は不変であった[7,8]．

■ 若年性認知症（65歳未満）を対象とした疫学研究

朝田の調査（2006～2008年）では，全国における65歳未満の若年性認知症の推定患者数は37,800人と算出された[9]．18～64歳人口における10万人対の患者数は47.6人であった．一之渡らによる調査（1996年）では，全国の若年性認知症の患者数は25,600人，人口10万人対の患者数は32人と推定された[10]．この結果を朝田が行ったサンプルウェイトを用いて換算すると，若年性認知症の患者数は37,400人，また人口10万人対の患者数は47人と推定された．わが国における若年性認知症の患者数および有病者数は，最近10年間で増加はみられない．

若年性認知症の病型頻度では，朝田の調査では，血管性認知症が39.8%と最も多く，次いでアルツハイマー型認知症であった．若年性認知症に多いとされる前頭側頭葉変性症は3.7%であった[9]．一之渡の調査では，血管性認知症が54%と最も多く，アルツハイマー型認知症が21%であった[10]．わが国の若年性認知症では，血管性認知症が最も多いこと，海外に比べると前頭側頭葉変性症（frontotemporal lobar degeneration：FLTD）が少ないことが特徴である．

文献

1) American Psychiatric Association：Diagnostic and Statistical Manual of Mental Disorders, Fifth Edition. 2013.
2) 日本神経学会監修：認知症疾患診療ガイドライン 2017. 医学書院, 2017.
3) 認知症に関する研修の普及および評価に関する調査研究事業. 認知症サポート医養成研修 テキスト. 2017.
4) Petersen RC, Doody R, Kurz A, et al.：Current concepts in mild cognitive impairment. Arch Neurol 58: 1985-1992, 2001.
5) 朝田　隆：認知症の実態把握に向けた総合的研究（厚生労働科学研究費補助金（長寿科学総合研究事業）. 2011.
6) 小原知之, 清原　裕：糖尿病と認知症の疫学：久山町研究. 月刊糖尿病；4：12-20, 2012.
7) 湧谷陽介, 石崎公郁子, 足立芳樹, ほか：鳥取県大山町における 2000 年度痴呆性疾患疫学調査. Dementia Jpn 15：140, 2001.
8) Ikeda M, Hokoishi K, Maki N, et al.：Increased prevalence of vascular dementia in Japan: a community-based epidemiological study. Neurology 57；839-844, 2001.
9) 朝田　隆：若年認知症の実態と対応の基礎基盤に関する研究. 平成 18 ～ 20 年度報告書. 厚生労働科学研究費補助金（長寿科学研究事業）, 2009.
10) 一之渡尚道：若年痴呆の実態に関する研究. 平成 8 年度報告書. 厚生省科学研究費補助金, 1997.

第2章 認知症をとりまく諸制度と社会資源

東京都健康長寿医療センター研究所 自立促進と精神保健研究チーム　粟田主一, 枝広あや子

　本章では, 認知症の本人や家族の生活を支える諸制度や社会資源について概要を述べる. 歯科医療機関は, 医療機関であると同時に, 地域包括ケアシステムを構成する社会資源の一つである. 歯科医師は, 本章で扱う諸制度や社会資源をよく理解し, 必要に応じて連携し, 本人の生活を支援する多職種協働チームの一員として, 認知症の本人の尊厳ある生活の継続に寄与していかなければならない.

2.1 地域包括ケアシステムと新オレンジプラン

　少子高齢化の進行, 雇用基盤の変化, 家族形態の変化などを背景とする社会保障制度改革の動きのなかで, 医療・介護の領域では地域包括ケアシステムの実現が政策目標に掲げられ, その文脈のなかで, 2012年に認知症施策推進5か年計画（オレンジプラン）, 2015年1月に認知症施策推進総合戦略（新オレンジプラン）が策定された. 新オレンジプランの基本目標は, 「認知症の人の意思が尊重され, できる限り住み慣れた地域のよい環境で自分らしく暮らし続けることができる社会の実現をめざす」とされている. それは認知症の本人の尊厳ある生活の継続を前提にして, 認知症の本人や家族の暮らしを支える地域包括ケアシステムを実現しようとするものである.

■ 認知症と地域包括ケアシステム

　認知症は, 何らかの脳の病的変化によって認知機能が障害され, それによって生活に支障が現れた状態であるが, それと同時にさまざまな身体的・精神的・社会的な課題を伴って生活状況が複雑化するリスクを伴うという特徴をもっている. 複雑化の進展を回避し, 本人の尊厳ある生活を継続できるようにするには, 適時・適切な診断と, ステージに応じた統合的なサービス提供が不可欠である.

　このような考え方は, 地域包括ケアシステムの理念に一致する. 地域包括ケアシステムとは, 「地域のニーズに根ざし, その地域の人々の信念や価値観に合わせ, その地域の人々の参加によって保障されるケアシステム」と「異なる組織間のケアの連携・協調によって, ケアの分断を減らすことをめざしたケアシステム」を結合させたものである. すなわち, 支援を必要とする人の権利を守り, 尊厳ある生活の継続を実現するために, それぞれの地域において, 地域の特性に応じて, その人のニーズに応じた多様な支援を統合的に提供することを可能とするサービス提供システムを意味している.

■ 地域包括支援センター

　地域包括支援センターとは，地域包括ケアシステムを実現するための実践的な調整機関であり，それを介護保険の保険者機能の一環として制度化させたものである．すなわち保険者である市町村が実施主体となり，概ね中学校区単位に1カ所の地域包括支援センターを設置されている．保健師・看護師，主任介護支援専門員，社会福祉士等の多職種が配置され，地域支援事業（包括的支援事業）の一環として，①介護予防支援事業（介護予防ケアマネジメント），②総合相談支援業務，③権利擁護業務，④包括的・継続的ケアマネジメント支援業務を実施する．地域包括支援センターは，これらの事業を効果的に実施するために地域包括支援ネットワークを構築し，包括的・継続的ケアマネジメントを効果的に実施するために地域ケア会議を開催することとされている．

■ 認知症ケアパス

　認知症ケアパスとは，認知症の人の暮らしを支える地域包括ケアシステムを実現するための戦略的な試みの一つである．一般に，ケアパス（care pathway）とは，ある特定の診断を受けた人が，一定期間，適切な時に，適切な場で，適切な医療を受けることができるようにするための手引きを意味している．もともとは外科的疾患などの急性期疾患に対して，科学的エビデンスやベストプラクティスに関するコンセンサスに基づいて開発されたものであるが，今日では医療だけではなく，医療・介護を含む多様なサービスを，地域のなかで，適時・適切に利用できるようにするための統合ケアパス（integrated care pathway：ICP）が求められるようになってきた．認知症ケアパスとは，認知症のための統合ケアパス（ICP for dementia）に他ならない．新オレンジプランでは，すべての市町村に認知症ケアパスの作成を求めている．

■ 認知症初期集中支援事業

　市町村が実施主体となって，地域支援事業（認知症総合支援事業）の一環で実施される事業である．その目的は，認知症になっても本人の意思が尊重され，できる限り住み慣れた地域よい環境で暮らし続けられるように，地域包括支援センター等に認知症初期集中支援チーム（以下，支援チーム）を配置し，かかりつけ医や認知症疾患医療センターと連携しながら，早期診断・早期対応に向けた支援体制を構築することにある．支援チームは，医療系・介護系の専門職2名以上と認知症の専門医かつ認知症サポート医である医師1名で構成される．その本質は，本人の視点に立って，社会支援の統合的調整（コーディネーション）を実践する多職種協働チームを配置である．この事業によって，認知症ケアパスの入り口を構成する地域包括支援センター，認知症サポート医，認知症疾患医療センター等の政策的統合（システム・インテグレーション）が推進されることが期待されている．

■ 認知症地域支援・ケア向上事業

　市町村が実施主体となって，地域支援事業（認知症総合支援事業）の一環で実施される事業である．その目的は，医療機関や介護サービスおよび地域の支援機関の間の連携を図る支援や，認知症の本人・家族を支援する相談業務等を行う地域支援推進員（以下，推進員）を配置し，医療・介護等の連携強化等による地域における支援体制の構築と認知症ケアの向上を図る

ことにある．推進員は，地域包括支援センター，市町村本庁，認知症疾患医療センター等に配置することとされ，認知症の医療や介護の専門的知識および経験を有する医師，歯科医師，薬剤師，保健師，看護師，理学療法士，作業療法士，社会福祉士，歯科衛生士，精神保健福祉士，介護福祉士等，またはそれ以外の職種で認知症の医療・介護の専門知識および経験を有する者として市町村が認めた者とされている．

2.2　医療サービス

■ かかりつけ医，認知症サポート医

　かかりつけ医とは，プライマリケアを提供する医師である．プライマリケアとは，①人々が最初にアクセスできる場で（近接性），②各人が抱えるヘルスケアニーズの大部分に責任をもって対応し（責任性，包括性），③急性疾患，多様な慢性疾患，精神疾患がある場合には必要に応じて他のサービス提供機関のサービスを調整し（協調性），④家族や地域とのつながりのなかで（文脈性），⑤長期にわたるパートナーシップを築くことである（継続性）．厚生労働省は，①認知症の早期発見・早期対応，②日常の医学的管理，③本人・家族支援，④多職種連携の役割を担う「かかりつけ医」の強化をめざして，2005年から「認知症サポート医養成研修事業」を，2006年から「かかりつけ医認知症対応力向上研修事業」を開始した（両者を合わせて「認知症地域医療支援事業」と呼ぶ）．

　ここでいう「認知症サポート医」とは，認知症にかかる地域医療体制構築の中核的な役割を担う医師であり，①かかりつけ医認知症対応力向上研修の企画立案，②「かかりつけ医」の認知症診断等に関する相談役・アドバイザー，③地域医師会と地域包括支援センターとの連携づくりへの協力がその役割とされている．しかし，認知症サポート医については，地域のなかでその役割が明確化されておらず，また広く周知もされていない，といった課題も指摘されている．先述した認知症初期集中支援チームとの関係を考慮すれば，多職種協働のもとでコーディネーションの一翼を担うことができる医師として，その役割を明確化していく必要があるかと思われる．

　なお，新オレンジプランでは，歯科医療機関や薬局においても，日常業務のなかで認知症に気づき，認知症の人の状況に応じた口腔機能の管理や服薬管理指導等を実践することができるよう，歯科医師・薬剤師の認知症対応力向上研修を実施している．これらは，認知症のプライマリケア体制の総合的な整備をめざした施策であり，認知症医療の根幹をなすものであろう．

■ 認知症疾患医療センター

　認知症疾患医療センターは，「保健医療・介護機関等と連携を図りながら，認知症疾患に関する鑑別診断とその初期対応，BPSDと身体合併症の急性期治療に関する対応，専門医療相談等を実施するとともに，地域保健医療・介護関係者への研修等を行うことにより，地域において認知症に対して進行予防から地域生活の維持まで必要となる医療を提供できる機能体制の構築を図ること」を目的とする専門医療サービス（セカンダリケア）である．都道府県には，地域の実情に応じた認知症疾患医療センターのあり方を検討し，その質を確保するために事業を実施することが要請されている．

■ 救急医療

　高齢であるということが救急事例化のリスクを高め，認知症であるということがそのリスクをさらに高めている．いまや，すべての救急医療機関が認知症高齢者の救急医療に積極的に取り組まなければならない時代にある．しかし，一般救急医療の現場では「医療を受ける側」も「医療を提供する側」も，認知症の救急医療についてさまざまな困難を感じているという実態がある．

　認知症の人と家族の会を対象とする調査では，認知症の人の入院において「問題があった」とする家族は51％であり，その内容で頻度が高かったのは「家族の付き添いを求められた」「身体拘束された」「身体機能が低下し介護が大変になった」「有料個室に入院することを求められた」であった．また，救急告示病院を対象とする調査では，その94％が認知症患者の身体救急疾患への対応が「困難である」と感じており，その理由として頻度が高かったのは，「転倒・転落の危険がある」「意思疎通が困難」「検査・処置への協力が得られにくい」「頻回の訴えやナースコールがある」「病状や症状を聴取しにくい」「退院先が決まりにくい」であった．認知症をもつ高齢者に対応できる救急医療体制の整備は喫緊の課題である．いまや，すべての救急医療機関において，病歴・症状評価，検査・処置，本人への説明，安全確保，入院期間中の環境調整，退院支援などにおいて，認知症に対応できる態勢確保が求められている．

■ 一般病院における医療

　日本総合病院精神医学会が実施した，一般病院（一般病床）入院中の65歳以上高齢者949人を対象とする調査によれば，「認知症の診断歴がある」「レセプトに認知症の診断名がある」「抗認知症薬が投薬されている」のいずれかの条件を満たす人は166人（17.7％），高齢者総合機能評価（comprehensive geriatric assessment：CGA）で「認知症疑い」（3単語即時再生課題または遅延再生課題の回答が不可または不能）の人が496人（52.3％）であった．このことから，未診断の人を含めれば，一般病院（一般病床）入院中の高齢者における認知症出現頻度は20〜50％程度であろうと推計される．

　身体合併症のために一般病床に入院する認知症の医療では，BPSDとせん妄の管理が課題となる．一般病棟に入院する患者の精神状態を把握して精神科医や専門性の高い看護師を含むチームで精神科専門医療を提供し，症状の緩和と早期退院を推進することを目的に「精神科リエゾンチーム加算」が設けられている．また，身体疾患のために入院した認知症患者に対する病棟における対応力とケアの質の向上を目的に，病棟でのケアと多職種チームの介入を評価する「認知症ケア加算」が設けられている．さらに，退院にあたっては，医療ニーズが高い患者が安心・安全に在宅療養に移行し，在宅療養を継続できるようにするために，退院直後の一定期間，退院支援や訪問看護ステーションとの連携のために入院医療機関からの訪問指導を行う「退院後訪問指導料」「訪問看護同行加算」が設けられている．

■ 精神科病院における医療

　認知症の医療において，精神科医療は本質的に重要な役割を果たしている．しかし，認知症の精神科医療では，精神科病院における長期在院化など，多くの課題があるのも事実である．認知症治療病棟を対象とするある調査では，平均在院日数は722日，平均在院日数が1年以下の病棟は約1/3であったと報告している．しかし，その大部分は一般病院・診療所・介護

施設からの入院であり，入院の主たる理由は，一般病院，介護施設，自宅で対応困難なBPSD であり，身体合併症や社会的な困難がしばしば併存している点に注目する必要がある．単身，家族の介護力の限界，生活困窮，BPSD，身体合併症などさまざまな生活課題を抱える認知症の人々の居場所が極めて少ないという現実がある．実際，認知症治療病棟から退院できない理由も，BPSD，家族の受け入れ拒否，施設入所待ちが約8割を占めると報告されている．

先述したように，生活状況が複雑化する前に，それを予防する認知症初期支援体制の整備が急務であることに変わりはないが，複雑な生活課題をもつ認知症の人が，地域のなかで暮らし続けることを可能にする「居住支援」「生活支援」「在宅医療・介護」の体制整備は，今日の精神科医療が直面している現実的な課題である．

■ 在宅医療

認知症が中等症から重度になると，身体的ADLの低下が進行し，在宅医療・介護連携による統合ケアがかかりつけ医療の基本型になる．すなわち，①入院医療機関と在宅医療に係る機関との協働による退院支援，②多職種協働による患者・家族の生活支援という観点からの医療の提供，緩和ケアの提供，家族支援，③在宅療養者の病状の急変時の緊急往診と入院病床の確保，④住み慣れた自宅や介護施設等，患者が望む場所での看取りが求められる．厚生労働省は，在宅医療を推進するために，在宅医療・介護推進プロジェクトチームを省内に設置し，診療報酬や介護報酬による在宅医療の強化を行い，在宅医療・介護連携のための市町村ハンドブックを作成し，多職種連携のための研修会を開催してきた．

生活状況の複雑化によって，在宅生活が困難になる認知症の人は少なくない．認知症とともに暮らせる「住まい」と「生活支援」の確保を前提に，「在宅医療」と「在宅介護」のベストミックスが利用できる地域社会を，それぞれの地域において，地域に暮らす人々が参加して"地域発"の試みとして創りだしていくことが，わが国の認知症施策の根幹的な課題となっている．

■ 終末期医療

新オレンジプランでは，「人生の最終段階にあっても本人の尊厳が尊重された医療・介護等が提供されることが重要であり，その在り方について検討を進める」と記されている．意思能力が不十分な場合，延命処置を含む終末期の医療を，誰が，どのようにして決定すべきか．新オレンジプランでは，「多職種協働により，あらかじめ本人の意思決定の支援を行っておく等の取組を推進する」と記されている．認知症の本人の終末期医療は，長い人生の旅路を，認知症とともに生きる本人の権利を守るという立場に立って，本人とともに歩んできた人々との間で支えられるものであろう．それを可能とするような人々のつながりを創り出すことが，これからの認知症の地域連携の課題かと思われる．

2.3 介護サービス

■ 介護保険制度の仕組み

介護保険制度は，人口の高齢化，寝たきりや認知症高齢者の急増，核家族化や介護者の高齢

化を伴う家族の介護機能低下を背景に，2000年に導入された高齢者の保健・福祉サービス提供システムである．本制度の特徴は，①自立支援を基本理念として，②社会保険方式を導入し，③利用者本位のサービス利用が可能となるように設計されていることである．

1) 保険者

介護保険制度の保険者は，サービスの地域性，老人保健・福祉事業の実績，地方分権の流れを踏まえ，住民に最も身近な行政単位である市町村が担っている．この点が医療保険とは大きく異なるところであり，これによって権限と財源が市町村に移譲され，市町村が決意さえすれば介護保険制度のもとで独自の地域ケアシステムを構築することができるようになっている．

2) 被保険者

被保険者は，第1号被保険者（65歳以上）と第2号被保険者（40歳以上65歳未満）に区分され，受給権者は，第1号被保険者では要介護状態または要支援状態にあると判断された者，第2号被保険者では，「特定疾病」（老化に起因する疾病）に罹患し，要介護状態または要支援状態にあると判断された者である．

3) 要介護認定

利用者は市町村窓口に申請し，介護認定調査員の訪問による認定調査を受け，医療機関で意見書を作成する．介護認定審査会は，認定調査に基づくコンピューターの一次判定結果，訪問調査の際の特記事項，主治医意見書に基づいて要介護認定（二次判定）を行う．

4) サービス計画（ケアプラン）の作成

二次判定結果は利用者に通知され，利用者は自らの意志でサービスを選択する．ケアプランは自ら作成することもできるが，居宅介護支援事業者に依頼して作成してもらうこともできる．介護予防サービスの場合は地域包括支援センターと契約して作成する．

5) サービスの利用と給付

介護保険の給付には介護給付と予防給付がある．要介護者（要介護1〜要介護5の認定を受けた者）は，居宅サービス，地域密着型サービス，居宅介護支援，住宅改修，施設サービスを利用したときに介護給付を受けることができる．要支援者（要支援1〜要支援2の認定を受けた者）は，要介護状態の発生予防を目的に，介護予防サービス，地域密着型介護予防サービス，介護予防支援，住宅改修を利用したときに予防給付を受けることができる．ただし，居住費と食費については，在宅と施設の利用者負担の公平性，介護保険と年金給付の調整の観点から，保険給付の対象外とされている．

6) 介護報酬の流れ

サービス事業者が利用者にサービスを提供した場合，その対価として事業者に支払われるサービス費用のことを「介護報酬」という．介護報酬の基本額はサービス毎に設定されており，各サービスの基本的なサービス提供に係る費用に加えて，各事業所のサービス提供体制や利用者の状況等に応じて加算・減算される仕組みとなっている．被保険者（要介護者または要

支援者）がサービスを利用した場合，所得に応じて介護報酬の1～3割分を被保険者が負担する．残る7～9割分はサービス事業者が保険者（市町村）に請求し，保険者が介護給付費または予防給付費としてサービス事業者に支払う．

7）介護保険財政

　介護保険給付費の財源は，公費（税金）が50%，保険料が50%である．公費の内訳は，施設給付費の場合は国20%，都道府県17.5%，市町村12.5%，居宅給付費の場合は国25%，都道府県12.5%，区市町村12.5%である（国費の5%分は，市町村間の財政力の格差調整のためにあてられる）．市町村に対する財政面の支援として，都道府県に「財政安定化基金」を置き（財源は，国，都道府県，第1号保険料が1/3ずつ），見通しを上回る給付費の増加や通常の徴収努力を行ってもなお生じる保険料の未納による保険財政の赤字を一時的に補塡するための資金として貸与・交付されている．

8）地域支援事業

　2005年の介護保険法改正において，介護予防の推進と地域における包括的・継続的マネジメント機能の強化を目的に「地域支援事業」が創設された．地域支援事業には，介護予防・日常生活支援総合事業，包括的支援事業（地域包括支援センターの運営，在宅医療・介護連携推進事業，生活支援体制整備事業，認知症総合支援事業，地域ケア会議推進事業），任意事業がある．

■ 介護給付の対象となるサービス

　介護給付の対象となるサービスには，居宅サービス，地域密着型サービス，居宅介護支援，住宅改修，施設サービスがある．このうち，居宅サービス，居宅介護支援，施設サービスは都道府県が指定・監督を行い，地域密着型サービスは市町村が指定・監督を行う．以下に各サービスの概要を解説する．

1）居宅サービス

　介護保険制度では，居宅（自宅以外にも，老人福祉法で規定される養護老人ホーム，軽費老人ホーム，有料老人ホームを含む）の要介護者に対して提供されるサービス（訪問介護，訪問入浴介護，訪問看護，訪問リハビリテーション，居宅療養管理指導，通所介護，通所リハビリテーション，短期入所生活介護，短期入所療養介護，特定施設入居者生活介護，福祉用具貸与およよおよび特定福祉用具販売）のことを「居宅サービス」と呼んでいる．

① 訪問介護（ホームヘルプサービス）

　介護福祉士（ホームヘルパー）が，要介護者の居宅を訪問して，入浴，排せつ，食事等の介護，調理・洗濯・掃除等の家事，生活等に関する相談・助言，その他の必要な日常生活上の世話を行うサービスである．

② 訪問入浴介護

　入浴車等により要介護者の居宅を訪問し，浴槽を提供して入浴の介護を行うサービスである．

③ 訪問看護

病状が安定期にあり主治医が必要と認めた居宅の要介護者について，病院，診療所または訪問看護ステーションの看護師，准看護士，保健師，理学療法士，作業療法士，言語聴覚士が居宅を訪問して療養上の世話または必要な診療の補助を行うサービスである．

④ 訪問リハビリテーション

病状が安定期にあり，計画的な医学的管理のもとにおけるリハビリテーションを要すると主治医が認めた要介護者について，病院，診療所または介護老人保健施設の理学療法士または作業療法士が居宅を訪問して，心身の機能の維持回復を図り，日常生活の自立を助けるために，理学療法，作業療法等の必要なリハビリテーションを行うサービスである．

⑤ 居宅療養管理指導

通院が困難な居宅の要介護者について，病院，診療所または薬局の医師，歯科医師，薬剤師等が居宅を訪問して，心身の状況や環境等を把握し，それらを踏まえて療養上の管理および指導を行うサービスである．歯科医療機関は"みなし事業所"であり，居宅サービスにおける「歯科医師による居宅療養管理指導」「歯科衛生士による居宅療養管理指導」の実施・算定が可能である．

⑥ 通所介護（デイサービス）

居宅の要介護者を老人デイサービスセンター等に通所させ，入浴，排せつ，食事等の介護，生活等に関する相談・助言，健康状態の確認，その他の必要な日常生活上の世話および機能訓練を行うサービスである．

⑦ 通所リハビリテーション（デイ・ケア）

病状が安定期にあり，計画的な医学的管理のもとにおけるリハビリテーションを要すると主治医が認めた居宅の要介護者について，介護老人保健施設，病院または診療所に通所させ，心身の機能の維持回復を図り，日常生活の自立を助けるために必要なリハビリテーションを行うサービスである．

⑧ 短期入所生活介護（ショートステイ）

居宅の要介護者を老人短期入所施設，特別養護老人ホーム等に短期間入所させ，その施設で，入浴，排せつ，食事等の介護，その他の日常生活上の世話および機能訓練を行うサービスである．なお，緊急時の円滑な受け入れを促進するために，2012年の介護報酬改定において，一定割合の空床を確保している事業所の体制に対する緊急短期入所体制確保加算，緊急時の受入に対する緊急短期入所受入加算が設けられている．

⑨ 短期入所療養介護（ショートステイ）

病状が安定期にあり，短期入所による医療を要すると判断される居宅の要介護者を，介護老人保健施設，介護療養型医療施設等に短期間入所させ，その施設で，看護，医学的管理下における介護，機能訓練，その他必要な医療や日常生活上の世話を行うサービスである．なお，緊急時の円滑な受け入れを促進するために，2012年の介護報酬改定において，緊急時の受入に対する緊急短期入所受入加算が設けられている．

⑩ 特定施設入居者生活介護（有料老人ホーム）

特定施設（有料老人ホーム，軽費老人ホーム，厚生労働大臣が定める基準に適合するものとして都道府県知事に届けられている高齢者専用賃貸住宅）に入所している要介護者等ついて，その施設で提供するサービスの内容，担当者，要介護者の健康上および生活上の問題点，解決

すべき課題，提供するサービスの目標およびその達成時期，サービスを提供するうえでの留意事項を記載したサービス計画に基づき，入浴，排せつ，食事等の介護，生活等に関する相談・助言，その他の日常生活上の世話，機能訓練および療養上の世話を行うサービスである．

⑪ 福祉用具貸与

居宅の要介護者に対して，福祉用具（心身の機能が低下し，日常生活を営むのに支障がある要介護者等の日常生活上の便宜を図るための用具および要介護者等の機能訓練のための用具であって，要介護者等の日常生活の自立を助けるためのもの）のうち厚生労働大臣が定めるものを貸与するサービスである．

⑫ 特定福祉用具販売

上記の福祉用具のうち，入浴や排せつのための福祉用具，その他の厚生労働大臣が定める福祉用具の販売を行うサービスである．

2）地域密着型サービス

住み慣れた地域において，地域の特性に応じた多様なサービスの提供が可能となるように，2005年の介護保険法改正において新たに創設されたサービスである．このサービスの特徴は，①指定権限が市町村に移譲されており，その市町村の住民のみがサービスを利用できること（ただし，事業者が所在する市町村の同意を得たうえで他の市町村が指定すれば，他の市町村の住民も利用することができる），②市町村（およびそれをさらに細かく分けた圏域）単位で必要整備量を定めることで，地域のニーズに応じたバランスの取れた整備が促進されること，③地域の実情に応じた指定基準，介護報酬を定めることができること，④指定（拒否），指定基準，報酬設定に，地域住民，高齢者，経営者，保健・医療・福祉関係者等が関与することによって公平・公正透明性が担保されていることにある．

地域密着型サービスには，定期巡回・随時対応型訪問介護看護，夜間対応型訪問介護，認知症対応型通所介護，小規模多機能型居宅介護，認知症対応型共同生活介護（グループホーム），地域密着型特定施設入居者生活介護，地域密着型介護老人福祉施設入所者生活介護がある．

① 定期巡回・随時対応型訪問介護看護

日中・夜間を通じて1日複数回の定期訪問と随時の対応を介護・看護が一体的にまたは密接に連携しながら提供するサービスであり，利用者の介護・看護ニーズに24時間対応することによって中重度者の在宅生活を支える役割を果たすことが期待されている．

② 夜間対応型訪問介護

居宅の要介護者に対し，夜間において，定期的な巡回訪問や通報により利用者の居宅を訪問し，介護福祉士等が，入浴，排せつ，食事等の介護や，その他の日常生活上の世話を行うサービスである．

③ 認知症対応型通所介護

認知症である居宅の要介護者に対し，特別養護老人ホームまたは老人デイサービスセンターに通所し，当該施設において入浴，排せつ，食事等の介護，その他の日常生活上の世話，機能訓練を行うサービスである．

④ 小規模多機能型居宅介護

居宅の要介護者に対し，その人の心身の状況やその人が置かれている環境等に応じて，その人の選択に基づいて，居宅または事業所で，入浴，排せつ，食事等の介護，その他の日常生活

上の世話，機能訓練が行うサービスである．利用者は「通い」を中心にして，様態や希望に応じて随時「訪問」や「泊まり」を組み合わせることができるので，中重度になっても在宅での生活が継続できるようになる．事業所においても，人員配置は固定にせず，柔軟な業務遂行が可能になるように配慮されているため，どのサービスを利用しても馴染みの職員によるサービスが受けることができる．また，グループホーム，小規模の介護専用型特定施設（有料老人ホーム），小規模介護老人福祉施設，有床診療所（介護療養型医療施設）を併設することによって，居住系のサービスと連続的一体的なサービス提供も可能となる．

⑤ 認知症対応型共同生活介護（グループホーム）

認知症である居宅の要介護者に対し，共同生活を営むべく住居において，家庭的な環境と地域住民との交流のもとで，入浴，排せつ，食事等の介護，その他の日常生活上の世話，機能訓練を行うサービスである．

⑥ 地域密着型特定施設入居者生活介護

定員 29 人以下の小規模の介護専用型特定施設（入居者が要介護者，その配偶者等に限られる有料老人ホーム等）に入所・入居する要介護者に対し，地域密着型特定施設サービス計画に基づき，入所，排せつ，食事等の介護，その他の日常生活上の世話，機能訓練および療養上の世話を行うサービスである．

⑦ 地域密着型介護老人福祉施設入所者生活介護

定員 29 人以下の小規模の特別養護老人ホームに入所する要介護者に対して，地域密着型施設サービス計画（地域密着型介護老人福祉施設に入所している要介護者に対して，当該施設が提供しているサービスの内容，担当者，その他厚生労働省令で定める事項を定めた計画）に基づき，可能な限り，居宅における生活への復帰を念頭において，入浴，排せつ，食事等の介護，その他の日常生活上の世話，機能訓練，健康管理，療養上の世話を行うサービスである．

⑧ 看護小規模多機能型居宅介護（複合型サービス）

居宅の要介護者に対して，「訪問看護」と「小規模多機能型居宅介護」を組み合わせたサービスである（その他これとともに一体的に提供されることが特に効果的・効率的と考えられるサービスの組み合わせも含む）．利用者の介護・看護のニーズに対応していくことによって要介護者の在宅生活を支えていくことが期待されている．

3）居宅介護支援とサービス担当者会議

① 居宅介護支援

居宅の要介護者が，居宅サービス，地域密着型サービス，その他の居宅において日常生活を営むために必要な保険医療サービスや福祉サービスを適切に利用できるよう，当該居宅要介護者の依頼を受けて，その人の心身の状況，置かれている環境，本人および家族の希望等を勘案し，利用するサービス等の種類，内容，担当者，本人の健康上・生活上の問題点，解決すべき課題，サービスの目標およびその達成期間等を定めた計画（居宅サービス計画）を作成し，その計画に基づくサービス提供が確保されるよう，事業者等との連絡調整等の便宜の提供を行うサービスである．また，地域密着型介護老人福祉施設や介護保険施設に入所が必要な場合は，施設への紹介等を行う．このようなサービスを行う事業を「居宅介護支援事業」といい，事業所を「居宅介護支援事業所」という．

② サービス担当者会議

　要介護高齢者の状態が変わった際，ケアプラン更新時などに，本人・家族の希望を反映した
ケアプランに基づく医療介護サービスの調整や事業所間での情報共有を目的にサービス担当者
会議が開催される．主に介護支援専門員が会を設営し，開催場所は介護支援事業所や患者宅で
ある．主な出席者は，介護支援専門員，かかりつけ医，訪問看護師，訪問介護・訪問リハビリ
テーション事業所のスタッフであり，かかりつけ歯科医も出席を求められる場合がある．かか
りつけ歯科医は，在宅療養を支えるチームとして他の事業所の情報を共有したうえで，対象患
者の口腔に関する直近の状態の情報提供を行い，口腔に関する療養方針を説明し調整する．情
報提供の要点は以下である．

- ・歯科疾患の経過，投薬内容・副作用等の注意事項
- ・傷病と口腔状況・口腔機能状況との関わりについての情報提供
- ・主治医の投薬内容と口腔状況・口腔機能状況との関わりについての情報提供
- ・発生の可能性が高い歯科疾患とその対処方針についての具体的指示
- ・日常生活上の歯科医学的な注意事項（特に介護サービス提供時の留意事項）

4）居宅介護住宅改修費

　手すりの取り付け，その他の厚生労働大臣が定める種類の住宅改修費を支給するサービスで
ある．

5）施設サービス

　介護老人福祉施設，介護老人保健施設，介護療養型医療施設，介護医療院がある．施設の管
理者は，介護支援専門員に「施設サービス計画」を作成する業務を担当させ，入所している要
介護者の心身の状況，置かれている環境，本人および家族の希望等を勘案し，本人および家族
の意向，総合的な援助の方針，生活全般の解決すべき課題，サービスの目標およびその達成時
期，サービスの内容，サービスを提供する上での留意事項等を記載した「施設サービス計画」
の原案を作成することが義務づけられている．なお，介護保険施設におけるBPSDへの対応
強化のために，BPSD緊急対応加算が設けられている．

① 介護老人福祉施設

　特別養護老人ホームに入所する要介護者に対し，施設サービス計画に基づいて，入浴，排せ
つ，食事等の介護，その他の日常生活上の世話，機能訓練，健康管理，療養上の世話を行うこ
とを目的とする施設である．

② 介護老人保健施設

　要介護者であって，主としてその心身の機能の維持回復を図り，居宅における生活を営むこ
とができるようにするための支援が必要である者に対し，施設サービス計画に基づいて，看
護，医学的管理のもとにおける介護および機能訓練，その他必要な医療並びに日常生活上の世
話を行うことを目的とする施設として，都道府県知事の許可を受けたものである．

③ 介護療養型医療施設

　療養病床を有する病院または診療所であって，入院する要介護者に対して，施設サービス計
画に基づいて，療養上の管理，看護，医学的管理下における介護，その他の世話，機能訓練，
その他の医療を行うことを目的とする施設である．

④ 介護医療院

要介護者であって，主として長期にわたり療養が必要である者に対し，施設サービス計画に基づいて，療養上の管理，看護，医学的管理のもとにおける介護および機能訓練，その他必要な医療並びに日常生活上の世話を行うことを目的とする施設である．

2.4　若年性認知症に関する諸制度

65歳未満で発症する認知症を若年性認知症と呼ぶ．若年性認知症は働き盛りの年代に発症することから，本人・家族は病気や障害に対する不安だけではなく，就労，経済，子の養育などさまざまな生活課題に直面する．こうしたことから，新オレンジプランでは若年性認知症政策の強化を7本柱の一つに掲げ，ニーズに応じた諸制度や社会資源の整備を計画している．現時点では，以下のような制度や社会資源を利用することができる．

1) 通院医療費の助成（自立支援医療）：継続して通院医療を受ける場合，自己負担額は一割となる．家計，障害の状態に応じて自己負担の上限額が設定される．
2) 精神障害者保健福祉手帳・身体障害者手帳：税制上の優遇措置，自治体の助成制度，障害者雇用施策による雇用継続等の支援を受けることができる．
3) 障害者総合支援法によるサービス：障害福祉サービスとして個々の障害の程度や勘案すべき事項（社会活動や介護者，居住等の状況）を踏まえ，個別に支給決定が行われる「障害福祉サービス」と，市町村の創意工夫により，利用者の状況に応じて柔軟に利用できる「地域生活支援事業」がある．給付には介護給付と訓練等給付がある．就労継続支援・就労移行支援などを利用することもできる．
4) 介護保険法によるサービス：40歳〜64歳（第2号保険者）で，特定疾病に起因する要介護（要支援）状態であれば，介護保険の各種サービスを利用することができる．
5) 若年性認知症コールセンター：若年性認知症の人の支援に関する相談に専門教育を受けた相談員が対応する（フリーダイヤル：0800-100-2707）．
6) 若年性認知症支援コーディネーター設置事業：都道府県ごとに，若年性認知症の本人や家族からの相談に対応する窓口を設置し，そこに若年性認知症の人のニーズに合った関係機関や関係者のネットワークを調整する人を配置している．

2.5　道路交通法と関連する諸制度

高齢運転者の増加とともに，交通死亡事故における高齢運転者による死亡事故の割合が増加している．特に，ブレーキとアクセルの踏み間違い，車線の逸脱，高速道路の逆走などによる事故がクローズアップされてきている．こうした情勢を背景に，2002年の道路交通法改正では運転免許の欠格事由に認知症が追加され，2009年からは，75歳以上の高齢運転者の免許更新に際しては講習予備検査（認知機能検査）を受検し，認知症が疑われかつ1年以内に特定の違反行為があった場合には，認知症の有無に関する医師の診断を受けることが義務づけられた．また，2017年3月からは，75歳以上の高齢運転者は，免許更新時の講習予備検査に

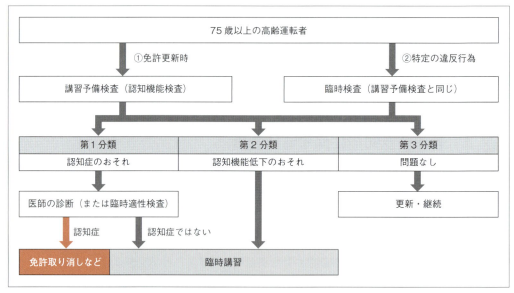

図1 ■ 75歳以上の講習予備検査と臨時検査

注) 臨時適正検査とは，道路交通法第102条第1項に規定されている検査であり，安全な運転に影響を及ぼす可能性のある病気または身体の障害が疑われた場合に都道府県公安委員会が指示をする更新申請時以外の適正検査を指す．通常，疾患により専門性などが異なるため，それぞれの領域の専門医が診療行為として行う．

表1 ■ 政令で定める18種類の違反行為

1. 信号無視	10. 優先道路通行車妨害等
2. 通行禁止違反	11. 交差点優先車妨害
3. 通行区分違反	12. 環状交差点通行車妨害等
4. 横断等禁止違反	13. 横断歩道等における横断歩行者等妨害
5. 進路変更禁止違反	14. 横断歩道のない交差点における横断歩行者妨害
6. しゃ断踏切立入り等	15. 徐行場所違反
7. 交差点右左折方法違反	16. 指定場所一時不停止等
8. 指定通行区分違反	17. 合図不履行
9. 環状交差点左折等方法違反	18. 安全運転義務違反

おいて「認知症のおそれあり」(第一分類) と判定された場合には，特定の違反行為の有無に関わらず，認知症の有無に関する医師の診断を受けることが義務づけられている (**図1-①**)．一方，特定の違反行為 (18項目) (**表1**) があった場合には，更新時期を待たずに臨時検査 (講習予備検査と同じ) を受検し，その結果第1分類と判定された場合には，認知症の有無に関する医師の診断を受けることが義務づけられた (**図1-②**)．

一方，1998年より運転免許の自主返納制度 (免許が不要となった場合や，病気や運転に自信がなくなった場合などに，有効期限の残っている免許証を自主的に返納する制度) が設けられている．この制度を利用して自主返納した人は，公的な身分証明書として利用できる「運転経歴証明書」を発行してもらえる．さらに，バス・タクシーの割引など，公共交通機関や自治体等による優遇措置を受けることができる．

2.6 権利擁護に関する諸制度

■ 日常生活自立支援事業

　認知症，知的障害，精神障害等のために判断能力が十分ではなく，自分ひとりで福祉サービスの利用契約が困難な場合，本人との契約に基づいて，福祉サービスの利用援助，日常的な金銭管理，書類等の預かりサービスなどの支援を行うものである．事業主体は都道府県・指定都市社会福祉協議会であり，市町村の社会福祉協議会等が委託を受けて窓口業務を行っている．本事業が利用するには，「本人が本事業の内容を理解し，契約を締結する能力があること」が条件となっている．本人に契約締結能力がない場合には，成年後見制度により選任された成年後見人等との間で利用契約を締結することができる．

■ 成年後見制度

　認知症，知的障害，精神障害等により，判断能力が十分でない人に対して，本人の権利を守る援助者を選任し，財産管理や身上監護（身の回りの世話）に関する契約等の法律行為全般を支援する制度である．法定後見制度と任意後見制度がある．法定後見制度は，家庭裁判所によって選任された成年後見人等（成年後見人，保佐人，補助人）が，本人の利益を考えながら，本人に代わって契約などの法律行為をしたり（代理権），本人が自分で法律行為を行うときに同意を与えたり（同意権），本人が成年後見人等の同意を得ないで行った不利益な法律行為を後から取り消したり（取消権）することによって，本人を保護・支援する制度である．任意後見制度は，本人に十分な判断能力があるうちに，将来判断能力が不十分な状態になった場合に備えて，予め自ら選んだ代理人（任意後見人）に，自分の財産管理・身上監護に係る法律行為の代理権を与える契約（任意後見契約）を公証人の作成する公正証書によって締結しておく制度である．すべての類型の後見人には，善管注意義務（善良な管理者の注意をもって委任事務を処理する義務）と身上配慮義務（被後見人の意思を尊重し，心身の状態および生活の状況に配慮する義務）が課せられている．

■ 高齢者虐待防止法

　「高齢者虐待の防止，高齢者の養護者に対する支援等に関する法律」（高齢者虐待防止法）は，高齢者の虐待防止に関する国の責務，虐待を受けた高齢者の保護措置，養護者による高齢者虐待防止のための支援措置等を定めたものである．「養護者による高齢者虐待」と「養介護施設従事者等による高齢者虐待」に分類されている．養護者とは，高齢者の世話をしている家族，親族，同居人等であり，養介護施設従事者等とは，老人福祉法および介護保険法に規定する「養介護施設」又は「養介護事業」の業務に従事する職員を想定している．高齢者虐待とは「高齢者が他者からの不適切な扱いにより権利利益を侵害される状態や生命，健康，生活が損なわれるような状態に置かれること」であり，1）身体的虐待，2）介護・世話の放棄・放任，3）心理的虐待，4）性的虐待，5）経済的虐待の5つに類型化されている．虐待を受けていると思われる高齢者を発見した者は，その重症度に応じて，市町村（地域包括支援センター）へ通報する義務または努力義務がある．また，虐待の防止，高齢者の保護，虐待者の支援については，市町村が第一義的に責任を持つ（相談・指導・支援，事実確認のための調査，審判の請求などを行う）．虐待であるか判別しがたい場合であっても，市町村は高齢者の権利が侵害

されたり，生命や健康，生活が損なわれたりするような事態が予測される場合には，高齢者虐待防止法の取扱いに準じて，必要な援助を行っていく必要がある．

文献

1) 粟田主一：認知症医療と新オレンジプラン．日本臨床．2016；74: 499-504.
2) 粟田主一，北川泰久，鳥羽研二，ほか監修・編集：認知症トータルケア．日本医師会雑誌．2018；147.
3) 粟田主一：認知症患者の身体救急における問題点．精神科治療学．2011；26: 1233-1238.
4) 日本神経学会監修：認知症疾患診療ガイドライン2017．医学書院，2017.
5) 歯科医師会分科会編：歯科医師認知症対応力向上研修テキスト．平成27年度厚生労働省老人保健事業推進費等補助金（老人保健健康増進等事業分）．
   http://ham-ken.com/wp/wp-content/uploads/2019/02/shikaishi-textv1.3.pdf
6) 前田潔，尾嵜遠見，川又敏男：精神科病院における認知症医療，心理行動症状への対応．精神神経誌．2013；115: 41-48.
7) 古田光，小田原俊成，池尻義孝：一般病棟高齢者入院患者における認知症実態調査の試み．総合病院精神医学．2015；27: 100-106.
8) 久保田洋介，亀山元信，村田祐二ほか：救命救急センターにおける認知症高齢者の救急医療．老年精神医学雑誌18：1204-1209, 2007.
9) 武田章敬：平成25年度長寿医療研究開発費報告書「認知症の救急医療の実態に関する研究」（研究代表者武田章敬），2014.
10) 厚生労働省：在宅医療の推進について．
    http://www.mhlw.go.jp/stf/seisakunitsuite/bunya/0000061944.html
11) 国立長寿医療研究センター：平成25年度在宅医療・介護連携のための市町村ハンドブック．
    http://www.ncgg.go.jp/zaitaku1/handbook/index.html
12) 東京大学高齢社会総合研究機構：在宅医療推進のための地域における多職種連携研修会．
    http://chcm.umin.jp/education/ipw/

第3章 認知症のアセスメント

3.1 認知機能障害（中核症状）の評価法

国立長寿医療研究センター・もの忘れセンター長　櫻井　孝

　認知機能障害を評価する指標として，スクリーニングには，ミニメンタルステート検査（mini-mental state examination：MMSE）が臨床および研究で国際的に広く用いられている[1]．MMSE は，見当識，言語性記憶，注意と計算，言語，構成についての項目からなり，合計 30 点である．一般に 23 点以下を認知症の疑いとするカットオフ値が使われている．MMSE は，軽度の認知症，病前能力の高い場合，視空間認知障害が主症状となる場合には感度が低い．一方，軽度でも言語障害のある場合には低得点となる．

　わが国では，改訂長谷川式簡易知能評価スケール（HDS-R）が最も一般的に使われており，MMSE と高い相関を示す[2]．HDS-R も 30 点満点検査であり，見当識，計算，数字逆唱，視覚的記憶，語想起からなる検査で，記憶に関する項目は MMSE よりも多い．一般に 20 点以下をカットオフ値にしたときの感度 90%，特異性 86% という成績を示し，MMSE と比較しても信頼性の高い検査といえる．

　軽度認知症や軽度認知障害（mild cognitive impairment：MCI）の場合，Montreal cognitive assessment-Japanese version（MoCA-J）などが使用される[3]．また，MMSE にトレイルメーキングテスト，語列挙課題などの神経心理学的検査を加えると軽度の認知症の診断率が高まる．Alzheimer's disease assessment scale cognitive subscale Japanese version（ADAS-Jcog）は，アルツハイマー型認知症で早期から障害されやすい記憶，視空間認知などを中心にしたバッテリー（検査の組合せ）で，アルツハイマー型認知症患者の症状の推移を評価することができる[4]．

　いずれの評価法を用いる場合でも，評価法のカットオフ値だけで異常かどうか判断するのではなく，各検査の下位項目の成績，病前能力や診察時の心身の状態などを十分考慮して，認知機能障害の有無を確実にとらえることが重要である．

文献
1) Folstein MF, Folstein SE, McHugh PR："Mini-mental state". A practical method for grading the cognitive state of patients for the clinician. J Psychiatr Res；12：189-198，1975.
2) Imai Y, Hasegawa K：The Revised Hasegawa's Dementia Scale（HDS-R）—evaluation of its usefulness as a screening test for dementia. J Hong Kong Coll Psychiatr；4：20-24，1994.
3) Rosen WG, Mohs RC, Davis KL：A new rating scale for Alzheimer's disease. Am J Psychiatry；141：1356-1364，1984.
4) Fujiwara Y, Suzuki H, Yasunaga M, et al.：Brief screening tool for mild cognitive impairment in older Japanese: validation of the Japanese version of the Montreal Cognitive Assessment. Geriatr Gerontol Int；10：225-232，2010.

3.2 行動・心理症状（周辺症状）の評価法

国立長寿医療研究センター・もの忘れセンター長　櫻井　孝

1994年にCummingsらにより開発されたNPI（neuropsychiatric inventory）が広く使われており、日本語版も利用可能である[1,2]。認知症の人の行動をよく知る介護者への半構造化面接に基づいて評価される。NPIは10項目の精神症状（妄想、幻覚、興奮、うつ、不安、多幸、無関心、脱抑制、易怒性、行動異常）の評価からなる。さらに、夜間行動、食行動を加えた12項目版が利用されている。それぞれの項目に主質問と下位質問が設定されており、主質問で当該症状が疑われた場合は下位質問を行うことで症状の有無を確認し、重症度（0～3の4段階）と頻度（0～4の5段階）を判定する。点数が高いほど頻度や重症度が高いことを示す。必要に応じて頻度と重症度との積を計算し、それを全項目で合計したスコア（NPIスコア）を、行動・心理症状の全般的重症度の指標として用いる。

また、NPIの改訂版として、介護者の負担度を評価する項目を追加したNPI-D（NPI-caregiver distress scale）や、施設の看護・介護職員を対象とした面接で入院・入所中の患者のBPSDを評価するNPI-NH（NPI-nursing home version）、面接ではなく質問紙によるアンケートで評価するNPI-Q（NPI-brief questionnaire form）がある[3]。

behavioral pathology in Alzheimer's disease（Behave-AD）では、25項目について重症度を4段階で評価し、総得点を求める。Cohen-Mansfield agitation inventory（CMAI）は29項目のagitated behaviorの出現頻度を7段階で評価するもので、Behave-ADの攻撃性と行動障害に相当する[4]。

文献
1) Cummings JL, Mega M, Gray K, et al.：The Neuropsychiatric Inventory: comprehensive assessment of psychopathology in dementia. Neurology；44：2308-2314，1994.
2) 博野信次，森 悦朗，池尻義隆，ほか：日本語版 Neuropsychiatric Inventory—痴呆の精神症状評価法の有用性の検討　脳と神経；49：266-271，1997.
3) Kaufer DI, Cummings JL, Ketchel P, et al.：Validation of the NPI-Q, a brief clinical form of the Neuropsychiatric Inventory.J Neuropsychiatry Clin Neurosci；12：233-239，2000.
4) 日本神経学会監修：認知症疾患診療ガイドライン2017．医学書院，2017.

3.3 重症度の評価法

国立長寿医療研究センター・もの忘れセンター長　櫻井　孝

■ clinical dementia rating（CDR）

clinical dementia rating（CDR）は、1982年にHughesらにより作成された尺度で、記憶、見当識、判断力と問題解決、地域生活、家庭生活および趣味、介護状況の6項目に関して、介護者への半構造化面接に基づいて判定する評価法である[1]。各項目の障害を評価し、全体として、0：健常、0.5：認知症の疑い、1：軽度認知症、2：中等度認知症、3：重度認知症、の5段階に分類する。1993年に障害レベルの記述や全般的CDRスコアの算出法を修正した修正版が報告された[2]。

CDRが0.5の場合を、便宜的に軽度認知障害（MCI）とする場合もある。介護者からの情

報が十分得られない場合や，評価者の訓練が十分ではない場合には，評価者間の一致度が十分ではないことがあり，注意を要する[3]．

■ global deterioration scale（GDS）と functional assessment staging（FAST）

global deterioration scale（GDS）と functional assessment staging（FAST）は，アルツハイマー型認知症の進行段階を分類したものである．GDS は 1982 年に Reisberg らにより開発された尺度で，記憶，集中力，見当識，言語などの認知機能，幻覚，妄想などの精神症状，排泄や食事などの日常生活動作，筋強剛や原始反射などの神経症状を評価し，ステージ1からステージ7に分類するものである[4]．

GDS のステージ6とステージ7をそれぞれ5および6段階に細分化（全体として 16 段階）した FAST として提唱されている．旅行や買い物，運転といった日常家庭生活の具体的な状態が臨床指標として示されており，行動面から観察し評価できることが特徴である．そのため正確な評価のためには介護者からの情報が必要である[5]．

■ dementia assessment sheet in community-based integrated care system-21 items（DASC-21）

dementia assessment sheet in community-based integrated care system-21 items（DASC-21）は，認知症でよくみられる認知機能障害と生活障害を総合的に評価するアセスメントツールである[6]．原則として研修を受けた専門職が，認知症の可能性がある本人や本人のことをよく知る家族や介護者から日々の暮らしの様子を聞きながら専門職の判断で評価する．21 項目の質問を4件法で評価し採点する．おおむねの目安として，選択肢の1・2を「正常域」，3・4を「異常域」とすることによって，障害されている認知領域や生活領域を簡便に把握することができる．

DASC-21 には以下のような特徴がある[7]．①認知機能と生活機能を総合的に評価する，②手段的 ADL の項目が充実しているので軽度認知症の生活障害を検出しやすい，③4件法で評価することによって機能変動をカバーしやすい，④設問が具体的であり，観察法によって評価できる，⑤簡便で，短時間で実施できる，⑥評価方法も単純である，⑦簡単な研修をすることによって，認知症の基本的理解と認知症の総合的アセスメントの基本的技術を修得できる，⑧評価結果から臨床像全体をある程度把握することができる．

文献

1) Hughes CP, Berg L, Danziger WL, et al.：A new clinical scale for the staging of dementia. Br J Psychiatry；140：566-572，1982.

2) Morris JC：The Clinical Dementia Rating（CDR）：current version and scoring rules. Neurology；43：2412-2414，1993.

3) 日本神経学会監修：認知症疾患診療ガイドライン 2017. 医学書院，2017.

4) Reisberg B, Ferris SH, de Leon MJ, Crook T：The Global Deterioration Scale for assessment of primary degenerative dementia. Am J Psychiatry；139（9）：1136-1139，1982.

5) Reisberg B, et al.：Functional staging of dementia of the Alzheimer type. Ann NY Acad Sci；435：481-483，1984.

6) Awata S, Sugiyama M, Ito K, et al.：Development of the dementia assessment sheet for community-based integrated care system. Geriatr Gerontol Int；16 Suppl 1：123-131，2016.

7) 認知症に関する研修の普及および評価に関する調査研究事業：認知症サポート医養成研修 テキスト．2017.

3.4 生活機能のアセスメント

北海道医療大学看護福祉学部　山田律子

■生活機能とは

生活機能（functioning）については，大川[1]や上田[2]は「生きることの全体像」として，世界保健機関（WHO）が提唱したICF（the international classification of functioning, disability and health）モデル[3]に基づいて定義している．ICFモデルを図1に示す．ICFモデルでは，「生活機能」とは「心身機能・構造」「活動」「参加」の包括的概念として位置づけられている．すなわち，アセスメントに際しては，身体機能のみならず「心身機能・構造」（生命／生物レベル）を捉えて，その人が生活するための「活動」（生活／個人レベル）と，社会的な出来事への関与や役割を果たす「参加」（人生／社会レベル）という観点から包括的に「生活機能」を捉えていく必要がある．さらに，生活機能は「健康状態」をはじめ背景因子としての「個人因子」と「環境因子」による影響を受ける．これらの要素との相互作用を含めて総合的に「生きることの全体像」をアセスメントする．特に認知症患者は環境による影響を受けやすいため，生活機能を高める環境の視点からのアセスメントはケアを提供するうえで鍵となる．

■「心身機能・身体構造」のアセスメント

軽度のアルツハイマー型認知症では，記憶障害や見当識障害によって歯科診療の予約日を間違えたり，地誌的失見当識によって診療後の帰宅途中に道に迷ったりするなど，単独での通院継続が困難になる．一方，軽度のレビー小体型認知症では記憶障害が目立たず，スケジュールを自己管理でき，交通機関を使って通院することが可能である．このように，「健康状態」としての認知症の原因疾患や重症度によって，「身体構造」としての大脳の病巣が異なる．また，「心身機能」としての認知機能も異なるために行動に違いが生じるが，その行動は「個人因子」や「環境因子」による影響が大きい．特に人的・物理的・社会的環境によっては，認知症患者の「もてる力」の引き出された方に違いが生じる．したがって，その都度，認知機能をアセス

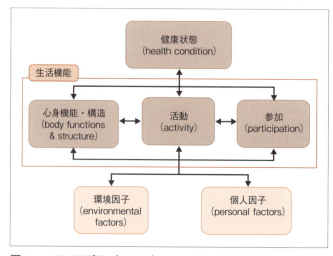

図1 ■ ICFモデル（WHO）

メントし，「もてる力」を最大限に引き出せるように環境を整えながら治療につなげる必要がある．なお，認知症の原因疾患が明確でない臨床例も多い．大切なことは，認知症患者が安心して歯科治療を受けられることであり，認知症の原因疾患別の認知機能障害とその行動に関する特徴を把握しておくと環境を整えやすくなる．

　例えば，アルツハイマー型認知症患者の義歯使用が困難になる背景には，「義歯の意味がわからなくなる」という意味記憶の障害に加えて，失行により「向きがわからなくなる」ことも影響している．しかし，洗面所という物理的環境と，義歯の持ち方や挿入の方向性を支援するという人的環境により，その後は義歯を装着することが可能になる場合もある．認知症患者がどこで困難を抱え，その背景にどのような「心身機能・身体構造」の障害があるのか，それに対してどのような環境を整えると力を発揮できるのかをアセスメントする．

　認知症患者に対する歯科治療の困難さの背景の1つに，治療中は開口していなければならないことに加え，「咬んで」「口を開いて」など言語的指示のとおりに行動することが困難なことが挙げられる．そのような場合，言葉だけではなく，イラストや写真で「咀嚼」「開閉口」を視覚的に伝えたり，開口筋であるオトガイ舌骨筋に軽く触れて下げるなどの信号により，本人が円滑に開口できるように支援するなどの環境づくりが円滑な治療の進行には有効である．すなわち，本人が主体的に治療に参加できるように環境を整えていくことが重要である．

　また，認知症は徐々に進行していくため，その進行経過に伴う身体機能や口腔機能の低下も予測しながら，予防的に治療計画を立てることも必要である[4]．

■「活動」と「参加」のアセスメント

　「活動」については，自立的に暮らしていくために必要な日常生活活動（activities of daily living：ADL）についてアセスメントを行う．ADL は，手段的 ADL（instrumental ADL：IADL）と基本的 ADL（basic ADL：BADL，狭義の ADL）がある．IADL とは，電話，買物，食事の支度，家事，洗濯，外出，服薬管理，金銭管理など複雑な動作を必要とする活動を行う能力をいう．BADL とは，歩行・移動，食事，排泄，入浴，更衣，整容などの基本的な日常生活活動を行う能力をいう．

　「参加」は，人が家庭や社会に関与して，そこで役割を果たしながら生きている存在として捉える．「参加」には，地域における社会参加や役割だけではなく，家庭内役割や趣味の会への参加，歯科受診のために待合室で待つ間に交わされる患者同士の交流なども含む．人と交流するうえでも，口腔環境を整えることは重要である．人が生きるうえでの全体像から，歯科治療の必要性を考えてアセスメントを行うことが，結果として本人や家族の喜びにもつながる．

　認知症患者にとって適応できるように環境が整えられていないと，生活機能が低下する傾向がある．健常群と比較して軽度認知障害（MCI）では生活機能を維持しているが，軽度の認知症になると服薬管理や買い物などの IADL に支障をきたすようになる．中等度の認知症では BADL にも支障をきたしはじめ，重度の認知症では BADL の広範囲にわたって支援が必要になる．ここで重要なことは，支援に際しては「できない」と捉えるのではなく，「できること」を探すことが求められる．

　例えば，軽度の認知症においては，口腔セルフケアは忘れられがちになったり，加齢変化による動作における巧緻性の低下も相まってブラッシングが滞りがちになり，う蝕や歯周病に至ることもある．しかし，洗面所へ行き歯ブラシとコップを見るだけで実施できる時期でもあ

る．中等度の認知症で，失行や失認によって口腔ケアを自ら始められない場合には，歯ブラシやコップを手に持つことを支援するなど，動作を開始できる段階まで支援すると実施できることが多い．認知症が重度になっても，手で口元を触れる動作能力があれば，歯ブラシを持ってもらいブラッシングのスタートだけアシストすると部分的には実施可能な者もいる．しかし，十分には磨けないことも多いため，仕上げをサポートする必要がある．生活機能を低下させないためにも，また本人の生きる気力を奪わないためにも，行為の主体者が認知症の当人であることを認識し，介助し過ぎないことが大切である．

歯科受診においては，IADL として，交通機関を利用しての受診や，受診後の支払い，次の受診予約とその管理，処方された薬の自己管理などを行う能力に支障をきたしていないかアセスメントする必要がある．BADL では，治療中のリンシングを言葉で伝えただけでは実施できなかったり，トイレの場所がわからなかったり，後始末ができないなどもある．しかし，リンシング時に水の入ったコップを手渡したり，トイレの場所まで案内するなど，行為が始められるように部分的に支援したり，わかりやすい環境を整備することによって実施できることも多い．本人の自尊心に配慮して，人的・物理的・社会的環境を整える必要がある．

「活動」の評価に際しては，「実行状況 performance」（している活動）と「能力 capacity」（できる活動）を区別する必要がある[1]．「している活動」とは毎日の生活のなかで実施している活動で，「できる活動」とは訓練や評価時に発揮できる潜在能力のことである．認知症患者では環境を整えることで，「できる活動」が「している活動」に変わることが多い．

生活機能障害への対応では，生活動作を個々の行為や動作のレベルに分解し，どこの動作につまずくのか，そこに何が関係しているのか，どのような支援があるとよいのかを細かに観察し，対応する必要がある．

例えば「歯磨き」という生活行為は，いくつもの動作から構成されている．すなわち，「水道蛇口をひねる」「コップに水を汲む」「口をすすぐ」「歯ブラシを持つ」「歯磨き粉のチューブを開ける」「歯ブラシにつける」「チューブを閉める」「歯ブラシを口に入れる」「歯ブラシを上下，左右に小刻みに動かす」「口をすすぐ」「歯ブラシを洗う」「片付ける」などの動作過程[5]で必要ある．どの動作は実施可能で，どの動作過程で止まるのか，どのような環境を整えると開始できるのかをアセスメントする必要がある．

生活機能という「生きること」の 3 つのレベルを総合的に捉えることは，「人間全体をみる」ことでもある．同じ認知症の原因疾患や機能障害であっても，特に「活動」や「参加」の面では個別性が大きく，支援に際しては，その人の生活史や価値観を踏まえながら環境を整えることで，本人や介護者の満足度につながる．

文献

1) 大川弥生：介護保険サービスとリハビリテーション—ICF に立った自立支援の理念と技法．中央法規出版，2004.
2) 上田 敏：ICF（国際生活機能分類）の理解と活用—人が「生きること」「生きることの困難（障害）」をどうとらえるか（KS ブックレット）．きょうされん，2005.
3) 障害者福祉研究会編：ICF 国際生活機能分類—国際障害分類改定版．中央法規出版，2005.
4) 枝広あや子：認知症患者の食支援を見据えた歯科の関わり．Geriat Med；54：49-52，2016.
5) 香山明美：認知症の生活機能障害に対するリハビリテーションの考え方．Cognition Dementia；10：39-46，2011.

3.5 認知症の口腔機能

東京都健康長寿医療センター歯科口腔外科 **平野浩彦**
神奈川歯科大学全身管理高齢者歯科 **高城大輔**

口腔機能とは，口腔内を健康に保つ，もしくは日常において口を使う動作に必要な機能を指す．日本老年歯科医学会提唱の口腔機能低下症の診断基準を例に挙げるならば，"口腔衛生状態"，唾液分泌（口腔内湿潤度）"，"咬合力"，"舌口唇運動機能"，"舌圧"，"咀嚼機能"，"嚥下機能"がある．これらの機能は認知症の発症および進行に伴って低下する．特にアルツハイマー型認知症やレビー小体型認知症（Dementia with Lewy bodies：DLB）といった進行性の認知症では疾患の進行に伴い口腔機能も低下していくため，認知症進行の都度に口腔機能を改めて評価することが必要であろう．

認知症の発症と口腔機能の関連については，Yamamoto らによる 65 歳以上の健常者を対象として歯と義歯の状況について質問紙調査を行い，その後 4 年間，認知症の認定状況を追跡（n=4,425 名）した調査がある．その結果，年齢，疾患の有無や生活習慣等にかかわらず（年齢，所得，BMI，治療中の疾患，飲酒，運動，物忘れの自覚の有無を調整済み），歯がほとんどなく義歯を使用していない人は，20 本以上歯を有する人と比較して認知症発症のリスクが高くなることが示された．一方，ほとんど歯がなくても義歯を使用している人は認知症の発症リスクに差がなかったとも報告されている[1]．ほかにも，認知症の発症・予防という視点からは，口腔衛生，歯の喪失，咀嚼能力の低下などの口腔の要因と認知症との関連を示唆する報告もあり[2-5]，認知症の発症と口腔機能には関連があると考えられるが，その因果関係についてはいまだ議論の余地があり結論には至っていない．しかし，認知症の発症およびその前段階から口腔機能の低下が生じることを考えると，軽度認知障害（MCI）や境界域レベルの認知症高齢者においても歯科医療とのつながりをもつことが口腔機能の維持に重要となると考えられる．

認知症の進行に伴う口腔機能の低下についても報告は多い．ここでは最も多い進行性の認知症であるアルツハイマー型認知症を対象とした研究報告を主に取り上げる．枝広ら[6] は functional assessment staging（FAST）を基準に口腔清掃のセルフケアと摂食・嚥下機能の変遷を付記した表を提案している（CQ 5-5 参照）．FAST は，アルツハイマー型認知症が重度化する各ステージで生じる問題を ADL の障害を基準にして判定する評価法である．口腔セルフケアに関しては FAST 3 の軽度の認知機能低下の時期から口腔清掃にむらが生じるとされる．一方で，摂食・嚥下機能低下は中等度から顕在化することが多いが，このステージでは先行（認知）期の障害に起因するものが多い．さらに進行すると，失禁，歩行障害，さらには嚥下機能低下が起こり[7]，身体合併症や急性疾患発発のリスクが高まるとしている．すなわち，嚥下機能の問題は比較的重度になると生じるのに対して，口腔衛生状態に関しては比較的初期の段階から低下を示すため，歯科疾患罹患リスクが高く，将来的に歯冠崩壊や歯の自然脱落などによる臼歯部咬合の喪失といった器質的な問題から咀嚼機能の低下が生じる可能性が高い．よって，歯の喪失を予防するため，アルツハイマー型認知症初期における口腔衛生管理は重要な歯科治療の 1 つといえる．

また，認知症グループホーム 19 施設に入居する認知症の高齢者 150 名（対象者の 82％はアルツハイマー型認知症）を対象に口腔機能と認知症重症度である clinical dementia rating

（CDR）との関連を調査した小原ら [8] の報告では，CDR との間で有意差が認められた項目は プラークの付着，食物残渣の残留，咬筋緊張度，誤嚥のリスク，リンシングおよびガーグリングの可否，簡易栄養状態評価，オーラルディアドコキネシスの回数，反復唾液嚥下テストの 30 秒間の回数であったと報告されている．また，アルツハイマー型認知症高齢者 155 名を対象とした Sato ら [9] の報告では，CDR 3（重度）の者では軽度から中等度の者よりも臼歯部咬合や舌運動機能，リンシングおよびガーグリング能力が低いものが多かったとされている．進行したアルツハイマー型認知症に対しては舌運動機能や咀嚼機能，摂食・嚥下機能の評価を行い，歯科治療介入を行うほか，食形態・食事提供の方法を変更するなど適切な栄養管理を検討する必要があるといえる．

　一方で，CDR を基準に認知症高齢者の栄養指標との関連を調査した本川らの報告においても，CDR 3（重度）の者では栄養状態が低下しており，全身の骨格筋量も低下していた [10]．全身の骨格筋量の低下は咬筋の厚みの減少 [11] や咀嚼機能低下 [12]，嚥下機能低下 [13] に関連することから，重度アルツハイマー型認知症では栄養状態の低下によって骨格筋量低下が生じ，咀嚼機能や嚥下機能の低下につながる可能性もある．それは，DLB に特徴的な症状と関係がある重度アルツハイマー型認知症高齢者における咀嚼機能や嚥下機能においては，臼歯部咬合などの歯科的な要因のほかに全身状態の影響も評価する視点が重要である．

　DLB では，アルツハイマー型認知症と比較して口腔機能の低下に関する報告は少ないが，アルツハイマー型認知症よりも早期に機能低下が生じる可能性がある．DLB の中心的特徴の一つとしては，視空間認知障害が挙げられる [14]．視空間認知障害は，視力に問題がないにも関わらず対象の輪郭や構成要素を正しく認識できない障害のことである．アルツハイマー型認知症も進行すると出現する症状であるが，DLB では早期の段階で症状がみられることが多い．視空間認知障害は，義歯の取り扱いが困難になったり，口腔清掃の巧緻性が低下するといった影響があると考えられるため，義歯の不使用による咀嚼機能の低下や口腔不潔には注意が必要である．また，DLB の場合はアルツハイマー型認知症より早期に嚥下機能などの身体機能低下を呈するという報告もある [15]．

　前頭側頭型認知症では，食物の嗜好や習慣といった食行動の変化 [16] から，歯科疾患に罹患するリスクが高まる場合も多いと推測される．

　原因疾患の類型によって特徴的な認知機能障害は異なり，口腔機能への影響も異なるため，主要な認知症について基本的な知識をもって診療に当たることが推奨される．

　また，認知症の進行を考慮すると，軽度から中等度の認知症では，口腔機能を保ち，口腔機能低下が原因となる栄養状態の悪化を予防することが重要となる．また重度認知症では不可逆的な口腔機能低下に対してその機能に合わせた支援方法を提案することが，歯科医療職種に重要な視点である．

文献
1) Yamamoto T, Kondo K, Hirai H, et al.：Association between self-reported dental health status and onset of dementia：a 4-year prospective cohort study of older Japanese adults from the Aichi Gerontological Evaluation Study（AGES）Project. Psychoso Med；74：241-248，2012.

2) Kondo K, Niino M, Shido KA：Case-control study of Alzheimer's disease in Japan—significance of life-styles. Dementia；5：314-326，1994.

3) 久佐賀眞理，向山直美，立道裕子，上村妙子：脳活性化訓練（痴呆予防）事業における咀嚼の効用（第2報）：咀嚼能力簡易評価値の検討，九州看福大紀；4：179-183，2002.

4) Noble JM, Scarmeas N, Papapanou PN：Poor oral health as a chronic, potentially modifiable dementia risk factor：review of the literature, Curr Neurol Neurosci Rep；13：384, 2013.

5) Okamoto N, Morikawa M, Tomioka K, et al.：Association between tooth loss and the development of mild memory impairment in the elderly: the Fujiwara-kyo Study. J Alzheimers Dis；44(3)：777-786, 2015.

6) 枝広あや子：認知症などをもつ要介護高齢者の口の管理のポイントを教えてください．Geriatr Med；53 (11)：1195-1198，2015.

7) 枝広あや子，平野浩彦，山田律子，ほか：アルツハイマー病と血管性認知症高齢者の食行動の比較に関する調査報告　第一報―食行動変化について―．日老医誌．2013；50：651-660.

8) 小原由紀，高城大輔，枝広あや子，ほか：認知症グループホーム入居高齢者における認知症重症度と口腔機能および栄養状態の関連．日衛学誌；9(2)：69-79，2015.

9) Sato E, Hirano H, Watanabe Y, et al.：Detecting signs of dysphagia in patients with Alzheimer's disease with oral feeding in daily life. Geriatr Gerontol Int；14：549-555，2014.

10) 本川佳子，田中弥生，菅　洋子，ほか：アルツハイマー病高齢者における認知症重症度別，身体組成・栄養指標に関する検討．日静脈経腸栄会誌；32(11)：851-857，2017.

11) Umeki K, Watanabe Y, Hirano H, et al.：The relationship between masseter muscle thickness and appendicular skeletal muscle mass in Japanese community-dwelling elders: A cross-sectional study. Arch Gerontol Geriatr；78：18-22，2018.

12) Takagi D, Watanabe Y, Edahiro A, et al.：Factors affecting masticatory function of community-dwelling older people: Investigation of the differences in the relevant factors for subjective and objective assessment. Gerodontology；34(3)：357-364，2017.

13) Murakami K, Hirano H, Watanabe Y, et al.：Relationship between swallowing function and the skeletal muscle mass of older adults requiring long-term care. Geriatr Gerontol Int；15：1185-1192，2015.

14) 日本神経学会編．認知症疾患診療ガイドライン2017：第7章 Lewy 小体型認知症．https://www.neurologyjp.org/guidelinem/degl/degl_2017_07.pdf

15) Shinagawa S, Adachi H, Toyota Y, et al.：Characteristics of eating and swallowing problems in patients who have dementia with Lewy bodies, Int Psychogeriatr；21：520-525，2009.

16) Ikeda M, Brown J, Holland AJ, et al.：Changes in appetite, food preference, and eating habits in frontotemporal dementia and Alzheimer's disease. J Neurol Neurosurg Psychiatry；73：371-376，2002.

健常	MCI	軽度	中等度	重度	終末期

CQ 4-1 歯科治療のために，家族や多職種と連携して認知症患者のアセスメントを行うことは有効か

推奨文

歯科臨床で認知症患者のアセスメントを適切に行うためには，主治医をはじめとした医療従事者や家族，介護職種との連携が不可欠である．認知症の状態を把握することは予知性をもった治療・支援計画立案に必須である．

解説文

■ 背景

認知症は認知機能の低下から日常生活や社会生活が障害される疾患であり，歯科治療における受療行動や意思決定能力，服薬や口腔衛生行動，義歯使用に関するアドヒアランス等にも影響する．

特に進行性であるアルツハイマー型認知症（Alzheimer's disease：AD）やレビー小体型認知症（dementia with Lewy bodies：DLB）などの変性性認知症においては，疾患の進行に伴い口腔の健康を維持するためのセルフケア能力が低下する傾向にあるため，多職種による支援計画を立案するうえでも認知症の進行状態の把握は重要である．

■ 解説

本 CQ における"アセスメント"の視点としては，「認知症の類型や重症度，神経心理学的症状，生活機能などの認知症患者の歯科治療時において留意すべき事項の評価」を想定している．以上を踏まえたうえで文献渉猟を行った結果，レビュー論文や他国の歯科診療ガイドラインが抽出された．

一言で認知症といっても，認知症を引き起こした原因疾患によって経過や特徴が異なるため，峻別する必要があり[1-3]，認知症の類型について理解しておくことは大切である．

臨床的には認知症と診断されているが，原因疾患の鑑別診断がなされていない症例も少なくない．そのような患者では，家族や主たる介護者から日常の症状や対応方法などを注意深く聴取し，臨床症状の把握に努める必要がある．

認知症患者の歯科的マネジメントについての文献はアルツハイマー型認知症をメインにした内容が多い．それら文献のほとんどに，認知症の進行と患者本人の能力を把握することの重要性が述べられている[1-10]．英国歯科協会の evidence summary[2] や英国老年歯科学会のガイドライン[4]，日本の歯科医師認知症対応力向上研修テキスト[6] には，認知症の進行過程に応じた歯科治療のゴール・目標や歯科におけるケアの視点について記載がある．特に，認知症の患者の臨床的な"意思決定能力と権利擁護"や"口腔衛生管理能力"，"治療やケアへの協力度"について焦点が当てられ，それらの程度に応

じて治療・支援計画を立案すべきであるとしている．そして，進行による変化にも対応すべく柔軟性があり，患者の健康状態が時間とともに低下することを予期し，患者の障害および身体的状態を考慮した現実的な計画が望まれる．

認知症の進行状況を把握するには，認知症重症度分類や評価指標（**表 1**）を用いる方法がある[11]．アルツハイマー型認知症に対して観察で行う認知症重症度分類は，臨床的認知症尺度（Clinical Dementia Rating：CDR)[12]や Functional Assessment Staging（FAST)[13]が国際的には一般的であり，医療機関において広く使われている（「3-3．重症度の評価法」参照）．特に FAST においては，各ステージと"口腔のセルフケア能力と口腔機能"，"摂食嚥下機能"，"口腔衛生と食の支援の要点"についての対応表が枝広ら[14]によって提唱されており，認知症患者における予知性をもった治療・支援計画立案に活用しやすい．

また，認知機能検査であるミニメンタルステート検査（mini-mental state examination：MMSE)[15]や改訂長谷川式簡易知能評価スケール（revised Hasegawa dementia scale：HDS-R)[16]等の認知機能検査も定期的に評価を行うことで認知症の進行を把握するためには有効であると考えられる．ミニメンタルステート検査日本版（MMSE-J）が標準化されたものとして発売されている[17]．MMSE-J は年齢や教育年数の影響を受け，また失語，聴覚障害の影響を強く受けることに留意が必要である[18]．もし，これらの認知機能検査を実施しようとする場合は，被験者に質問の内容が伝わること，視聴覚による理解ができること，利き手の運動障害がないこと，静かで気が散らない環境などの一定の条件が整う必要がある．各指標の実施注意事項を理解し，訓練を受けたうえで適切な方法で使用するのが推奨される．

上記評価法のほかに，認知症の行動・心理症状（behavioral and psychological symptoms of dementia：BPSD）については日本語版 neuropsychiatric Inventory（NPI-Q）などの評価方法が開発されている[19]．

上述以外にも認知症に関連したアセスメントは多数存在し，認知症医療の現場で目にする機会は多い．それぞれの詳細な解説は成書に譲るが，何の検査であるかを歯科医師が知っているだけでも，多職種との連携を円滑にできると考えられる．上述の認知機能検査の一部は研修の受講や成書による学習によって歯科医師でも実施は可能であるが，患者の負担を考慮すると医療機関における直近の検査結果がある場合はそれを活用する

表 1 ■ 認知症に関連する評価指標

略称	正式名称および日本語名	文献	評価する項目	実施方法
CDR	clinical dementia rating	12)	認知症重症度分類	家族や主要な介助者の意見も包括した観察評価
FAST	functional assessment staging	13)		
MMSE	ミニメンタルステート検査	15)	複合的認知機能検査	患者本人に対して実施
HDS-R	改訂長谷川式簡易知能評価スケール	16)		
NPI-Q	日本語版 neuropsychiatric Inventory	19)	行動・心理症状	検査用紙に従って家族や主要な介助者と面接

（参考：認知症疾患診療ガイドライン 2017[20]）

のがよい．家族やケアマネジャーには，病院などで検査を行った場合は教えてもらうよう依頼し，医療機関に検査結果や診療情報の提供を依頼する．

　各種評価方法を用いることが困難な状況である場合には，患者の臨床症状や投薬の変化，認知症患者本人に合わせた対応方法などを，本人も含め主治医，医療職種，家族や主たる介護者等と情報を共有することが重要である[2]．認知症の進行に寄り添った歯科治療計画の遂行においても，多職種連携は必要不可欠である．また，患者本人と対面し，表情や目つき（目線）やしぐさ，声のボリューム，会話の成立の程度も参考にする．

　その他，患者の認知症以外の全身疾患や患者の日常生活機能，神経心理学的症状，家族等の協力や介護負担等を相談のうえ，包括的に検討し，安全な治療が提供できるか，治療にかける時間と回数はどの程度にするか，治療効果が十分に発揮されるか，治療後の口腔健康管理に問題はないかなど考慮して歯科治療計画を立案し実施することが推奨される．

　しかし，認知症が高度に進行した患者においては歯科治療を行うこと自体の判断に悩む場面も多い．歯科治療が患者の生命予後や comfort，ひいてはクオリティオブライフ（quality of life：QOL）にどれだけ寄与できるかを，認知症に関連したアセスメントの結果や家族・多職種との相談，医学的見地も踏まえて検討し，治療の可否を決定する視点も大切である．

検索式

● PubMed

#1 "dementia" [MeSH Terms] OR "dementia" [All Fields]　180,869 hits

#2 ("dementia" [MeSH Terms] OR "dementia" [All Fields]) AND ("dental care" [MeSH Terms] OR ("dental" [All Fields] AND "care" [All Fields]) OR "dental care" [All Fields] OR ("dental" [All Fields] AND "treatment" [All Fields]) OR "dental treatment" [All Fields])　409 hits

#3 ("dental care" [MeSH Terms] OR ("dental" [All Fields] AND "care" [All Fields]) OR "dental care" [All Fields] OR ("dental" [All Fields] AND "treatment" [All Fields]) OR "dental treatment" [All Fields]) AND planning [All Fields] AND ("dementia" [MeSH Terms] OR "dementia" [All Fields])　32 hits

#4 ("dementia" [MeSH Terms] OR "dementia" [All Fields]) AND ("Dent Manage" [Journal] OR ("dental" [All Fields] AND "management" [All Fields]) OR "dental management" [All Fields])　77 hits

#5 ("dental care" [MeSH Terms] OR ("dental" [All Fields] AND "care" [All Fields]) OR "dental care" [All Fields] OR ("dental" [All Fields] AND "treatment" [All Fields]) OR "dental treatment" [All Fields]) AND ("dementia" [MeSH Terms] OR "dementia" [All Fields]) AND ("Assessment" [Journal] OR "assessment" [All Fields])　83 hits

#6 ("dementia" [MeSH Terms] OR "dementia" [All Fields]) AND type [All Fields] AND ("dental health services" [MeSH Terms] OR ("dental" [All Fields] AND "health" [All Fields] AND "services" [All Fields]) OR "dental health services" [All Fields] OR "dental" [All Fields]) AND problem [All Fields]　3 hits

#7 ("dementia" [MeSH Terms] OR "dementia" [All Fields]) AND severity [All Fields] AND ("dental health services" [MeSH Terms] OR ("dental" [All Fields] AND "health" [All Fields] AND "services" [All Fields]) OR "dental health services" [All Fields] OR "dental" [All Fields]) AND problem [All Fields]　3 hits

●医中誌　#1　（認知症 /TH or 認知症 /AL）and（歯科医療 /TH or 歯科治療 /AL）and 認知機能 /AL　13 編

#2　（認知症 /TH or 認知症 /AL）and（歯科医療 /TH or 歯科治療 /AL）and 計画 /AL　12 編

#3　（認知症 /TH or 認知症 /AL）and（歯科医療 /TH or 歯科治療 /AL）and 評価 /AL　60 編

#4　（認知症 /TH or 認知症 /AL）and（歯科医療 /TH or 歯科治療 /AL）and アセスメント /AL　3 編

●ハンドサーチ 8 件

（検索日：2018 年 4 月 20 日）

参考文献

1) 日本老年歯科医学会：認知症患者の歯科的対応および歯科治療のあり方：学会の立場表明．2015．http://www.gerodontology.jp/publishing/file/guideline/guideline_20150527.pdf（2018 年 3 月 25 日アクセス）．

2) Fiske J, Frenkel H, Griffiths J, et al.：Guidelines for the development of local standards of oral health care for people with dementia. Gerodontology 23：5-32, 2006.

3) Ettinger RL：Dental management of patients with Alzheimer's disease and other dementias. Gerodontology 17：8-16, 2000.

4) British Dental Association：Dental problems and their management in patients with dementia. https://bda.org/dentists/education/sgh/Documents/Dental%20 problems%20 and%20 their%20 management%20 in%20 patients%20 with%20 dementia.pdf.（2018 年 3 月 28 日アクセス）．

5) 平野浩彦：認知症高齢者の歯科治療計画プロセスに必要な視点．日補綴会誌 6：249-254, 2014.

6) 歯科医師認知症対応力向上研修テキスト．http://ham-ken.com/wp/?page_id=1026（2018 年 3 月 28 日アクセス）．

7) Kocaelli H, Yaltirik M, Yargic LI, Ozbas H：Alzheimer's disease and dental management. Oral Surg Oral Med Oral Pathol Oral Radiol Endod 93：521-524, 2002.

8) Friedlander AH, Norman DC, Mahler ME, et al.：Alzheimer's disease：psychopathology, medical management and dental implications. J Am Dent Assoc 137：1240-1251, 2006.

9) Chalmers JM：Behavior management and communication strategies for dental professionals when caring for patients with dementia. Spec Care Dentist 20：147-154, 2000.

10) Dougall A, Fiske J：Access to special care dentistry, part 9. Special care dentistry services for older people. Br Dent J 205：421-434, 2008.

11) 日本老年医学会：認知機能の評価法と認知症の診断．https://www.jpn-geriat-soc.or.jp/tool/tool_02.html（2018 年 3 月 28 日アクセス）．

12) Morris JC：The Clinical Dementia Rating（CDR）：current version and scoring rules. Neurology 43：2412-2414, 1993.

13) Reisberg B, Ferris SH, Anand R, et al.：Functional staging of dementia of the Alzheimer type. Ann NY Acad Sci 481-483, 1984.

14) 枝広あや子：高齢者医療での歯科に関する Minimum Skils　認知症などをもつ要介護高齢者の口の管理のポイントを教えてください．Geriatr Med 53：1195-1198, 2015.

15) Folstein MF, Folstein SE, McHugh PR："Mini-mental state". A practical method for grading the cognitive state of patients for the clinician. J Psychiatr Res 12：189-198, 1975.

16) 加藤伸司, 下垣 光, 小野寺敦志, ほか：改訂長谷川式簡易知能評価スケール（HDS-R）の作成．老年精医誌 2：1339-1347.

17) Folstein MF, Folstein SE, McHugh PR, Fanjiang G.（杉下守弘訳）：精神状態短時間検査―日本版―（MMSE-J）．日本文化科学社, 2012.

18) Sakuma N, Ura C, Miyamae F, et al.：Distribution of Mini-Mental State Examination scores among urban community-dwelling older adults in Japan. Int J Geriatr Psychiatry 32：718-725, 2017.

19) 松本直美, 池田 学, 福原竜治, ほか：日本語版 NPI-D と NPI-Q の妥当性と信頼性の検討．脳と神経 58：785-790, 2006.

20) 日本神経学会：認知症疾患診療ガイドライン　2017．第 2 章　症候, 評価尺度, 診断, 検査.

https://www.neurology-jp.org/guidelinem/nintisyo_2017.html（2018 年 9 月 2 日アクセス）

エビデンスの強さ B（中）：効果の推定に中等度の確信がある

文献による信頼度 A：支持する論文が複数あり，ほぼ一致している．信頼性の高い論文がある

CMによる信頼度 A：一致（最終的な VAS 平均値が 8.5 以上）

| 健常 | MCI | 軽度 | 中等度 | 重度 | 終末期 |

CQ 4-2 歯科診療を実施するうえで認知症ケアの手法を学ぶのは有効か

推奨文

介護職・看護職が実践しているケア手法の理論と実技を歯科医療従事者が理解し，歯科診療へと応用することは，医療者と認知症患者との信頼関係の構築に有効であると考えられ，推奨される．しかし，歯科という特殊な環境や治療内容など考慮し，個々の症例に応じて工夫することが必要である．

解説文

背景

認知症患者では，医療行為に関する患者の理解を得ることが困難な場合が多く，口を開けない，声を荒げるといった歯科診療に対する拒否行動が生じることも少なくない．これは介護現場においても同様で，ケアへの理解が得られず，拒否する事例が多く報告されている．それらを受け近年では，認知症患者と良好なコミュニケーションを形成するためのケア手法が多く提唱され，実践されている．これらのケアについて知ることで，認知症患者と歯科医療従事者との間に信頼関係が構築され，歯科診療の受容に寄与する可能性がある．

解説

介護の現場で有用性が報告されているケア手法の文献検索を実施したところ，パーソンセンタードケア（person-centered care：PCC）[1, 2] やユマニチュード®（Humanitude）[3, 4]，バリデーション（validation）[5, 6]，タクティール®ケア[7, 8] 等のケア手法を実践したさまざまな事例／症例報告が抽出された．これらケア手法は認知症患者との良好なコミュニケーションを形成し，認知症ケアの質を向上させることを目標としており，抽出されたいずれの報告においても認知症患者におけるケアへの不安や拒否の軽減に有用であったと報告されている．

PCC は，認知症患者が呈している状態を理解するために脳神経障害，性格傾向，生活歴，健康状態・感覚機能，社会心理の5要素に着目し，認知症患者を脳神経症状だけで考えるのではなく，個人の性格や置かれている環境，今の健康状態などにも焦点を当てて理解することが重要であるとしたケアの理念である．英国政府が公開している，高齢者のための公正で高品質な保健医療サービスを確保するための包括的な方略である"National service framework：older people"においても高齢者ケアの基本としてPCC の記載がある[9]．

PCC の実践には，観察評価である認知症ケアマッピング（dementia care mapping：DCM）を作成し，実施する．評価方法を研修で学び，マッパー（mapper）の

第4章　認知症ケア・コミュニケーションメソッド　43

資格を取得した者しかマッピングを行うことはできない．認知症患者が過ごすグループホームなどの施設内で，マッパーが彼らの状態と行動を経時的に観察評価し，ケア専門職の関わりも同時に評価することで，認知症患者の状態や行動と，ケアの関連性を見出し，見直しを図る方法がとられている[10]．DCM による PCC の実践についての文献には，ケアスタッフの認知症に対する意識の改善や認知症患者のクオリティオブライフ（quality of life：QOL）に対して良好な影響を及ぼす等の報告がある[11-13]．

　ユマニチュード[®]は低下した認知機能の程度に合わせて，言語的コミュニケーション以外にも声色や抑揚，話すスピードといった準言語的コミュニケーション，目線や表情，相手へ優しく触れるといった非言語的コミュニケーションを包括的に行うことで，ケアを提供する者の厚意や支援する意思を伝えることに重きを置いたケア手法である．ユマニチュード[®]の実践についての文献では，急性期病院に入院する認知症患者の行動・心理症状（behavioral and psychological symptoms of dementia：BPSD）の減少やケアの完遂と充実が図れた事例が報告されている[14]．

　バリデーションは，認知症患者の感情に焦点を当てたコミュニケーション手法であり，尊敬と共感をもって関わり，認知症患者の感情・欲求の表出を促し，人生の未解決問題解決への手助けをすることを目的としている．抽出された文献には妄想状態の軽減や感情表出の促進，良好なコミュニケーションの構築に至った事例などが報告されている[15-17]．

　タクティール[®]ケアは，感覚刺激に着目したケアであり，マッサージのように押すのではなく，柔らかく包み込むように触れることで，ケアを受けた者に心地よさや安心感，痛みの軽減といった効果があるとされる．不安や妄想等の BPSD の緩和やケアに伴う攻撃的行動の改善などが報告されている[7, 18, 19]．

　これらケア手法の詳細な実践方法について相違点はあるが，その根底にある理論は"認知症という疾患の特性を考慮したうえで，個人を尊重した対応を心がける"という点で共通している．そして，これらのケアの理論を医療従事者が理解することは認知症患者との信頼関係構築に有用であると考えられ，推奨される．

　上述のケア手法を歯科医療現場に応用した文献は確認できなかった．しかし，米国歯科医師会のホームページでは，非言語的コミュニケーションが言語的コミュニケーションよりも重要となる場合が多く，認知症という疾患の特性を考慮したうえで歯科医師と認知症患者とのラポール形成を行うことが重要であるという内容の記載がある[20]．また，Chalmers らは歯科文献のレビューを行い，認知機能障害のある患者に対するコミュニケーション方略をまとめている[21]．これらに記載のある内容は，先に挙げたケアの理論と共通する部分が多く，歯科臨床の場においてもケアの理論を学び，診療に取り入れることが有用である可能性が推察される．

　これまで，これらのケア手法は介護・看護の分野で実践されており，歯科診療の場という異なる環境において応用する場合は，診療室の雰囲気やデンタルチェアの配置等の環境に合わせた工夫が必要である．さらに，歯科診療には抜歯や歯の切削など患者負担が大きい処置が多いため，治療の心理的負担や侵襲も考慮し，個々の症例に応じて工夫することが必要である．

　これら手法を診療に取り入れるには認知症への理解が必要である．わが国では新オレ

ンジプラン[22]に基づき歯科医師の認知症対応力向上研修が実施されており，歯科医師および歯科衛生士等への認知症への理解促進に努めている．研修を受講し，認知症患者の歯科診療について理解を深めた後に，上述のケア手法を診療に活かすことが望まれる．

検索式

● PubMed

#1 person-centred［All Fields］AND care［All Fields］AND（"dementia"［MeSH Terms］OR "dementia"［All Fields］） 379 hits

#2 person-centred［All Fields］AND care［All Fields］AND dementia-care-mapping［All Fields］ 28 hits

#3 humanitude［All Fields］ 4 hits

#4 validation-method［All Fields］AND（"dementia"［MeSH Terms］OR "dementia"［All Fields］） 6 hits

#5 validation-theory［All Fields］AND（"dementia"［MeSH Terms］OR "dementia"［All Fields］） 1 hit

#6 tactile［All Fields］AND care［All Fields］AND（"dementia"［MeSH Terms］OR "dementia"［All Fields］） 9 hits

● 医中誌

#1 （患者中心医療/TH or パーソンセンタードケア/AL）and（PT=原著論文） 518 編

#2 （（患者中心医療/TH or パーソンセンタードケア/AL）and（認知症/TH or 認知症/AL））and（PT=原著論文） 86 編

#3 （（患者中心医療/TH or パーソンセンタードケア/AL）and（認知症/TH or 認知症/AL）and（歯科医療/TH or 歯科治療/AL））and（PT=原著論文） 0 編

#4 （（ユマニチュード/TH or ユマニチュード/AL））and（PT=原著論文） 15 編

#5 （（ユマニチュード/TH or ユマニチュード/AL）and（認知症/TH or 認知症/AL））and（PT=原著論文） 13 編

#6 （（ユマニチュード/TH or ユマニチュード/AL）and（認知症/TH or 認知症/AL）and（歯科医療/TH or 歯科治療/AL））and（PT=原著論文） 0 編

#7 （（バリデーション/TH or バリデーション/AL））and（PT=原著論文） 606 編

#8 （（バリデーション/TH or バリデーション/AL）and（認知症/TH or 認知症/AL））and（PT=原著論文） 24 編

#9 （（バリデーション/TH or バリデーション/AL）and（認知症/TH or 認知症/AL）and（歯科医療/TH or 歯科治療/AL））and（PT=原著論文） 0 編

#10 （タクティールケア/AL）and（PT=原著論文） 46 編

#11 （タクティールケア/AL and（認知症/TH or 認知症/AL））and（PT=原著論文） 26 編

#12 （タクティールケア/AL and（認知症/TH or 認知症/AL）and（歯科医療/TH or 歯科治療/AL））and（PT=原著論文） 0 編

● ハンドサーチ 11 件

（検索日：2018 年 4 月 20 日）

参考文献

1) Kitwood T：Dementia reconsidered：The person comes first. Open University Press, 1997.

2) トム・キットウッド（高橋誠一訳）：認知症のパーソンセンタードケア．七七舎，2017.

3) Gineste Y, Pellissier J：Humanitude：Comprendre la vieillesse, prendre soin des hommes vieux. Armand Colin, 2007.

4) イヴ・ジネスト，ロゼット・マレスコッティ（本田美和子訳）：ユマニチュード入門．医学書院，2014.

5) Feil N：The validation breakthrough：Simple techniques for communicating with people

with "Alzheimer's-type dementia". Health Professions Press, 2002.

6) Feil N, De Klerk-Rubin V：V/F Validation：The feil method, how to help disoriented old-old. Edward Feil Productions, 1992.

7) Andersson K, Törnlrvist L, Wandell P：Tactile massage within the primary health care setting. Complement lher Clin Pract 15：158-160, 2009.

8) Suzuki M, Tatsumi A, Otsuka T, et al.：Physical and psychological effects of 6-week tactile massage on elderly patients with severe dementia. Am J Alzheimers Dis Other Demen 25：680-686, 2010.

9) Department of Health：National service framework：older people. https://www.gov.uk/government/publications/quality-standards-for-care-services-for-older-people（2018 年 4 月 5 日アクセス）

10) University of Bradford：Dementia Care Mapping. https://www.bradford.ac.uk/health/dementia/dementia-care-mapping/（2018 年 4 月 8 日アクセス）

11) 鈴木みずえ：パーソン・センタード・ケアを目指した認知症ケアマッピング（DCM）の発展的評価介入の有効性　スタッフと認知症高齢者に及ぼす効果. 日認知症ケア会誌 10：356-368, 2011.

12) 鈴木みずえ：重度認知症病棟における認知症ケアマッピングを用いたパーソン・センタード・ケアに関する介入の効果. 老年精医誌 20, 668-680, 2009.

13) Yasuda M, Sakakibara H：Care staff training based on person-centered care and dementia care mapping, and its effects on the quality of life of nursing home residents with dementia. Aging Ment Health 21：991-996, 2017. doi：10.1080/13607863.2016.1191056.Epub 2016 Jun1.

14) Honda M, Ito M, Ishikawa S, et al.：Reduction of behavioral psychological symptoms of dementia by multimodal comprehensive care for vulnerable geriatric patients in an acute care hospital：A case series. Case Rep Med 2016；2016：4813196. Published online 2016 Mar16.

15) 山本由佳：バリデーションを実施したプロセスにおけるアルツハイマー型認知症高齢者の変化行動心理症状，および対人関係の変化に焦点をあてて. 日精看会誌 57：88-91, 2014.

16) 岩成淳治：認知症高齢者に対してセンター方式を活用して BPSD が軽減した 1 事例　バリデーションと継続的なバーバル・ノンバーバルコミュニケーションを用いて. 日精看会誌 56：40-144, 2013.

17) Söderlund M, Cronqvist A, Norberg A, et al.：Conversations between persons with dementia disease living in nursing homes and nurses--qualitative evaluation of an intervention with the validation method. Scand J Caring Sci 30：37-47, 2016.

18) 神中　縁，多田享加，川辺絹江，ほか：認知症高齢者の周辺症状緩和への取り組み　タクティールケアの導入. 日精看会誌 55：232-233, 2012.

19) 三島浩子，崎前美雪，細木のどか，ほか：触れるケアによる周辺症状の改善をめざして　タクティールケアの方法を取り入れて. 日精看会誌 57：400-401, 2014.

20) American Dental Association：Providing Dental Care for Patients with Dementia. https://www.ada.org/en/public-programs/action-for-dental-health/action-for-dental-health-success-stories/providing-dental-care-for-patients-with-dementia（2018 年 4 月 8 日アクセス）

21) Chalmers JM：Behavior management and communication strategies for dental professionals when caring for patients with dementia. Spec Care Dentist 20：147-154, 2000.

22) 厚生労働省：認知症施策推進総合戦略（新オレンジプラン）. https://www.mhlw.go.jp/stf/seisakunitsuite/bunya/0000064084.html（2018 年 9 月 2 日アクセス）

エビデンスの強さ　D（とても弱い）：効果の推定がほとんど確信できない

文献による信頼度　B：支持する論文が 1 つ以上ある

CM による信頼度　B：ほぼ一致（最終的な VAS 平均値が 8.5 未満 7.5 以上）

| 健常 | MCI | 軽度 | 中等度 | 重度 | 終末期 |

CQ 4-3 認知症患者の症状に合わせて歯科治療時の環境調整をすべきか

推奨文

治療環境の調整を行うことは，認知症患者の不安や混乱の解消・軽減や安全の確保につながる．環境の調整は患者の認知症の症状や全身状態，生活リズム等を包括して検討すべきである．

解説文

�背景

認知症は記憶障害や見当識障害，全般性注意障害[1] 等の認知機能障害（中核症状）[2] によって環境や状況への適応能力が低下するため，歯科治療という非日常的かつ特異的な状況においては混乱や不安が生じ，治療の受け入れが困難になることが予測される．

加えて認知症の類型や状態によっては歯科治療に伴うリスクに関し，よりいっそうの配慮が求められる．

▍解説

※ 治療の導入に関しては CQ5-5，5-6 を参照

■1）チェア角度，姿勢

中等度から重度認知症患者では，歯科診療室への移動に車椅子などを必要とする患者も多い．このような患者では，車椅子から歯科用ユニットへの移乗など歯科治療の開始までの体位の変化も多く，転倒リスクなども含めた歯科治療時のリスクマネジメント上，歯科診療前後の行動や動線にも配慮が必要と考えられる．したがって，患者の移動の際にはデンタルチェア周囲の配線やドクターテーブルなどを整理し，患者の動線を広くとるべきである．

また，移乗が困難な患者に対しては車椅子上での診療も考慮する必要がある．車椅子上で診療を行う際には，ドクターテーブルとアシスタントユニットが移動できる障害者用歯科ユニットの使用も推奨される．

また，認知症患者の歯科治療中において突然予期せぬ体動が生じることは経験的に知られるところである．そのため，見守りや声かけ，手で体を支えるといった配慮を行い，チェアからの転落等の事故を防ぐ必要がある．

歯科治療では診療内容により，患者の姿勢を座位，水平位と変化させることがあるため，診療中の姿勢に関連した問題にも配慮する必要がある．歯科医療機関での治療は水平位で行われることが多く，歯科治療中の誤飲・誤嚥はまれなリスクではあるものの，60 歳以上に頻度が高いとされており[3]，高齢者の歯科診療においては常に配慮すべき

第4章 認知症ケア・コミュニケーションメソッド **47**

問題である.

　認知症患者においては治療上必要な安静に関して従命できず体動し，開口の保持が不可能となることも多くなり，口腔内に落下した歯科器具や材料の誤飲や回転切削器具からの注水の誤嚥といったリスクはより高くなることは経験的によく知られている．誤飲・誤嚥の予防措置としてはラバーダム防湿やオーラルガードの使用が推奨されるが，その使用に関して拒否を示す場合は水平位を避け，座位に近い姿勢での治療を検討することも必要である.

　また，姿勢による循環動態の変化にも注意が必要な場合がある．デンタルチェアでの循環動態の変化を検討した豊里ら[4]は，体位を水平位から座位へ変換すると，高齢者群では若年者群と比較して有意な一過性の血圧低下を認め，被験者のなかには起立性低血圧の基準値以上に血圧が低下した者もいたと報告している．また，Momotaら[5]はミダゾラム投与下での智歯抜歯後に，水平位から座位へと姿勢を変えた直後に起立性低血圧を呈した症例を報告している．これらの報告は健常者での事例であるが，加齢や疾患によって自律神経調節機構に変調をきたしている者においては，起立性低血圧によるめまいや頭痛，吐き気などの症状を呈するリスクによりいっそうの注意が必要である．特にレビー小体型認知症（dementia with Lewy bodies：DLB）や認知症を伴うパーキンソン病（Parkinson's disease with dimentia：PDD）の診断基準において，自律神経症状である起立性低血圧が支持的特徴として挙げられている[6]．今回，歯科治療中のDLBやPDD患者の起立性低血圧に関する論文は抽出し得なかったが，DLBやPDDの高齢者においては普段の生活状況で立ちくらみがないかを聴取することで，歯科診療中の体位変換により起立性低血圧が生じる危険性を予測する．立ちくらみが日常的になかったとしても，術前・術中・術後のバイタル測定を行う，水平位から姿勢を戻した際には急に立ち上がらないように声かけをする，もしくは患者の肩に手を当てておく等の対策を講じることが大切である.

■ 2）治療に携わる人数

　認知症患者では注意力・集中力の低下が生じ，集中の持続や複数の物事に注意を分割すること，選択的に注意を向けることが困難になる[7]．そのため，英国の認知症歯科治療ガイドライン（Dementia-Friendly Dentistry Good Practice Guidelines；以下，英国ガイドライン）では注意力・集中力の低下が著しい患者においては，周囲の人の動きが患者の注意を削ぎ，治療の中断因子となり得るため，周囲のスタッフは必要以上に多くないほうが良いとしている[8]．一方で，英国老年歯科学会の evidence summary では，患者の視野のなかに介護者がいる，もしくは介護者と手を握る行為が安心につながることもあるとし，患者と顔なじみの介護者の同席は推奨されている[9].

　患者が安心して治療に集中できるように，治療時のスタッフ構成を検討する必要がある.

■ 3）治療の場所

　歯科医療機関での治療は，通院に伴うあらゆる刺激や歯科という特殊な環境，馴染みのない歯科医師やそこで働く人々の存在が患者の不安と混乱を助長させ，環境の調整を

試みたとしても歯科治療の受け入れが困難になる場合もある．英国ガイドラインではこのような場合，患者に馴染みのある環境で治療を行える在宅診療が有用であるとも述べられている[8]．しかし，費用と時間の問題，診療室で行う治療に比べ，歯科治療の内容に関してはデンタルチェアや切削器具などハードウエアの面からも制限があるといった点も考慮して，治療の場を選択すべきである．

■4）その他（音・光・バイオリズム）

注意力・集中力の低下が著しい患者においては，われわれでは気にならない程度の周囲の音や光などの刺激でも患者の注意を削ぎ，治療の中断因子となり得る．英国ガイドライン[8]でも，認知症患者の混乱を防ぎ，治療に意識が向けられるよう環境を整備することを推奨しており，機器から出る警告音やBGMといった周囲の音は最小限にすべきとしている．『歯科医師認知症対応力向上研修マニュアル』[10]においても，タービンの切削音などの歯科医療機関特有の音に対しては「大きな音が出ますよ」などの声かけによって予告すべきとしている．したがって，認知症患者が治療に集中できる環境を整備し，タービンの音や無影灯の強い光など治療に伴う対策の難しい刺激に関しては，無影灯の光が目に当たらないように角度に配慮することや，患者への事前の声かけなどを行い，可及的に不安の軽減に努めることが推奨される．患者の好きな音楽がリラックス効果を与えることもあるため，患者の望む音楽をBGMとして使用することを検討してもよいだろう[8]．

また，飛沫汚染防止や無影灯の眩しさ軽減等のために患者の顔に乗せるタオルや布，外科処置時の覆布などはよく用いられる方法である．しかし，認知症患者において視界を遮るものは混乱を招く要因となり得るため，実施前に患者が不安を示さないか確認を行うことが推奨される．

治療の時間帯については，患者をよく観察して，認知症を含む全身状態が良好な時間帯を選んで設定する．特にDLBでは日や時間帯による症状の変動が特徴的であるため注意が必要である[6]．また，認知症患者では概日リズム睡眠障害（昼夜のサイクルと体内時計のリズムが合わず日中の活動に困難をきたすような睡眠障害）やレム（rapid eye movement：REM）睡眠異常から不眠症状を呈しやすく，日中の活動性低下，認知機能低下が生じる者も多いため，患者の生活サイクルも考慮すべきである[11]．したがって，可及的に患者の状態が良い時間帯に治療を計画することが推奨される．

検索式

● PubMed
#1 （"dementia"［MeSH Terms］OR "dementia"［All Fields］）AND（"environment"［MeSH Terms］OR "environment"［All Fields］OR "environments"［All Fields］）AND（"dental care"［MeSH Terms］OR（"dental"［All Fields］AND "care"［All Fields］）OR "dental care"［All Fields］OR（"dental"［All Fields］AND "treatment"［All Fields］）OR "dental treatment"［All Fields］） **20 hits**

#2 （"hypotension, orthostatic"［MeSH Terms］OR（"hypotension"［All Fields］AND "orthostatic"［All Fields］）OR "orthostatic hypotension"［All Fields］OR（"orthostatic"［All Fields］AND "hypotension"［All Fields］）AND（"dental care"［MeSH Terms］OR（"dental"［All Fields］AND "care"［All Fields］）OR "dental care"［All Fields］OR（"dental"［All Fields］AND "treatment"［All Fields］）OR "dental treatment"［All Fields］） **13 hits**

#3 ("dementia" [MeSH Terms] OR "dementia" [All Fields]) AND aspiration [All Fields] AND ("dental care" [MeSHTerms] OR ("dental" [All Fields] AND "care" [All Fields]) OR "dental care" [All Fields] OR ("dental" [All Fields] AND "treatment" [All Fields]) OR "dental treatment" [All Fields]) 15 hits

#4 ("dementia" [MeSH Terms] OR "dementia" [All Fields]) AND ("dental care" [MeSH Terms] OR ("dental" [All Fields] AND "care" [All Fields]) OR "dental care" [All Fields] OR ("dental" [All Fields] AND "treatment" [All Fields]) OR "dental treatment" [All Fields]) AND ("accidents" [MeSH Terms] OR "accidents" [All Fields] OR "accident" [All Fields]) 6 hits

● 医中誌

#1 ((認知症 /TH or 認知症 /AL) and (環境 /TH or 環境 /AL) and (歯科医療 /TH or 歯科治療 /AL)) and (PT= 原著論文) 7 編

#2 ((認知症 /TH or 認知症 /AL) and (騒音 /TH or 騒音 /AL)) and (PT= 原著論文) 5 編

#3 ((歯科医療 /TH or 歯科治療 /AL) and (座位 /TH or 座位 /AL) and (血圧 /TH or 血圧 /AL)) and (PT= 原著論文) 11 編

#4 ((歯科医療 /TH or 歯科治療 /AL) and (気道内誤嚥 /TH or 誤嚥 /AL)) and (PT= 原著論文) 143 編

#5 ((認知症 /TH or 認知症 /AL) and (サーカディアンリズム /TH or 概日リズム /AL)) and (PT= 会議録除く) 199 編

● ハンドサーチ 8 件

(検索日：2018 年 4 月 20 日)

● 参考文献 ●●

1) Sohlberg MM, Mateer CA：Theory and remediation of attention disorders. Sohlberg MM & Mateer CA eds.：Introduction to Cognitive Rehabilitation：Theory and Practice. pp110-135, The Guilford Press, 1989.

2) 日本神経学会監修：認知症疾患診療ガイドライン 2017. 19-22, 医学書院, 2017.

3) 椙山加綱, 真鍋庸三, 大野　幸, ほか：鹿児島大学病院歯科診療棟における 20 年間の異物誤嚥 誤飲症例の検討. 日歯麻会誌 44：1-8, 2016.

4) 豊里 晃, 倉田行伸, 前川孝治, ほか：歯科用治療椅子の体位変換が血圧と脈拍数に及ぼす影響 高齢者と若年者の比較. 日歯麻会誌 33：433-438, 2005.

5) Momota Y, Tomioka S, Furukita M, et al.：Orthostatic Dysregulation during Postural Change on the Dental Chair and Intraoperative Monitoring by Heart Rate Variability Analysis. Case Rep Dent. Epub 2014 Jun 17.

6) 日本神経学会：認知症疾患診療ガイドライン 2017. 第 7 章　Lewy 小体型認知症. https://www.neurology-jp.org/guidelinem/degl/degl_2017_07.pdf（2018 年 4 月 19 日アクセス）

7) Rizzo M, Anderson SW, Dawson J, et al.：Visual attention impairments in Alzheimer's disease. Neurology 54：1954-1959, 2000.

8) Faculty of General Dental Practice. Dementia-Friendly Dentistry：Good Practice Guidelines. https://www.fgdp.org.uk/publication/dementia-friendly-dentistry（2018 年 4 月 19 日アクセス）

9) Fiske J, Frenkel H, Griffiths J, et al.：Guidelines for the development of local standards of oral health care for people with dementia. Gerodontology 23(Suppl 1)：5-32, 2006.

10) 歯科医師認知症対応力向上研修テキスト. http://ham-ken.com/wp/?page_id=1026（2018 年 4 月 19 日アクセス）

11) 日本神経治療学会：不眠・過眠と概日リズム障害：標準的神経治療. https://www.jsnt.gr.jp/guideline/index.html（2018 年 4 月 19 日アクセス）

エビデンスの強さ	C（弱）：効果の推定に対する確信は限定的である
文献による信頼度	B：支持する論文が 1 つ以上ある
CMによる信頼度	A：一致（最終的な VAS 平均値が 8.5 以上）

| 健常 | MCI | 軽度 | 中等度 | 重度 | 終末期 |

CQ 5-1 （健常なときからの）定期的な歯科管理は，認知症の発症予防・重症化予防に効果的か

推奨文

定期的かつ継続的歯科介入は，口腔の機能と健康状態を良好に保つとともに，社会性の確保が可能となり，認知症の発症および重症化の予防に効果的である可能性がある．しかし調査数が少ないことから，現時点ではその評価は限定的とみるのが妥当である．

解説文

● 背景

認知症が進行すると，周囲の環境の変化への適応が困難となる．特に口腔は体のなかでも敏感な部位であるため，歯科治療，口腔衛生管理に対して強い拒否を示すことが多い．軽度のうちから定期的な歯科介入を継続することにより，歯科医師，歯科衛生士をはじめとしたスタッフや歯科の治療環境に接する機会を増やしておくことで歯科治療を受け入れやすい環境を構築することが有用であるといえる．その際，外出する機会が確保でき，他人との交流の機会が増す効果も期待できる．

また，定期的な歯科介入により良好な口腔環境を維持することで，口から食べることや栄養摂取を支援する面からも重要である．

● 解説

口腔保健行動とその後の認知症発症との関連を検討したコホート研究が 2 編 [1,2] 報告されていた．認知症発症のハザード比は，「口腔衛生に気をつけている」と回答した者を基準として，「気をつけていない」と回答した者で 1.76 （0.96〜3.20），「何でもよく噛める」と答えた者を基準として，「ほとんど噛めない」と答えた者で 1.47 （0.95〜2.25），かかりつけの歯科医院のある者を基準として，ない者で 1.44 （1.04〜2.01）であった [1]．また，女性において 1 日に 3 回歯磨きをする者を基準として毎日はしない者で 1.65 （1.05〜2.62），過去 1 年に 2 回以上歯科受診をした者を基準として受診しなかった者で 1.89 （1.21〜2.95）であった [2]．

口腔衛生管理と認知機能の低下に関する介入研究は 2 編 [3,4] 報告されており，どちらも口腔衛生管理を受けている者は口腔衛生管理を受けていない者に比べて，mini-mental state examination （MMSE）による評価で有意に認知機能の低下が抑制されていた．

また，症例対照研究は 2 編あり [5,6]，口腔衛生管理良好群と不良群の 2 群においてMMSE のスコアに有意な差が認められ [5]，2016 年の研究では認知障害の程度と毎日の口腔衛生レベル，プラークの蓄積および歯肉出血との間に有意な関連が示された [6]．

これらの調査から，定期的かつ継続的な歯科介入により口腔の機能と健康状態を良好に保つとともに，人的交流の確保が可能となり，認知症の発症および重症化の予防に効果的である可能性があるが，調査数が少ないことから現時点では評価は限定的とみるのが妥当である．

検索式 ....

● PubMed　（"dementia"［MeSH Terms］OR "dementia"［All Fields］）AND（"oral health"［MeSH Terms］OR（"oral"［All Fields］AND "health"［All Fields］）OR "oral health"［All Fields］）AND（"dental care"［MeSH Terms］OR（"dental"［All Fields］AND "care"［All Fields］）OR "dental care"［All Fields］OR（"care"［All Fields］AND "dental"［All Fields］）OR "care dental"［All Fields］）　**151 hits**

● 医中誌　#1　（（認知症 /TH or 認知症 /AL）or（Alzheimer 病 /TH or アルツハイマー /AL）or 認知機能低下 /AL）and（（口腔ケア /TH or 口腔ケア /AL）or 定期検診 /AL or（"メインテナンス（歯科）" /TH or メインテナンス /AL））and 予防 /AL and（歯科学 /TH or 歯科 /AL）　**28 編**

● ハンドサーチ **4 件**

（検索日：2018 年 3 月 13 日）

参考文献 ....

1) Yamamoto T, Kondo K, Hirai H, et al.：Association between self-reported dental health status and onset of dementia : a 4-year prospective cohort study of older Japanese adults from the Aichi Gerontological Evaluation Study（AGES）Project. Psychosom Med 74：241-248, 2012.
2) Paganini-Hill A, White SC, Atchison KA：Dentition, dental health habits, and dementia : The Leisure World Cohort Study. J Am Geriatr Soc 60：1556-1563, 2012.
3) Kikutani T, Yoneyama T, Nishiwaki K, et al.：Effect of oral care on cognitive function in patients with dementia. Geriatr Gerontol Int 10：327-328, 2010.
4) Yoneyama T, Yoshida M, Ohrui T, et al.：Oral care reduces pneumonia in older patients in nursing homes. J Am Geriatr Soc 50：430-433, 2002.
5) 木村裕美，神崎匠世：在宅高齢者の認知機能と口腔ケアに関する研究．日認知症ケア会誌 13：611-617, 2014.
6) Gil-Montoya JA, Sánchez-Lara I, Carnero-Pardo C, et al.：Oral Hygiene in the elderly with different degrees of cognitive impairment and dementia. J Am Geriatr Soc 65：642-647, 2017.

エビデンスの強さ　　C（弱）：効果の推定に対する確信は限定的である
文献による信頼度　　B：支持する論文が 1 つ以上ある
CM による信頼度　　A：一致（最終的な VAS 平均値が 8.5 以上）

| 健常 | MCI | 軽度 | 中等度 | 重度 | 終末期 |

CQ 5-2　歯科医療機関における食生活指導は認知症の発症予防・重症化予防に効果的か

推奨文

認知症と食生活との関連についての多くの研究結果が示されており，食生活指導が認知症の発症・重症化予防に効果的である可能性がある．このことから，歯科医療機関において認知症患者やその家族，介護者等に対して食事指導を行う意義は大きい．

解説文

▌背景

　高齢者は咀嚼機能，嚥下機能の低下などにより食事に困難をきたしやすいが，認知症になると身体機能のほか，認知症病型，中核症状の重症度，生活リズム，服薬状況，環境，認知症の行動・心理症状（behavioral and psychological symptoms of dementia：BPSD）などの要因が相まってさらに食事に関する問題を抱えることが多い．

　また，特に単身世帯の高齢者では食品摂取の多様性が乏しくなりがちである．近年の研究では食事内容と認知機能の低下，認知症の発症に関連があるという報告がなされており，歯科医療機関において十分なトレーニングを受けた歯科専門職が食生活指導を行うことは，認知機能の維持に対して良い影響を与える．

▌解説

　2000年以降に実施された疫学調査結果から，アルツハイマー型認知症（Alzheimer's disease：AD）の発症に食品や栄養素が関係することが示されている[1, 2]．低カロリーの食事は酸化ストレスを減らすことにより，認知機能低下に対して保護的な効果を発揮し[3]，高カロリーの食事は酸化ストレス増加を招き，認知機能障害の危険因子と考えることができる[4]．また，食事パターンとしては，地中海食が認知機能低下に予防的に作用するという報告がある[5-9]．

　また，小澤らの行った調査（久山町研究）では，大豆・大豆製品，緑黄色野菜，淡色野菜，藻類，牛乳・乳製品の摂取量が多く，米の摂取量が少ないという食事パターンの傾向が強いほど認知症の発症リスクが有意に低いという結果になった[10]．また，2014年に行われたコホート研究において，日本人では認知症（DSM-III-Rによる診断），アルツハイマー型認知症，血管性認知症のいずれについても，牛乳および乳製品の摂取量が多いほど発症率が低くなる有意な負の関連が認められる[11]．乳製品の摂取が認知機能の低下に対し予防的に働く可能性がある．

　また，2015年の介入研究では，食事制限による意図的な体重減少は，軽度認知障害（mild cognitive impairment：MCI）患者の認知機能改善と関連しており[13]，アルツ

ハイマー型認知症患者の介護者を対象とした栄養教育プログラムが患者の認知機能に正の効果を及ぼし得るとの報告もあることから[14]，高齢者およびその家族，介護者に食生活指導を行うことは認知機能低下の予防に効果的であることが考えられる．

さらに，歯科医院への受療率は過去1年間で約半数と高く[15]，多くの住民が歯科医院とのつながりをもっている．したがって歯科医院での食生活指導は認知機能低下を防ぐポピュレーションアプローチとして機能する可能性が高い．今後歯科医療機関においても食生活指導を充実していくことが望まれる．

検索式

● PubMed

("dementia" [MeSH Terms] OR "dementia" [All Fields]) OR ("alzheimer disease" [MeSH Terms] OR ("alzheimer" [All Fields] AND "disease" [All Fields]) OR "alzheimer disease" [All Fields]) OR ("cognitive dysfunction" [MeSH Terms] OR ("cognitive" [All Fields] AND "dysfunction" [All Fields]) OR "cognitive dysfunction" [All Fields] OR ("cognitive" [All Fields] AND "decline" [All Fields]) OR "cognitive decline" [All Fields]) AND (("diet" [MeSH Terms] OR "diet" [All Fields]) OR ("food" [MeSH Terms] OR "food" [All Fields]) OR ("nutritional status" [MeSH Terms] OR ("nutritional" [All Fields] AND "status" [All Fields]) OR "nutritional status" [All Fields] OR "nutrition" [All Fields] OR "nutritional sciences" [MeSH Terms] OR ("nutritional" [All Fields] AND "sciences" [All Fields]) OR "nutritional sciences" [All Fields])) AND (guidance [All Fields] OR ("education" [Subheading] OR "education" [All Fields] OR "educational status" [MeSH Terms] OR ("educational" [All Fields] AND "status" [All Fields]) OR "educational status" [All Fields] OR "education" [All Fields] OR "education" [MeSH Terms]) OR ("teaching" [MeSH Terms] OR "teaching" [All Fields] OR "instruction" [All Fields])) AND ("Prevent" [Journal] OR "prevent" [All Fields]) 79 hits

KEYWORDS：Dementia, alzheimer disease, cognitive dysfunction, diet, food, nutritional status, Guidance, education, instruction, prevent

● 医中誌

((認知症 /TH or 認知症 /AL) or（Alzheimer 病 /TH or アルツハイマー /AL) or 認知機能低下 /AL) and ((食事 /TH or 食事 /AL) or（食物 /TH or 食物 /AL) or（栄養生理学的現象 /TH or 栄養 /AL)) and（指導 /AL and or 教育 /AL) and 予防 /AL　0 編

● ハンドサーチ 1 件

（検索日：2018 年 2 月 3 日）

参考文献

1) Barberger-Gateau P, Letenneur L, Deschamps V, et al.：Fish, meat, and risk of dementia：cohort study. BMJ 26：932-933, 2002.

2) Morris MC, Evans DA, Bienias JL, et al.：Consumption of fish and n-3 fatty acids and risk of incident Alzheimer disease. Arch Neurol 60：940-946, 2003.

3) Mattson MP, Chan SL, Duan W：Modification of brain aging and neurodegenerative disorders by genes, diet, and behavior. Physiol Rev 82：637-672, 2002.

4) Butterfield D, Castegna A, Pocernich C, et al.：Nutritional approaches to combat oxidative stress in Alzheimer's disease. J Nutr Biochem 13：444, 2002.

5) Trichopoulou A, Kyrozis A, Rossi M, et al.：Mediterranean diet and cognitive decline over time in an elderly Mediterranean population. Eur J Nutr 54：1311-1321, 2015.

6) Shah R：The role of nutrition and diet in Alzheimer disease：a systematic review. J Am Med Dir Assoc 14：398-402, 2013.

7) Lourida I, Soni M, Thompson-Coon J, et al.：Mediterranean diet, cognitive function, and dementia : a systematic review. Epidemiology 24：479-489, 2013.

8) Singh B, Parsaik AK, Mielke MM, et al.：Association of mediterranean diet with mild cognitive impairment and Alzheimer's disease : a systematic review and meta-analysis. J Alzheimers Dis 39：271-282, 2014.

9) Scarmeas N, Stern Y, Tang MX, et al.：Mediterranean diet and risk for Alzheimer's disease. Ann Neurol 59：912-921, 2006.

10) Ozawa M, Ninomiya T, Ohara T, et al.：Dietary patterns and risk of dementia in an elderly Japanese population : the Hisayama Study. Am J Clin Nutr 97：1076-1082, 2013.

11) Ozawa M, Ohara T, Ninomiya T, et al.：Milk and dairy consumption and risk of dementia in an elderly Japanese population : the Hisayama Study. J Am Geriatr Soc 62：1224-1230, 2014.

12) Ogata S, Tanaka H, Omura K, et al.：Association between intake of dairy products and short-term memory with and without adjustment for genetic and family environmental factors : A twin study. Clin Nutr 35：507-513, 2016.

13) Horie NC, Serrao VT, Simon SS, et al.：Cognitive effects of intentional weight loss in elderly obese individuals with mild cognitive impairment. J Clin Endocrinol Metab 101(3)：1104-1112, 2016.

14) Rivière S, Gillette-Guyonnet S, Voisin T, et al.：A nutritional education program could prevent weight loss and slow cognitive decline in Alzheimer's disease. J Nutr Health Aging 5(4)：295-299, 2001.

15) 日本歯科医師会：歯科医療に関する一般生活者意識調査. 2016. https://www.jda.or.jp/pdf/DentalMedicalAwarenessSurvey_h28.pdf

エビデンスの強さ B（中）：効果の推定に中等度の確信がある

文献による信頼度 B：支持する論文が1つ以上ある

CMによる信頼度 B：ほぼ一致（最終的なVAS平均値が8.5未満7.5以上）

| 健常 | MCI | 軽度 | 中等度 | 重度 | 終末期 |

CQ 5-3 歯科医療機関における歯の喪失予防・口腔機能低下予防は認知症の発症予防・重症化予防に効果的か

推奨文

歯の喪失予防・口腔機能低下予防は，その効果を支持する報告の数については十分とはいえないが，認知症の発症予防（発症遅延も含む）・重症化予防に良い影響を与える可能性は高い．

解説文

● 背景

　歯周病の重症化は歯の喪失に至り，咀嚼機能をはじめとする口腔機能の低下をもたらす．

　また，口腔の健康と認知症の関連については，以前から多くの研究がなされてきた．特に近年では，歯周病や歯数と認知機能の低下および認知症の発症について関連があるという報告が多くなされており，認知症の発症・重症化を予防する観点においても歯周病や歯の喪失予防のための口腔衛生管理が有用である可能性が高い．なお，ここでいう認知症の発症予防には発症遅延も含む．

● 解説

■ 1）歯周病予防との関連

　10編のコホート研究[1, 2, 6-13]と3編の症例対照研究[3-5]によって歯周組織の状態とその後の認知機能の低下または認知症の発症との関連が検討された結果，有意であったとする報告と，なかったとする報告があった．認知症の発症をアウトカムとした1つのコホート研究[1]では有意な関連が認められなかったが，3編の症例対照研究[3-5]では有意な関連が認められた．認知機能低下をアウトカムとした報告は6編[2, 6-10]あり，そのうち3編[2, 6, 7]では有意な関係が認められたが，残りの3編[8-10]では有意な関係は認められなかった．

　しかしながら2015年以降の研究に限っていえば，認知症の発症に関し採用されたほぼすべての研究で有意な関連が認められており[2, 4, 5, 7, 10-13]，また，2017年のレビューでは，重度の歯周病とアルツハイマー型認知症（Alzheimer's disease：AD）には有意な関連があると報告されている[14]．以上のことから歯周病の予防が認知症の発症予防に寄与することが示唆された．

　なお，歯周病は歯の喪失の主要な原因であることも踏まえると，直接的に歯周病予防が認知機能の低下や認知症の発症に関連する流れと，間接的に歯周病に起因する歯の喪失が関連する流れが考えられる．

第5章 認知症患者の口腔管理　57

■2）歯の喪失予防との関連

　歯数がその後の認知機能の低下または認知症の発症に及ぼす影響を検討した縦断研究を15編入手した．認知症発症をアウトカムとした9論文のうち，1編は症例対照研究[15]，残りの8編はコホート研究[1, 8, 16-21]であった．また，そのうち5編[8, 16-19]が歯の喪失がその後の認知症発症のリスクとなることを示し，残りの3編のうち2編[20, 21]では有意な関係はみられず，1編[1]では喪失歯数が多いほどリスクが低くなるという結果であった．

　認知機能低下をアウトカムとした論文を6編[6, 10, 22-25]入手でき，そのうちの4編[6, 22, 23, 25]では有意な関係がみられたが，残りの2編[10, 24]では有意な関係はみられなかった．

　認知機能の低下および認知症の発症と歯数との関連を検討した研究は4編[19, 26-28]あった．認知症発症について検討した症例対照研究では，歯の喪失数および喪失率は認知症患者のほうが高い傾向を示したが，有意な差はなかった[26]．一方，中国における3,063人の高齢者を対象とした横断調査では，16本以上の歯の喪失が重度の認知機能障害と有意に関連していた[27]．また，福岡県の久山町で1,566人の高齢者を対象としたコホート研究では，残存歯が19歯以下の者は20歯以上残存歯がある者に比べて認知症発症のリスクが1.62〜1.81倍高いという結果が出ている[19]．因果関係については明確ではないが，認知機能低下についてはコホート研究が1編あり，50歳あるいは60歳時点で高い認知機能を有した者は70歳時点での現在歯数が多い傾向にあった[28]．

　2015年以降の報告においては，8編中6編[19-21, 23, 25, 27]で有意な関連がみられている．2016年のレビューにおいて歯の喪失は認知症および認知機能の低下のリスクを増大させると報告されているほか[29]，2017年の論文でも歯の喪失は認知症およびADの発症リスクを増加させると報告があった[19]．

　また，同じく2017年には日頃からの口腔衛生状態が不良であると認知機能の低下をもたらしかねないといった報告[30]や，2018年には認知症患者では軽度認知障害（mild cognitive impairment：MCI）患者と比較して最大開口量が有意に少ない[31]（つまり口唇運動機能が低下している）という報告が上がっている．これらは前述したような歯の喪失による咬合力，咀嚼能力低下などと併せて口腔機能低下症の概念に含まれている．口腔機能低下症から口腔機能障害（摂食嚥下障害や咀嚼機能不全など）への移行を予防することで，認知機能の低下を予防する可能性がある．

　このような近年の研究結果を踏まえ，歯の喪失を予防することが，認知機能低下および認知症の発症を予防することにつながると考えられる．加えて現存のエビデンスは観察研究によるものであり，介入研究による関連の究明，エビデンスの蓄積が今後重要である．

検索式 ．．．

●PubMed　　　((("periodontal diseases" [MeSH Terms] OR ("periodontal" [All Fields] AND "diseases" [All Fields]) OR "periodontal diseases" [All Fields] OR "gingival diseases" [MeSH Terms] OR ("gingival" [All Fields] AND "diseases" [All Fields]) OR "gingival diseases" [All Fields]

OR ("periodontal" + [All Fields] AND "diseases" [All Fields])) OR ("periodontitis" [MeSH Terms] OR "periodontitis" [All Fields])) OR ("tooth loss" [MeSH Terms] OR ("tooth" [All Fields] AND "loss" [All Fields]) OR "tooth loss" [All Fields])) AND ((("dementia" [MeSH Terms] OR "dementia" [All Fields]) OR ("cognitive dysfunction" [MeSH Terms] OR ("cognitive" [All Fields] AND "dysfunction" [All Fields]) OR "cognitive dysfunction" [All Fields])) OR ("alzheimer disease" [MeSH Terms] OR ("alzheimer" [All Fields] AND "disease" [All Fields]) OR "Alzheimer disease" [All Fields])) AND ("2013/02/03" [PDat] : "2018/02/01" [PDat] AND "humans" [MeSH Terms]) 82 hits

KEYWORDS：dementia, cognitive dysfunction, alzheimer disease, periodontal diseases, gingival diseases, periodontitis, tooth loss, prevent

● 医中誌　　((認知症 /TH or 認知症 /AL) or（Alzheimer 病 /TH or アルツハイマー /AL) or 認知機能低下 /AL) and ((（歯周炎 /TH or 歯周炎 /AL) or（歯周疾患 /TH or 歯周病 /AL) or（歯肉炎 /TH or 歯肉炎 /AL) or（歯牙喪失 /TH or 歯の喪失 /AL)) and 予防 /AL　0 編

● ハンドサーチ 0 件

(検索日：2018 年 3 月 13 日)

参考文献 ....

1) Arrivé E, Letenneur L, Matharan F, et al.：Oral health condition of French elderly and risk of dementia：a longitudinal cohort study. Community Dent Oral Epidemiol 40：230-238, 2012.
2) Iwasaki M, Yoshihara A, Kimura Y, et al.：Longitudinal relationship of severe periodontitis with cognitive decline in older Japanese. J Periodontal Res 51：681-688, 2016.
3) Noble JM, Scarmeas N, Celenti RS, et al.：Serum IgG antibody levels to periodontal microbiota are associated with incident Alzheimer disease. PLoS One 9：e114959, 2014.
4) Lee YT, Lee HC, Hu CJ, et al.：Periodontitis as a modifiable risk factor for dementia：A nationwide population-based cohort study. J Am Geriatr Soc 65：301-305, 2017.
5) Cestari JA, Fabri GM, Kalil J, et al.：Oral infections and cytokine levels in patients with Alzheimer's disease and mild cognitive impairment compared with controls. J Alzheimers Dis 52：1479-1485, 2016.
6) Kaye EK, Valencia A, Baba N, et al.：Tooth loss and periodontal disease predict poor cognitive function in older men. J Am Geriatr Soc 58：713-718, 2010.
7) Ide M, Harris M, Stevens A, et al.：Periodontitis and cognitive decline in Alzheimer's disease. PLoS One 11：e0151081, 2016.
8) Batty GD, Li Q, Huxley R, et al.：Oral disease in relation to future risk of dementia and cognitive decline：prospective cohort study based on the Action in Diabetes and Vascular Disease：Preterax and Diamicron Modified-Release Controlled Evaluation (ADVANCE) trial. Eur Psychiatry 28：49-52, 2013.
9) Naorungroj S, Slade GD, Beck JD, et al.：Cognitive decline and oral health in middle-aged adults in the ARIC study. J Dent Res 92：795-801, 2013.
10) Naorungroj S, Schoenbach VJ, Wruck L, et al.：Tooth loss, periodontal disease, and cognitive decline in the Atherosclerosis Risk in Communities (ARIC) study. Community Dent Oral Epidemiol 43：47-57, 2015.
11) Tzeng NS, Chung CH, Yeh CB, et al.：Are chronic periodontitis and gingivitis associated with dementia? A nationwide, retrospective, matched-cohort study in Taiwan. Neuroepidemiology 47：82-93, 2016.
12) Lee YL, Hu HY, Huang LY, et al.：Periodontal disease associated with higher risk of dementia：Population-based cohort study in Taiwan. J Am Geriatr Soc 65：1975-1980, 2017.
13) Chen CK, Wu YT, Chang YC：Association between chronic periodontitis and the risk of Alzheimer's disease：a retrospective, population-based, matched-cohort study. Alzheimers Res Ther 8；9：56, 2017.

第 5 章　認知症患者の口腔管理　　59

14) Leira Y, Domínguez C, Seoane J, et al. : Is Periodontal Disease Associated with Alzheimer's Disease? A Systematic Review with Meta-Analysis. Neuroepidemiology 48 : 21-31, 2017.

15) Gatz M, Mortimer JA, Fratiglioni L, et al. : Potentially modifiable risk factors for dementia in identical twins. Alzheimers Dement 2 : 110-117, 2006.

16) Stein PS, Desrosiers M, Donegan SJ, et al. : Tooth loss, dementia and neuropathology in the Nun study. J Am Dent Assoc 138 : 1314-1322.

17) Yamamoto T, Kondo K, Hirai H, et al. : Association between self-reported dental health status and onset of dementia : a 4-year prospective cohort study of older Japanese adults from the Aichi Gerontological Evaluation Study (AGES) Project. Psychosom Med 74 : 241-248, 2012.

18) Paganini-Hill A, White SC, Atchison KA : Dentition, dental health habits, and dementia : the Leisure World Cohort Study. J Am Geriatr Soc 60 : 1556-1563, 2012.

19) Takeuchi K, Ohara T, Furuta M, et al. : Tooth Loss and Risk of Dementia in the Community : the Hisayama Study. J Am Geriatr Soc 65 : e95-e100, 2017.

20) Okamoto N, Morikawa M, Tomioka K, et al. : Association between tooth loss and the development of mild memory impairment in the elderly : the Fujiwara-kyo Study. J Alzheimers Dis 44 : 777-786, 2015.

21) Stewart R, Stenman U, Hakeberg M, et al. : Associations between oral health and risk of dementia in a 37-year follow-up study : the prospective population study of women in Gothenburg. J Am Geriatr Soc 63 : 100-105, 2015.

22) Stein PS, Kryscio RJ, Desrosiers M, et al. : Tooth loss, apolipoprotein E, and decline in delayed word recall. J Dent Res 89 : 473-477, 2010.

23) Tsakos G, Watt RG, Rouxel PL, et al. : Tooth loss associated with physical and cognitive decline in older adults. J Am Geriatr Soc 63 : 91-99, 2015.

24) Shimazaki Y, Soh I, Saito T, Y et al. : Influence of dentition status on physical disability, mental impairment, and mortality in institutionalized elderly people. J Dent Res 80 : 340-345, 2001.

25) Li J, Xu H, Pan W, Wu B : Association between tooth loss and cognitive decline : A 13-year longitudinal study of Chinese older adults. PLoS One 12 : e0171404, 2017.

26) Chen X, Shuman SK, Hodges JS, et al. : Patterns of tooth loss in older adults with and without dementia : a retrospective study based on a Minnesota cohort. J Am Geriatr Soc 58 : 2300-2307, 2010.

27) Luo J, Wu B, Zhao Q, et al. : Association between tooth loss and cognitive function among 3063 Chinese older adults : a community-based study. PLoS One 10 : e0120986, 2015.

28) Bachkati KH, Mortensen EL, Bronnum-Hansen H, Holm-Pedersen P : Midlife cognitive ability, education, and tooth loss in older danes. J Am Geriatr Soc 65 : 194-199, 2017.

29) Cerutti-Kopplin D, Feine J, Padilha DM, et al. : Tooth Loss Increases the risk of diminished cognitive function : A systematic review and meta-analysis. JDR Clin & Trans Res 1 : 10-19, 2016.

30) Gil-Montoya JA, Sánchez-Lara I, Carnero-Pardo C, et al. : Oral hygiene in the elderly with different degrees of cognitive impairment and dementia. J Am Geriatr Soc 65 : 642-647, 2017.

31) Delwel S, Scherder EJA, Perez RSGM, et al. : Oral function of older people with mild cognitive impairment or dementia. J Oral Rehabil 45 : 990-997, 2018.

エビデンスの強さ	B（中）：効果の推定に中等度の確信がある
文献による信頼度	B：支持する論文が 1 つ以上ある
CM による信頼度	B：ほぼ一致（最終的な VAS 平均値が 8.5 未満 7.5 以上）

| 健常 | MCI | 軽度 | 中等度 | 重度 | 終末期 |

CQ 5-4 認知機能が低下した者に対して歯科疾患の発症および口腔機能の低下を予防することは可能か

推奨文

歯科疾患等の重症化を予防・低減することは，家族・介護者等によるサポートの充実にも配慮した管理・支援を行うことで可能だと考えられるが，現時点では調査が不足しており，今後さまざまな視点での追加調査が必要である．

解説文

▌背景

　認知機能が低下すると，新たなことを学習するのは困難となる．健常時より習慣化された口腔清掃は行えるものの，十分な歯垢除去は困難となり口腔衛生状態が低下することが多い．認知機能の低下を認めた場合には，口腔衛生状態の管理のため周囲のサポートが必要である．

▌解説

　介護予防として長期的で複合的なサービス（口腔衛生管理介入など）を地域的にも実施することは，対象者の生活意欲の向上や口腔機能の維持・改善に効果的であることかが示唆されている[1]．

　軽度認知症患者に口腔衛生指導を行ったものの，患者の認識，プラーク指数，歯肉炎指数ともに経時的に有意な改善は認めなかった．認知症発症前の中年期からの口腔管理の習慣化に加えて，認知症発症初期からの家族による口腔管理の導入と早期からの歯科医療担当者による介入により口腔環境を維持・改善していくことが必要と考えられる[2]．

　現時点では調査が不足しており，今後追加調査が必要である．

検索式

● PubMed
(("dementia" [MeSH Terms] OR "dementia" [All Fields]) OR "alzheimer disease" [All Fields] OR "cognitive dysfunction" [All Fields]) AND (("oral disease" [All Fields] OR "tooth disease" [All Fields] OR "dental disease" [All Fields]) OR (("decline" [All Fields] OR "depresssion" [All Fields] OR "lowering" [All Fields]) AND "oral function" [All Fields])) AND ("Prevent" [Journal] OR "prevent" [All Fields])：**3 hits**

● 医中誌
((認知症 /TH or 認知症 /AL) or（認知機能低下 /TH or 認知機能低下 /AL) or（Alzheimer 病 /TH or アルツハイマー病 /AL)) and ((口顎疾患 /TH or 歯科疾患 /AL) or（オーラルフレイル /TH or 口腔機能低下 /AL)) and 予防 /AL：全体で 347 編，原著論文　**33 編**
このなかから参考文献 2 編を選定した．

第5章　認知症患者の口腔管理　61

● ハンドサーチ 0 件

（検索日：2018 年 2 月 3 日）

参考文献

1) 森下志穂，渡邊　裕，平野浩彦，ほか：介護事業所利用者に対する口腔機能向上および栄養改善の複合サービスの長期介入効果．日歯衛会誌 12：36-46，2017.
2) 角　保徳，小澤総喜，道脇幸博，ほか：軽度認知症患者の口腔状況と口腔管理方法の構築への試み．日老医誌 49：90-98，2012.

エビデンスの強さ　　C（弱）：効果の推定に対する確信は限定的である

文献による信頼度　　B：支持する論文が 1 つ以上ある

CM による信頼度　　B：ほぼ一致（最終的な VAS 平均値が 8.5 未満 7.5 以上）

| 健常 | MCI | 軽度 | 中等度 | 重度 | 終末期 |

CQ 5-5 認知機能の低下段階に応じた歯科治療・管理計画はどのように立てたらよいのか

推奨文

認知機能が低下すると，口腔衛生に関するセルフケアは困難になり，しかも複雑な歯科治療への協力が困難になる．このことを歯科医師は十分に理解し，本人や家族，介護者の歯科治療および管理計画に対する希望を踏まえ，治療計画を立案することが推奨される．

解説文

▌背景

歯科治療計画には認知症の進行段階や認知機能障害の状態を考慮する必要がある．さらに，歯科治療計画は，認知症の発症・進行や認知機能低下の経年的変化も考慮して作成されるべきである[1]．認知機能低下の有無を判断するには医科関係者，介護関係者，および家族からの情報が不可欠である[1]．歯科医師は認知症や認知機能低下に対応する多職種チームの一員であることが求められている．

▌解説

■ 1）計画立案のうえでの視点

歯科医師には認知症を理解し，認知症初期の徴候に気づくこと，ならびに認知症の患者が口腔環境を維持できる合理的歯科的戦略を立てることが望まれる[2]．

認知症の重症度と口腔保健行動ならびに摂食嚥下機能とは密接に関係する．認知症の重症化に伴い，口腔清掃の実施回数の減少，口腔衛生管理に対する支援の増加，義歯の取り扱いや管理能力の低下等が認められる[3]．認知機能の低下が進行すると口腔保健行動に変化が生じる．口腔清掃意欲の低下やデンタルフロスを含む口腔清掃用具の使用も完遂できなくなる[2]．口腔清掃を忘れることも多くなり，仮に口腔清掃を行えたとしてもその巧緻性は低下する．また，内服薬剤の副作用により口腔乾燥症状が増すなどし，結果としてう蝕が増加することが報告されている[4]．ミニメンタルステート検査（mini-mental state examination：MMSE）が20点以下の中等度以上では，重度歯周炎を発症するリスクは，MMSE 21点以上の者の2.9倍であったとの報告もある[5]．認知症の発症や認知機能の低下により，コミュニケーション能力が低下し，口腔内症状について自ら説明することが困難な状態となってくる．対象者の思い通りにならないことから，介助拒否，攻撃的行動，および摂食拒否の状況が生じやすい[6]．

摂食嚥下機能に関しては，認知症中等度より摂食行動の障害が出現しはじめ，重度では摂食行動の障害による食事介助の必要性の増加，食形態の調整を行う必要性が指摘されている[7]．なお，認知症患者に対する歯科治療では完全な機能回復が認められないこ

第5章 認知症患者の口腔管理 **63**

とが多く，それを前提とした患者と医療者の共有意思決定を行う必要がある．

　診療計画を立案し実施するうえでの視点について以下に記す．

● (1) 権利擁護的視点

　新オレンジプランにおいては，特に認知症の人と家族，および認知症の人に優しい地域・社会の視点が重視されている[8]．認知症の人に対する偏見を取り除き，その本人の希望と尊厳を重視し，その人らしい暮らしを支援することは普遍的な共有事項である．他国の状況をみると，英国では dementia friendly community（認知症の人に優しい地域・社会の創出）を目指し，歯科向けのガイドが発表されている．そのなかでは，認知症と診断された人は一般水準の健康とケアを受ける権利を有し，できるかぎり自分についての自己決定権が尊重されること，ならびに健康的な口腔を保つことは，健康や栄養への利益のみならず尊厳や自尊心を保ち社会とのつながりを維持することに寄与する，と明記されている[1]．患者がもつ障害により理解や意思決定に関与することが困難であっても，治療内容は本人に理解できるように説明する必要があり（インフォームドアセントの適用），権利擁護のためにも，特に侵襲度が高く不可逆的な治療については家族や介護者が同意したとしても多職種による治療による利益の判断が必要である[1]．

● (2) 生活への包括的支援の視点

　A. 認知症の進行と健康

　認知症の進行を通じて患者本人の口腔のセルフケア能力と治療に協力する能力を併せてアセスメントすることは欠かせない[1]．さらに，心身に加え社会的な状態など全体的に捉え治療方針を検討する必要がある．**表**に，認知機能障害に加え社会的機能と日常生活動作を考慮し[9]，簡単な指示動作に反応し遂行することや拒否的行動を含む評価と対応の目安を示す[10]．治療に関する意思決定に際しては，その国の慣習，法的枠組みや先進例に基づき調整の必要がある．歯科医療職の判断する患者の認知機能や協力の可否，身体機能等を含めたアルゴリズムの例が提案されている（**図**）[9]．またアルツハイマー型認知症に関しては functional assessment staging（FAST）を用いてセルフケア能力や歯科治療の目安を対応させた表が提案されている[11]（**表**）．こうした治療方針の目安は主観的な判断を含むが，現実的で，家族や介護者，多職種チームとの包括的な協議に活用可能であり，治療方針の説明と本人・家族の意思決定を得るうえで参考となるものである．

　B. 継続性と長期的視点

　口腔健康管理計画は認知症の患者の生活ケア計画の一部である[12]．したがって患者の生活歴を知り，生活の継続性を保つ治療方針とし，また長期的視点に立ち，最期の時までの継続性を視野に入れた治療計画を立てる必要がある．認知症患者と歯科診療のつながりを継続させるために，ともに通院する家族（や主たる介護従事者）の社会的状況および健康状態にも配慮する．コミュニケーションが困難になった認知症の人では口腔の諸問題が認知症の行動・心理症状（behavioral and psychological symptoms of dementia：BPSD）の引き金になることも十分に理解したうえで，口腔の問題は放置せずに歯科医療とのつながりを保たなければいけない[13]．

● (3) 計画遂行のための歯科医院における配慮

A. 環境設定

英国の「dementia friendly dentistry」[14] では，すべて歯科医師が認知症に関する事項を学ぶ必要があるとし，歯科医院の環境音や診療台角度，顔なじみになって信頼関係を確立することなどの重要性について記述している．また英国の National Health Service (NHS) では，歯科医師だけでなく受付スタッフや歯科看護師も認知症に優しい歯科医院を創出するために教育を受けることが推奨されており，環境設定の重要性が説かれている [15]．

具体的な例として「移動に使うスペースからつまずく原因になる敷物や，混乱の原因になる障害物を取り除き，手すりをつける」ことや「使用する道具とその周囲との色のコントラストをつける」こと，また「認知症の人を混乱させ恐怖心を起こさせる鏡はカバーをしておく」ことなどがケアの戦略として提案されている [4]．また「ひどくうるさかったり過度に刺激的な環境，ひどく寒いかひどく暑い環境は認知症の人の集中力や理解を妨げ，混乱させ BPSD を引き起こす」と指摘されており，実行機能障害に対しては「日常化され慣れた環境を維持するようにすること」が勧められている [4]．認知症が進行し施設入所した者においては静かな環境で介助者の助けを得ながら行うことが必要である [1, 16]．

Building Dementia-Friendly Communities には，dementia friendly environments として「トイレやドアなどの標識は，その背景色と明確なコントラストをつけ太字にする」「明るくし，目の高さにつける」「象徴的なイラストなどを用いて」「意思決定のキーになる要点を記す」「透明なガラスのドアには（視覚的な判断ができずに怪我をすることを想定し）明確な印をつける」「入り口は明るく」「光を反射する床や滑る床を避け段差のないようにする」「待合には心地良い椅子があることが前提」とされている [17]．

B. 患者の治療負担への配慮

保存・補綴治療には，口腔内の液体の保持や切削機器の騒音，振動，および術中の長時間の開口保持などがあり，簡単な口腔衛生管理や口腔診査に比べて精神的・肉体的負担を考慮する必要がある．歯科治療による精神的ストレスが血圧上昇等の併存疾患への影響を及ぼすことが報告されている．したがって，精神鎮静法や全身麻酔などの行動調節法を行わないで処置を行う際には，患者が治療の必要性を理解し協力が可能な時期かを見極める必要がある．患者の恐怖や混乱を最小限にし，心身の状態あるいは社会的状態に配慮し，バックアップ体制を常に保ち，支援的に行うことが重要である [18]．BPSD は常に一定ではなく環境に影響されることから，予定された歯科治療を行うことが難しいと判断した場合には，治療内容を変更するなどの配慮も必要である [9, 15]．

C. 患者の認知機能レベルごとの対応

軽度：十分な配慮により治療は可能だが，いずれ治療困難になることを踏まえて治療を行う．患者の家族や介護者が毎日患者の口腔衛生管理をできる状況下では複雑な補綴処置も検討できる．認知症の進行を考慮しそれ以降の歯周病の予防も非常に重要であり，処置のみならず患者と家族，介護者が口腔疾患の予防に関するアドバイスを得られるような支援が必要である [20]．患者の認知機能レベルの低下が軽度な場合には患者か

らの訴えに従った治療も有効である[1].

中等度：理解力の低下により治療に対して拒否的になる可能性があり，特に心理的負荷がかかる治療に対しては十分な配慮が必要である．治療方針の決定に際しては，患者の協力の程度，歯科治療ニーズ，全身的健康と社会的支援の状態を考慮に入れて決定する[21]．治療に関する説明と同意について配慮が必要になる．必要に応じて精神鎮静法や全身麻酔下に歯科治療を行う．歯科疾患の予防的観点がより重要となる[20].

重度：認知機能の低下によりコミュニケーションが困難であったり，身体機能が低下したりしている．治療に際しては，患者の生活情報をよく聞き取り，希望や社会的背景などを含めた話し合いのもとに治療方針を決定することが重要である．治療困難な場合は，可及的にクオリティオブライフ（quality of life：QOL）を重視する視点から，応急処置[20]，その時点での口腔機能・衛生の維持，口腔の快適さの維持を中心とする治療を選択するようにする[21].

わが国の歯科医師の認知症対応力向上研修[19]およびイギリスで作成されたガイドライン[21]と総論[14-15]などでも同様の方針が示されている．

検索式

● PubMed　　　("dementia" [MeSH Terms] OR "dementia" [All Fields]) AND ("dental care" [MeSH Terms] OR ("dental" [All Fields] AND "care" [All Fields]) OR "dental care" [All Fields] OR ("dental" [All Fields] AND "treatment" [All Fields]) OR "dental treatment" [All Fields]) AND plan [All Fields]　7 hits

　　　　　　　　("dementia" [MeSH Terms] OR "dementia" [All Fields]) AND ("insurance, dental" [MeSH Terms] OR ("insurance" [All Fields] AND "dental" [All Fields]) OR "dental insurance" [All Fields] OR ("dental" [All Fields] AND "care" [All Fields] AND "plan" [All Fields]) OR "dental care plan" [All Fields]) AND severity [All Fields]：0 hit

● 医中誌　　　（認知症高齢者 /AL）and（歯科治療計画 /AL）：1 編

● ハンドサーチ　21 件

（検索日：2018 年 3 月 7 日）

参考文献

1) Fiske J, Frenkel H, Griffiths J, et al.：Guidelines for the development of local standards of oral health care for people with dementia. Gerodontology 23(Suppl 1)：5-32 2006.

2) Brennan LJ, Strauss J：Cognitive impairment in older adults and oral health considerations：treatment and management. Dent Clin North Am 58：815-828，2014.

3) Zenthöfer A, Schröder J, Cabrera T, et al.：Comparison of oral health among older people with and without dementia. Community Dent Health 31：27-31，2014.

4) Hodges JR, Gregory C, McKinnon C, et al.：Younger onset dementia：a practical guide. https://www.dementia.org.au/files/NATIONAL/documents/Quality-Dementia-Care-5_Younger-on-set-dementia_A-practical-guide.pdf（2018 年 4 月 25 日アクセス）

5) Zenthöfer A, Baumgart D, Cabrera T, et al.：Poor dental hygiene and periodontal health in nursing home residents with dementia：an observational study. Odontology, 105：208-213，2017.

6) Friedlander AH, Jarvik LF：The dental management of the patient with dementia. Oral Surg Oral Med Oral Pathol 64：549-553，1987.

7) Edahiro A, Hirano H, Yamada R, et al.：Factors affecting independence in eating among elderly

with Alzheimer's disease. Geriatr Gerontol Int 12：481-490, 2012.
8) 厚生労働省：新オレンジプラン 2015. http://www.mhlw.go.jp/file/06-Seisakujouhou-12300000-Roukenkyoku/nop1-2_3.pdf（2018 年 4 月 25 日アクセス）
9) Ettinger RL：Dental management of patients with Alzheimer's disease and other dementias. Gerodontology 17：8-16, 2000.
10) Niessen LC, Jones JA, Zocchi M, Gurian B：Dental care for the patient with Alzheimer's disease. J Am Dent Assoc 110：207-209, 1985.
11) 枝広あや子：高齢者医療での歯科に関する Minimum Skils　認知症などをもつ要介護高齢者の口の管理のポイントを教えてください．Geriatr Med 53：1195-1198, 2015.
12) Fiske J, Griffiths J, Jamieson R, et al.：Guidelines for oral health care for long-stay patients and residents. Gerodontology 17：55-64, 2000.
13) Gitto CA, Moroni MJ, Terezhalmy GT, Sandu S：The patient with Alzheimer's disease. Quintessence Int 32：221-231, 2001.
14) National Health Service England：Dementia Friendly Dentistry Book-Dementia Toolkit：Advice and guidance for the primary dental care team. Healthwatch Wirral, England, 2016.（http://healthwatchwirral.co.uk/wp-content/uploads/2016/07/Dementia-Friendly-Dentistry-Book-May-SOV.pdf）
15) Working Towards Dementia Friendly Dental Practicehttp://www.oxforddeanery.nhs.uk/pdf/Dementia_Information_pack.pdf（2018 年 4 月 25 日アクセス）
16) Kayser-Jones J, Bird WF, Redford M, et al.：Strategies for conducting dental examinations among cognitively impaired nursing home residents. Spec Care Dentist 16：46-52, 1996.
17) Wisconsin healthy brain initiative. A tool kit for Building Dementia- Friendly Communities. Wisconsin department of health services, 2015. https://www.dhs.wisconsin.gov/publications/p01000.pdf（2018 年 4 月 25 日アクセス）
18) Gordon S：Argument in favour of providing dental care for the severely cognitively impaired patient. Gerodontics 4：170-171, 1988.
19) 平成 27 年度厚生労働省老人保健健康増進等事業「歯科医師，薬剤師，看護師および急性期病棟従事者等への認知症対応力向上研修教材開発に関する研究事業歯科医師分科会　編」．
20) Alzheimer's society united against dementia, Dental care and oral health. Factsheet448 LP, 2015. https://www.alzheimers.org.uk/download/downloads/id/2632/dental_care_and_oral_health.pdf（2018 年 4 月 25 日アクセス）
21) Batchelor P：Dementia-Friendly-dentistry Good Practice Guidelines. Faculty of General Dental Practice 2017.

エビデンスの強さ	B（中）：効果の推定に中等度の確信がある
文献による信頼度	B：支持する論文が 1 つ以上ある
CM による信頼度	B：ほぼ一致（最終的な VAS 平均値が 8.5 未満 7.5 以上）

表1 ■ FASTによる認知症重症度評価と関連した口腔のセルフケアおよび摂食嚥下機能と口腔病態管理の要点

重症度	FAST	既存のFASTの特徴	口腔のセルフケアと口腔機能	摂食・嚥下機能	口腔衛生と食の支援の要点
正常	1	認知機能低下は認められない	自立している	正常	特に支援なし
年齢相応	2	物の置き忘れを訴えるが、年相応の物忘れ程度	おおむね自立している	正常	料理の手順等への支援
境界状態	3	日常生活のなかで、これまでやってきた慣れた仕事(作業)は遂行できる。一方、熟練を要する複雑な仕事を遂行することが困難。新しい場所に出かけることが困難	一見自立しているが、セルフケアの精度は低下している	正常	新しい清掃用具等への支援
軽度	4	夕食に客を招く段取りをつけたり、家計を管理を果たす仕事でも支障をきたす。例えば、買い物で必要なものを必要な量だけ買うことができなかったり、誰かがいていないと買い物や家庭内での勘定を正しく払うことができない。入浴や更衣など家庭内の日常生活は概ね自立可能	口腔清掃のセルフケアが不十分になり、忘れてしまうこともある。誘導が必要。ガーグリング、リンシングは自立している	大きな問題はないが、咀嚼が不十分になりむせながらも食べている	清掃用具の支援に加え、口腔清掃行為の誘導や、日々の習慣化などに配慮する必要がある。誘導の受け入れは自尊心が障害となり困難な場合が多い
中等度	5	買い物を一人ですることはできない。明らかに約りぶつがとれといていない組合せで服を着たり、季節に合った洋服を自分で適切に選ぶことができないために、介助が必要となる。毎日の入浴を忘れることもあるが、入浴させるときにもなんとかなだめすかして説得することが必要なこともある。自動車の安全な運転が困難。感情障害が多く、睡眠障害がある	口腔清掃を一人で遂行することは困難。誘導や介助が必要だけれども、義歯の着脱をしてしまいことで紛失することがある。ガーグリングが困難になる	口腔の巧緻性の低下、咀嚼運動の協調性の低下、咀嚼力低下が起こりはじめる。目の前に食べ物があると食べてしまうことがある	口腔清掃行為の誘導に拒否が起こらないよう、本人のリズムに合わせる必要がある。義歯紛失に注意を要し、提供方法を工夫する
中等度	6a	寝巻の上に普段着を重ねて着てしまう。靴ひもが結べなかったり、左右間違えて靴を履いてしまうことがある	口腔清掃に介助が必要。リンシング困難だがリンシングは促せば自立している	食べ物の種類に合わせた食べ方が困難になり、機会誤嚥が生じる	食事中、咀嚼せずに丸呑みしたり頬張りすぎないように食具の大きさなどに配慮する
	6b	入浴時、お湯の温度・量を調節できなくなり、体もうまく洗えなくなる。浴槽に入ったり出たりすることもできんなくなり、風呂上がりに体を拭くことができない。風呂に入りたがらない、嫌がるという行動がみられることもある	歯ブラシの使用が困難になってくる。口腔清掃をしたがらない	嚥下の協調運動することがある。隣人の皿から食べることがある	口腔清掃を誘導し、介助があれば介助清掃する。介助の導入は配慮が必要。食事の提供の仕方や、食具に配慮する
	6c	トイレで用を済ませた後、水を流すのを忘れたり、試くのを忘れたりする。用便後に服を	口腔清掃をしたがらず、複雑な義歯の着脱、取り扱いが困難になってくる	口腔内での食塊の処理ができず、食形成が困難にできてくる。食形態によってはむせるようになる	食塊形態に配慮が必要。義歯脱着の支援が必要。口腔清掃の介助は本人のリズムに配慮して行う
	6d	尿失禁。適切な排泄行動が起こせないことがある	うがいの水を飲んでしまうことがある。口腔清掃の介助を嫌がる	食塊形態によっては飲み込めない。唇閉鎖機能が低下しはじめる	理解力低下に伴う口腔清掃介助拒否に配慮し、セルフケアも促しながら介助を行う
	6e	便失禁。攻撃的行為、焦燥などがある	口腔清掃の介助が必要。簡単な義歯の着脱も困難となる	舌運動機能低下すると。下運動の協調の不整合による誤嚥が認められる	口腔清掃はセルフケア後に介助する必要があるる。嚥下機能に合わせて食形態を変更する
やや高度	7a	言葉が最大限に限定され、完全な文章を話すことがしばしば困難となる	セルフケア困難。コップを渡してもリンシング困難で、しばしば水を飲んでしまう	口腔筋、特に舌の巧緻性の低下が著しい。嚥下介助に拒否がある場合もある	口腔清掃はすべて介入する必要がある
	7b	理解し得る言葉が6語程度に限定され、発語も限られた1つ程度の単語となる	リンシング不可	水分嚥下困難になる。嚥下反射の起こりにくく、弱い咳しか出せない	口腔感覚の惹起を目的に、食事前に口腔ケアを行う
	7c	歩行能力の喪失。歩行のバランスがとれない、拘縮がある	義歯使用困難になる。介助清掃時の水分でむせる	舌圧低下、嚥下時反射の遅延。嚥下時にむせ、誤嚥リスクが強く、肺炎リスクが高い	誤嚥に留意して、姿勢に配慮が必要。食事に介助が必要で、一口量、ペーシングに配慮する
	7d	着座能力の喪失、介助なしで座位を保てなくなる	口腔清掃時の水分や唾液を誤嚥しやすいため、介助が必要	唾液を誤嚥する。食塊が困難。嚥下困難でリクライニング位にする必要がある。食欲低下がある	介助口腔清掃時の水分は咽頭に侵入しないように試み取る。食事介助は疲労を避けて、補助的な保湿を検討する
高度	7e	笑う能力の喪失	セルフケア不可能。口腔乾燥があり、積極的な保湿の必要がある	口腔筋は弛緩しがちで、口腔乾燥し、さらに呼吸機能低下があるる。食欲低下がある	口腔機能の低下から口腔乾燥になりやすく、積極的な保湿する必要がある
	7f	無表情で寝たきり	口腔乾燥があり、積極的な保湿の必要がある	常に唾液の誤嚥がある	介助の口腔清掃が必要。積極的な保湿と疲労を避けるように行うことが必要

本間昭、臼井樹子、臼井絵美 症状 高齢社会と脳科学の進歩 臨床編 病期(ステージ)分類 日本臨牀 61(増9):125-128, 2003. より
Functional Assessment Staging(FAST). 枝広あや子、平野浩彦、ほか:認知症重度化にともなう口腔関連機能の変遷 – Functional Assessment Staging (FAST) を基準にした検討 - . 老年歯科医学 29:176-177, 2014.

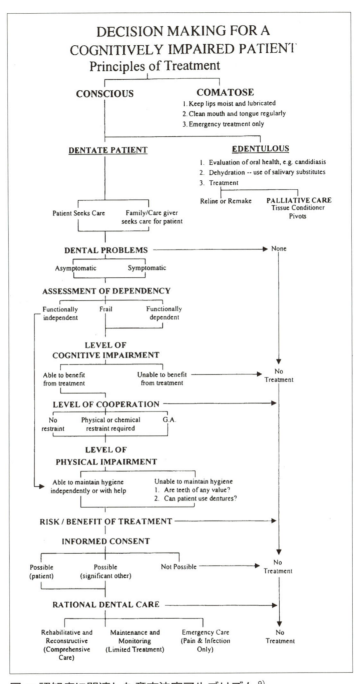

図 ■ 認知症に関連した意志決定アルゴリズム[9]

健常	MCI	軽度	中等度	重度	終末期

CQ 5-6

受診歯科患者の認知機能の低下が疑われた場合，あるいは認知症と診断されている場合，本人と家族への歯科治療方針・予防管理方針の説明と同意はどのようにしたらよいのか

推奨文

歯科治療方針・予防管理方針の説明とその同意を得るには，本人と家族の心理的・社会的状況に十分配慮し，理解しやすいように工夫した説明を行ったうえで，書面に記録を残すことが必要である．その際には信頼関係の維持と治療の継続性に留意する．

解説文

背景

認知症患者および認知症と診断される前の認知機能低下が疑われる高齢者では，特に治療方針の説明の理解が不十分，あるいは説明内容の忘却による食い違いが生じることがある．また認知症発症後にも認知症の進行によって，①本人のニーズや希望を表現し，希望を説明すること，②痛みなどの症状を理解し説明すること，③意思決定の一部を担うこと，④説明を理解し同意すること，⑤治療負担に耐えること，⑥日常のセルフケアを適切に実施すること，⑦口腔健康管理を行う必要性を理解することが困難になる[1]．本人への説明に加え，説明の理解を支援できるように家族や主たる介護者にも十分な説明平易で理解しやすいように工夫して行う必要がある．

解説

■1）話し合いにおける配慮

認知症患者とのコミュニケーションが困難である際に，家族や介護者にも意思決定に関与してもらうことが非常に重要である．ただし，認知症患者本人との意思疎通が難しい場合，家族の意向に比重を置きすぎるきらいがあるので注意が必要である．多職種が関与するケースでは，特に治療計画の内容が侵襲的であったり不可逆的であるならば，歯科受療の意思決定のために多職種会議によって患者本人の利益について検討することが必要である[2]．歯科診療計画を提案するに当たり，認知症患者の希望を本人から可及的に引き出し，また同時に当人をよく知る家族等の希望や生活の状況，社会的状況を含め情報を収集したうえで，歯科専門職としての見解を含め理解しやすいように工夫をして説明することが望まれる[3]．診療計画の決定に当たり治療方針や診療費用等の相談は，家族や主たる介護者の同席が望ましく，書面で残すことが必要である[3]．

認知症患者と家族にとって，口腔に関する諸問題は生活の一部である．そのため歯科

専門職は認知症患者本人と家族の生活を支援する視点が欠かせない．歯科治療計画に関する話し合いのなかでも家族，介護者の労をねぎらいつつ，生活のなかでの認知症患者の症状の変化やセルフケアの様子，介護ニーズと家族が協力出来得る範囲の状況確認を行う．そのなかで出てきた家族の不安などは傾聴する姿勢で接する[4]．認知症患者本人による口腔の保清が困難な場合は，主たる介護者に口腔内の状況と効果的な口腔衛生管理の方法について，本人の口腔内を示しながらケアの実演をするなど十分な説明を行う[5]．専門用語は使わず，明確にわかりやすい説明内容を書面にして渡し，質問がないか確かめることが推奨される[5]．病状・家族の社会的状況により，通院負担が大きいようであれば，通院回数が少ない治療計画あるいは訪問診療を，さらにはホームケアの状況に配慮した予防管理方針を提案するなど，介護者の負担を軽減する方法を検討し，認知症患者と家族の生活の継続性に配慮した柔軟な提案を行うことが推奨される[3,6]．

■2）認知機能低下と関連した行動・心理症状への配慮

認知機能低下が生じ，日常で生じた出来事を忘れてしまうことが時折生じるような時期（軽度認知障害や軽度認知症）では，周囲の些細な言動が，興奮や徘徊などの認知症の行動・心理症状（behavioral and psychological symptoms of dementia：BPSD）を引き起こすことがある．日常の不具合を自覚することによる不安，思い通りに想起できない不快感，物事が思うように運ばないこと，あるいは健忘やミスを指摘されることによる焦燥や苛立ち，混乱，周囲が自分の言い分を軽んじているように感じたことによる被害的感情が，BPSD の引き金になると指摘されている[5]．本人にとっての日常の不具合の訴えが，周囲にとってはつじつまの合わない言動と受けとられる事象もしばしば生じる．認知機能の低下による感情的な BPSD に対しては，ミスを指摘して注意することは避け，穏やかに，かつ共感的に積極的傾聴に努めることが効果的である[7]．また認知機能の変化を把握するために，主治医や家族との連絡を通じて病歴の聴取や薬剤の処方および服用の情報収集を頻繁に行うことが必要である．記憶や見当識が曖昧で，今後の混乱が予想されるならば，家族や主たる介護者と綿密に連絡し情報を共有することが重要である[2]．歯科専門職は，家族や主たる介護者から生活場面での症状を聴取し，BPSD を生じさせないような工夫を行うことが円滑なコミュニケーションに効果的である[8]．

■3）治療開始後のコミュニケーションの配慮

重度認知症患者が，治療内容の詳しい説明について理解困難であろうと考えられるときでも，「平易な言葉」で「何をされるのか」「なぜするのか」を，毎回本人に説明することは非常に重要で，意思決定のプロセスの一端に本人が参加してもらうことが重要である[2]．家族などの代諾者だけでなく，認知症患者本人に対しても選択肢の提示と自己決定のプロセスをとり，インフォームドアセントを得る．必要であれば，同じ説明であっても誠意をもって繰り返し伝え，図や模型を交え，ポイントは紙に書くなど，本人の理解力に合わせた説明方法を探り実施する[5]．

また認知症患者本人の思うところについて，本人が言葉で表現できなくても，表情や振る舞い，反応を見て，歯科専門職が推察できる可能性もある[2]．外来診療では，待合

室での態度，会話のやりとりの様子を観察し，不安を感じないような配慮のある対応を行い，本人の意思決定に対し，焦らせないように余裕をもって接することが大切である[9]．治療説明の場面では，認知症が進行すると，選択肢を多く提示することで混乱をきたすため，「はい・いいえ」で回答できるように表現し，文字・絵のボードなどのコミュニケーション支援ツールを使うことも有効である[2]．

　歯科治療では，開口の保持など患者の協力が必要な場面があるが，認知症が進行すると，口頭で指示されても混乱して，すぐには適切な行動が開始できないことがある[5]．認知症患者の受療に関わる実行機能をうまく引き出すための戦略として，もし行動の開始が困難な場合は，「本人と一緒にデモンストレーションをして何をするかを模倣してもらうこと」，混乱させないように「静かな環境で」「次の行動に移る前に，前の話題をいったん終わらせること」「何かをしている最中に，別の話題で質問しないこと」「短くシンプルな指示で」「比喩表現や概念の使用は避け，できるだけ具体的で実際的な例を使うこと」「行動や動作を小さなステップに分けて指示すること」「禁止表現ではなくポジティブな表現で」が勧められる[9]．また鏡像理解が困難になる段階では，鏡を見せて行う口腔衛生指導は混乱をきたすため，実際に自身の歯や歯肉を触ってみるなどの指導が有効である．そのような段階では周囲に鏡があることは混乱の原因になることから，鏡は隠すか収納することが勧められている[5, 10]．

検索式

● **PubMed**　("dementia" [MeSH Terms] OR "dementia" [All Fields]) AND ("dental care" [MeSH Terms] OR ("dental" [All Fields] AND "care" [All Fields]) OR "dental care" [All Fields] OR ("dental" [All Fields] AND "treatment" [All Fields]) OR "dental treatment" [All Fields]) AND plan [All Fields] AND ("informed consent" [MeSH Terms] OR ("informed" [All Fields] AND "consent" [All Fields]) OR "informed consent" [All Fields])；1 hit
("dementia" [MeSH Terms] OR "dementia" [All Fields]) AND ("dental health services" [MeSH Terms] OR ("dental" [All Fields] AND "health" [All Fields] AND "services" [All Fields]) OR "dental health services" [All Fields] OR "dental" [All Fields]) AND ("informed consent" [MeSH Terms] OR ("informed" [All Fields] AND "consent" [All Fields]) OR "informed consent" [All Fields])；7 hits

● **医中誌**　（認知症高齢者 /AL）and（（歯科医療 /TH or 歯科治療 /AL））and（（インフォームドコンセント /TH or インフォームドコンセント /AL））；4 編

● **ハンドサーチ** 10 件

（検索日：2018 年 3 月 7 日）

参考文献

1) Gordon S：Argument in favour of providing dental care for the severely cognitively impaired patient. Gerodontics 4：170-171，1988.

2) Fiske J, Frenkel H, Griffiths J, et al.：Guidelines for the development of local standards of oral health care for people with dementia. Gerodontology 23 Suppl 1：5-32，2006.

3) 平成 27 年度厚生労働省老人保健健康増進等事業「歯科医師，薬剤師，看護師および急性期病棟従事者等への認知症対応力向上研修教材開発に関する研究事業歯科医師分科会　編」．

4) Batchelor P：Dementia-Friendly Dentistry：Good Practice Guidelines. Faculty of General Dental Practice，2017.

5) National Health Service England：Dementia Friendly Dentistry Book Dementia Toolkit：Ad-

vice and guidance for the primary dental care team. Healthwatch Wirral, 2016.（http://healthwatchwirral.co.uk/wp-content/uploads/2016/07/Dementia-Friendly-Dentistry-Book-May-SOV.pdf）（2018 年 4 月 25 日アクセス）

6) Little JW：Dental management of patients with Alzheimer's disease. Gen Dent 53：289-296, 2005.

7) Sturm VE, Yokoyama JS, Seeley WW, et al.：Heightened emotional contagion in mild cognitive impairment and Alzheimer's disease is associated with temporal lobe degeneration. Proc Natl Acad Sci USA：110：9944-9949, 2013.

8) Wisconsin healthy brain initiative：A tool kit for Building Dementia-Friendly Communities. Wisconsin department of health services, 2015. https://www.dhs.wisconsin.gov/publications/p01000.pdf（2018 年 4 月 25 日アクセス）

9) Hodges JR, Gregory C, McKinnon C, et al.: Younger onset dementia : a practical guide. https://www.dementia.org.au/files/NATIONAL/documents/Quality-Dementia-Care-5_Younger-onset-dementia_A-practical-guide.pdf（2018 年 4 月 25 日アクセス）

10) Department of health：Health Building Note 08-02 Dementia-friendly Health and Social Care Environments, London UK, 2015. https://www.gov.uk/government/uploads/system/uploads/attachment_data/file/416780/HBN_08-02.pdf（2018 年 4 月 25 日アクセス）

エビデンスの強さ　B（中）：効果の推定に中等度の確信がある
文献による信頼度　B：支持する論文が 1 つ以上ある
CM による信頼度　B：ほぼ一致（最終的な VAS 平均値が 8.5 未満 7.5 以上）

健常	MCI	軽度	中等度	重度	終末期

CQ 5-7

受診歯科患者の認知機能の低下が疑われた場合，医科・介護関係者との連携は歯科治療・定期的な歯科管理に有効か

推奨文

多職種との連携は，歯科治療および定期的な歯科管理に有効である．

解説文

背景

新オレンジプランでは，地域包括ケアの第一歩として“見守り”が重要視されている．かかりつけの歯科医院は長期にわたり患者と向き合うなかで，認知症の徴候に気づくことのできる地域資源の 1 つとして果たす役割は大きい．

何らかの徴候があった場合に，認知症の診断にかかわらず，支援の流れにつなげることができれば，見守りの目も増え（地域包括支援センターなど），医科の受診を促し，介護保険制度の利用につなげることで，本人そして家族の生活のサポートとなり得る．

解説

歯科関係者は口腔管理によって，地域住民の歯の喪失・口腔機能低下予防のサポートを行うとともに，管理栄養士等と積極的に連携することが求められる [1]．咀嚼・嚥下能力に応じた食形態・水分量など，口腔状態に合った過不足のない栄養の摂取を調整してもらうことで，認知機能の低下や認知症の発症の予防および進行の遅延に寄与することが示唆される [2,3]．このほか，認知機能に応じた食事介助や食事時の姿勢，ペース，一口量の工夫について，医師，薬剤師，看護師，言語聴覚士，理学療法士，作業療法士，介護福祉士，社会福祉士など多職種との協力も必要となる．また，嚥下機能，口腔乾燥，食欲等は服薬との関連もあることから [4]，医師，薬剤師，看護師，介護支援専門員等との連携をいっそう図ることが必要である．

家族や本人が認知症かもしれないと不安を抱えていても，どこに相談してよいかわからない場合も多いため，歯科医師が専門職へつなぐ意義は大きい．近くの地域包括支援センターや認知症サポート医等の情報を得ておき，日頃からの連携体制を整えておく．また，連携をとる場合には，医師の専門性を尊重することが重要である．特に，生活支援に関しては地域包括支援センターが窓口となる．医科への受診が勧めにくい場合にも，介護保険を申請することで介護認定審査前の段階から生活の困難についてのアセスメントが行われ，“見守る職種を増やす”ことができる．定期的に見守る機会が増えることで結果的に医科受診の機会も増える．

検索式

● **PubMed**

((("dementia" [MeSH Terms] OR "dementia" [All Fields]) OR "alzheimer disease" [All Fields] OR "cognitive dysfunction" [All Fields]) AND ("coordination" [All Fields] OR "cooperation" [All Fields] OR "team care" [All Fields]) AND ("medical doctor" [All Fields] OR "care giver" [All Fields]) AND ("dental care" [All Fields] OR "dental treatment" [All Fields])：0 hit

● **医中誌**

((認知症 /TH or 認知症 /AL) or (認知機能低下 /TH or 認知機能低下 /AL)) and (歯科学 /TH or 歯科 /AL) and ((専門職間人間関係 /TH or 連携 /AL) or (チーム医療 /TH or 連携 /AL) or (多機関医療協力システム /TH or 連携 /AL) or (地域社会ネットワーク /TH or 連携 /AL) or (多部門連携 /TH or 連携 /AL)) and (歯科医療 /TH or 歯科治療 /AL) and 定期管理 /AL：0 編
※ 本テーマについては新オレンジプランにより対策が立てられているため，ハンドサーチにより新オレンジプランおよび関連文献を検索した．

● **ハンドサーチ 4 件**

(検索日：2018 年 2 月 3 日)

参考文献

1) 厚生労働省：新オレンジプラン. 2015. http://www.mhlw.go.jp/file/06-Seisakujouhou-12300000-Roukenkyoku/nop1-2_3.pdf
2) Horie NC, Serrao VT, Simon SS, et al.：Cognitive effects of intentional weight loss in elderly obese individuals with mild cognitive impairment. J Clin Endocrinol Metab 101：1104-1112, 2016.
3) Ogata S, Tanaka H, Omura K, et al.：Association between intake of dairy products and short-term memory with and without adjustment for genetic and family environmental factors：A twin study. Clin Nutr 35：507-513, 2016.
4) Ichikawa K, Sakuma S, Yoshihara A, et al.：Relationships between the amount of saliva and medications in elderly individuals. Gerodontology 28：116-120, 2011.

エビデンスの強さ	B（中）：効果の推定に中等度の確信がある
文献による信頼度	A：支持する論文が複数あり，ほぼ一致している．信頼性の高い論文がある
CMによる信頼度	B：ほぼ一致（最終的な VAS 平均値が 8.5 未満 7.5 以上）

| 健常 | MCI | 軽度 | 中等度 | 重度 | 終末期 |

CQ 5-8 歯科医療スタッフ（受付，歯科助手，歯科衛生士，歯科医師）の連携は，認知症患者の歯科治療および予防管理の質を高めるか

推奨文

歯科医師と歯科衛生士，受付などスタッフ間の認知症に関わる知識や対応方法を含めた連携は，歯科受診の継続性を高め，長期的な治療計画の遂行に効果的であり，認知症患者の QOL を高める．

解説文

背景

認知症の進行により，中核症状や環境要因から周囲の人とのコミュニケーションは困難になり，また，環境要因により混乱しやすく不安，苛立ちなど認知症の行動・心理症状（behavioral and psychological symptoms of dementia：BPSD）を生じやすくなる．認知症患者にとって歯科医院等の医療機関は，日常の生活空間とは異なる特別な空間のため圧倒され混乱してしまい，医療職の指示を理解できずしばしば非協力となり得る[1]．また口腔内の痛みなど身体症状が生じているときでは，よりいっそう混乱し興奮しやすくなる．認知症患者に落ち着いていただき適切な医療を効果的に実施するためには，治療に関わるスタッフすべてが認知症に関する正しい知識をもち，適切な連携と対応方法を習得しておくことが望ましい[2]．

解説

認知症の診断の有無にかかわらず，認知機能が低下した患者にとって緊張が強いられる医療機関においては混乱による行き違いが生じやすい．歯科医療専門職チームとして歯科医師だけでなく歯科衛生士や受付職員も含めて認知症に対する教育プログラムを受け，院内の対応方法マニュアル等を整備することが推奨されている[3-4]．

■ 1）早期の気づきと連携

わが国での認知症施策推進総合戦略新オレンジプランにおいては，早期診断早期対応が戦略の柱の 1 つになっている[5]．例えば歯科医院のスタッフが患者の認知症の徴候に気づくことができたときに，地域の関連機関と連携を取れれば早期での専門医受診につなげることができる．歯科医院としては，認知症症状が軽度の時期から適切な対応方法の情報提供を受けることも可能になるなど連携のメリットは大きく，予知的な治療計画立案も可能になる[6]．早期の気づきの具体例として，「予約を忘れて別の日に来院する」「健康保険証・診察券・お釣りを受け取っていないという」「小銭の取り扱いの困難」「義歯を忘れて来院する」「口腔清掃状態が悪化した（習慣的行為への興味のうす

れ）」等の様子は，認知機能の低下に留意して対応するための観察の要点となる[3]．それら徴候の記録は主治医や地域包括支援センターとの連携に役立てることができるため，徴候がみられた際は，生じた出来事について，いつ，どこで，何が起こったのかを記録しておくことが重要である．歯科医院においてスタッフ内でミーティングの際に出来事を共有することで，次回受診の際の接遇や，家族からの追加情報の聴取にも役立てることができる[4]．こうした観察を通して，認知機能が低下した患者の日常生活を支援するという姿勢で診療を行うことが重要である．

■ 2）治療の継続のための連携

認知症患者の歯科受診に関わる能力や口腔健康状態に関わる要因として，以下が指摘されている[6]．

- 患者の認知症の重症度，身体障害の状態
- 患者の口腔健康管理に対する認識の欠如
- 患者のそれまでの口腔健康管理歴と歯科受診歴
- 患者が介助者や歯科関係者から口腔衛生管理を受ける能力
- 患者の服用している口腔内に副作用のある薬物（特に口腔乾燥）
- 患者のモチベーションと習慣
- 患者の口腔健康管理に同意する能力
- 介護職や介助者のもつ口腔の健康に関する知識と態度
- 歯科医療にアクセスする方法に関する情報の不足
- 歯科チームの気づき・老化・認知症に対する知識・態度
- 歯科専門職の認知症の人のための口腔健康管理や戦略的な長期的処置計画に関するトレーニング不足と理解不足
- 適切なケアを提供することを困難となる歯科の人材不足（意欲または能力の不足）
- 口腔健康管理の提供場所（歯科医療機関，自宅など）

認知症患者にとって，生涯を通じて口腔健康管理を行うことが重要であることはいうまでもないが，上記のように継続的な口腔健康管理を困難にする要因として歯科医療専門職チームの知識やトレーニングが不足していることがある．そのため歯科スタッフ全員が認知症に関する教育の機会をもつことが推奨されている[1, 2, 4, 6]．歯科医療専門職チームとして，認知症患者個々に対応したコミュニケーションを行うために，歯科医師と歯科衛生士の協働の重要性も強調されている[7]．家族や主たる介護者に，認知症患者本人が落ち着くための方法を聴取し，診療に活かすことも効果的である[1]．一般的な認知症患者に対するコミュニケーションのための戦略として「より非言語的な方法（ジェスチャーと視覚素材）でコミュニケーションを強化する」「主治医等専門職によるアセスメントと効果的なコミュニケーション方法の指導をしてもらう」ことが勧められる[1]．そのうえで認知症患者の尊厳に配慮し，コミュニケーションをとるときにほかの情報で混乱させないように「まっすぐ前に立ち，目線を合わせる（後ろから話しかけない）」「驚かせるようなことをしない」「多めに時間をとり，ゆっくりと優しい口調で話し，より辛抱強くコミュニケーションを取ろうとする」「すぐには手伝わず，本人が理

解するまで待つ」「簡単に答えられる形式で質問するようにし，1度に1つだけの質問にする」「理解を助けるために，メッセージを根気よく繰り返す」「認知症の人の言葉を理解しようとし，受け止める」「微笑んで，ユーモアも交える」「禁止ではなくポジティブでお願いをするような表現を使う」「他の支援者ともコミュニケーションの困難の状態を共有する」「会話や電話などの聴覚情報だけでなく，文字や絵，メールによる視覚情報を用いる（理解するための時間を延長させる）」などの具体的な方法が提示されている[2, 8]．非日常的空間である歯科医療機関において，認知症患者に落ち着いて受療してもらうには，顔馴染みの歯科医療専門職が馴染みの方法で実施することや[4]，家族とアイコンタクトを取り，手を握るなどしていてもらう[1]，気が散ったり不安を感じるものは片づけ，静かで落ち着くような環境設定をする[2]など，本人のペースに合わせた方法を工夫する必要がある．このように治療行為を行う一方で，注意して認知症患者の様子を観察するには，スタッフ同士が情報共有し共通の目的をもち，医院全体で取り組む必要がある．

■3）生活の継続を支援する連携

口腔清掃のセルフケアが困難になっていく認知症患者の生活において，歯科の専門知識をもたない家族や主たる介護者による口腔衛生管理は不十分になることが少なくない．認知症がどのような重症度であっても，常に口腔疾患の予防は重要であり，また重篤な急性症状が生じる前に早期の歯科治療が重要である[6]．口腔疾患による疼痛や感染症，低栄養リスク等を予防するためにいくつかの対応方法が提案されている．具体的には「定期的に歯科受診できるように予約をする」「予約の前に連絡をする」「介護者に対してのアドバイスとして，認知症の人に対しては，歯の磨き方について"短く""単純な"指示をすること，もしさらに支援が必要であれば行動を実演して見せて本人に模倣してもらうことを情報提供する」などである[8]．また認知症の進行に伴い在宅生活や入院，入所などの社会的イベントが生じるため，その際の再アセスメントや歯科における口腔管理方針の変更等も状況に応じ柔軟に対応できるように家族や介護者からの情報提供を受け，歯科医療専門職チーム内で共有する必要がある[2]．これらの情報収集では院外の関係機関との密な連携も重要であり，そのためには歯科医師のみならず，歯科医院のスタッフ全員も常に連携と情報共有の視点をもつことが重要である．

検索式 ···

● PubMed

("dementia"［MeSH Terms］OR "dementia"［All Fields］）AND（"dental clinics"［MeSH Terms］OR（"dental"［All Fields］AND "clinics"［All Fields］）OR "dental clinics"［All Fields］OR（"dental"［All Fields］AND "clinic"［All Fields］）OR "dental clinic"［All Fields］）AND（"dental assistants"［MeSH Terms］OR（"dental"［All Fields］AND "assistants"［All Fields］）OR "dental assistants"［All Fields］OR（"dental"［All Fields］AND "nurse"［All Fields］）OR "dental nurse"［All Fields］）：1 hit

("dementia"［MeSH Terms］OR "dementia"［All Fields］）AND（"dental assistants"［MeSH Terms］OR（"dental"［All Fields］AND "assistants"［All Fields］）OR "dental assistants"［All Fields］OR（"dental"［All Fields］AND "nurse"［All Fields］）OR "dental nurse"［All Fields］）AND associate［All Fields］：1 hit

● 医中誌　（認知症高齢者 /AL）and（（歯科診療所 /TH or 歯科医院 /AL））and（（チーム医療 /TH or 連携 /AL））　0編

● ハンドサーチ 8 件

（検索日：2018 年 3 月 7 日）

参考文献

1) Wisconsin Healthy Brain Initiative：A Toolkit for Building Dementia-Friendly Communities. Wisconsin Department Of Health services, 2015. https://www.dhs.wisconsin.gov/publications/p01000.pdf（2018 年 4 月 25 日アクセス）

2) National Health Service England：Dementia Friendly Dentistry Book Dementia Toolkit：Advice and guidance for the primary dental care team. Healthwatch Wirral 2016. http://healthwatchwirral.co.uk/wp-content/uploads/2016/07/Dementia-Friendly-Dentistry-Book-May-SOV.pdf（2018 年 4 月 25 日アクセス）

3) 平成 27 年度厚生労働省老人保健健康増進等事業「歯科医師，薬剤師，看護師および急性期病棟従事者等への認知症対応力向上研修教材開発に関する研究事業歯科医師分科会　編」.

4) Working Towards Dementia Friendly Dental Practice. http://www.oxforddeanery.nhs.uk/pdf/Dementia_Information_pack.pdf（2018 年 4 月 25 日アクセス）

5) 厚生労働省：新オレンジプラン. 2015. http://www.mhlw.go.jp/file/06-Seisakujouhou-12300000-Roukenkyoku/nop1-2_3.pdf（2018 年 4 月 25 日アクセス）

6) Fiske J, Frenkel H, Griffiths J, et al.：Guidelines for the development of local standards of oral health care for people with dementia. Gerodontology 23（Suppl 1）：5-32, 2006.

7) Kayser-Jones J, Bird WF, Redford M, et al.：Strategies for conducting dental examinations among cognitively impaired nursing home residents. Spec Care Dentist 16：46-52, 1996.

8) Hodges JR, Gregory C, McKinnon C, et al.：Younger onset dementia：a practical guide. https://www.dementia.org.au/files/NATIONAL/documents/Quality-Dementia-Care-5_Younger-onset-dementia_A-practical-guide.pdf（2018 年 4 月 25 日アクセス可能）

エビデンスの強さ	B（中）：効果の推定に中等度の確信がある
文献による信頼度	B：支持する論文が 1 つ以上ある
CMによる信頼度	B：ほぼ一致（最終的な VAS 平均値が 8.5 未満 7.5 以上）

見逃してはいけない気づき（症状）を教えてください

東京都健康長寿医療センター研究所　本橋佳子

症状の変化の確認

いままで同じ歯科医院にかかりつけとして受診していた高齢患者では，「性格の変化」が認知症の初期のサインとしてとらえやすい．

①他人の表情を読み取り状況の変化を認識する能力（社会的認知）が低下し，状況に適した社会的行動をとれず自己主張が強いように見える，②他罰的な表現が増え，他人の失敗が別の何かのせいであると考える，③感情をコントロールできなくなり（情動調節障害），急に泣いたり怒ったりする，など，診療中や受付での様子について，いままでの印象と違うときには注意が必要である．

ほかにも，「忘れ物が多くなる」，「いつも物を探している」などの物忘れ，見当識が失われることによって，「予約時間を間違える」，「季節感覚を失ってちぐはぐな服装をしてくる」こともある．それまでは服装の乱れのなかった患者が，「しわや汚れのついた服装で来院する」，「洋服が整っていない（ボタンの掛け違い，前後・裏表反対など）」などの整容の不十分さが目立つ，また以前より「口腔清掃状態が不良になった」，などもスタッフが気付くことができる認知機能の低下のサインである．

歯科診療においては，明らかな器質的障害がなく，表現のまとまらない口腔の不調を繰り返し訴えるなど，口腔内の不定愁訴と考えられる訴えがみられるケースもある．日常生活の困難が増え，社会的認知の変化による不安を訴える表現の一つとして，身体の不調を訴えることはまれではない．

これらの徴候があるときは認知症の疑いもあることを認識し，スタッフ間で気づきを共有し，疑わしい場合はかかりつけ医や専門医，地域包括支援センター等との連携を心がけたい．

● 参考文献
1) 日本神経学会監修：認知症疾患診療ガイドライン2017．医学書院，2017．
2) 歯科医師，薬剤師，看護師および急性期病棟従事者等への認知症対応力向上研修教材開発に関する研究事業　歯科医師分科会編：歯科医師認知症対応力向上研修テキスト；平成28年．

認知症患者の生活を知る介護者に確認するべき事項は何ですか

北海道医療大学看護福祉学部　山田律子

安全な治療のために

　抜歯などの観血的治療に際しては，出血傾向に注意を要する．認知症により本人が内服薬を把握できていないことが多いため，介護者から，「抗凝固薬」や「抗血小板薬」などの服薬情報をはじめ，金属アレルギーなど，歯科治療によって影響を受ける可能性がある現病歴や既往歴，治療状況についての情報を事前に得ておく必要がある．

　B型肝炎などの感染症は唾液や血液を介して感染し，特に眼からの医療者の感染は針刺し事故に匹敵するとの報告もある．口腔粘膜治療を行う歯科は唾液や血液に曝露する割合も高いことから，介護者の理解を得たうえで「感染症に関する情報」を得るとともに，手袋やゴーグルなどの着用による感染予防対策が必要である．

認知症高齢者が安心して治療を受けられるために

　ペンフィールドの大脳マップに見られるように，体性感覚野における口腔領域が占める割合は多い．このことは，口腔領域がほかの身体部位に比べて敏感であることを示している．認知症が重度になっても感覚機能は保たれる一方で，認知機能障害による状況が把握できない不安やストレスから，痛みや音などを伴う歯科治療自体が苦痛となりやすい．それだけに，本人が歯科治療を受けることを納得していないと，開口や診療自体を拒むことにもなる．

　事前に介護者から，歯科治療の経験や受診に対する本人の思いに加えて，難聴の有無や聞こえの左右差などのコミュニケーションに必要な情報を得ておく．そのうえで，まずは診療前に治療者がマスクを外し笑顔で挨拶することで本人が安心できる人間関係を構築するとともに，歯科治療を受ける心構えをもてるように本人に説明する．また，心のよりどころになる介護者が治療中に付き添うことで本人が安心できたり，本人に伝わる言葉を選び，視覚的に工夫しながら治療中もこまめに声かけや説明を行うことで円滑な治療が可能となる場合もある．そのほか，介護者から本人が好きなクラシック音楽などのリラックスできる情報を得ておくこともよい．苦痛を伴いやすい歯科治療だけに，本人が安心して治療を受けられる環境に配慮する必要がある．

認知症高齢者の口腔環境の維持に向けて

　軽度認知症ではADLが保たれているため，口腔管理が困難になっていることが見逃されやすい．本人も「できている」と思っているため，介護者も関われていないことがあり，う蝕や歯周病が悪化していることがある．この背景に口腔乾燥による影響があり，薬の有害事象による増悪もある．このため，介護者から内服薬や口臭が気になるかなどの情報を得ながら，早期発見・治療と口腔環境の維持のために，介護者の協力を得る必要がある．

　認知症が進行すると本人が苦痛を訴えることが難しくなるために，う蝕や歯周病，義歯不適合などの確認が遅れて重症化している場合がある．周囲の者が日頃から口腔内観察を行い，食事摂取量の減少，口腔内の異常，義歯不適合などを示すサインに気づくことができ，早期発見・治療につなげられるように，介護者と事前に話し合っておくことが大切である．

留意すべき内服薬を教えてください

東京都健康長寿医療センター研究所　本橋佳子，渡邊　裕

薬剤副作用による認知機能の変化

高齢患者において認知機能障害が疑われるときに，まずは薬の有害事象が関わっている可能性を考慮する必要がある．生理的予備能力の低下や複数疾患の合併と多剤服用などによって，高齢者においては薬の影響は大きくなる．

臨床的には，1）注意力低下が目立つ，2）薬物使用と時間的に関連が疑われる認知機能障害の経時的変化がみられる，3）せん妄に類似した症状を呈する場合がある，4）薬物中止により認知機能障害が改善する，5）薬物の過剰投与により認知機能障害が悪化する，などが気づきのポイントとして挙げられている[1]．

認知機能低下を理由とした「特に慎重な投与を有する薬剤リスト」，薬剤により認知機能低下を引き起こしやすい薬剤リストは高齢者の安全な薬物療法ガイドライン2015（**表1**）[2]で確認することができる．薬剤による影響が疑われるときには，処方されている薬剤を確認し，医科主治医と連携して対応することが大切である．

服薬状況と有害事象

認知症の診断がなされている場合にも，処方されている薬剤については内服薬の確認のみならず十分な情報の収集が必要である．認知症高齢者においては，服薬管理能力や服薬アドヒアランスの低下が生じやすく，服薬時の注意が順守できないことが多いため，健康成人で

表1　認知機能低下を理由とした「特に慎重な投与を要する薬物のリスト」の代表的薬剤

薬剤 （クラスまたは一般名）	主な副作用・理由	エビデンスの質と推奨度
抗精神病薬	錐体外路症状，過鎮静，**認知機能低下**，脳血管障害と死亡率の上昇 非定型抗精神病薬には血糖値上昇のリスク	エビデンスの質；中 推奨度；強
ベンゾジアゼピン系 睡眠薬・抗不安薬	過鎮静，**認知機能低下**，せん妄，転倒・骨折，運動機能低下	エビデンスの質；高 推奨度；強
三環系抗うつ薬	**認知機能低下**，便秘，口腔乾燥，誤嚥性肺炎，排尿症状悪化，尿閉	エビデンスの質；高 推奨度；強
パーキンソン病治療薬 （抗コリン薬）	**認知機能低下**，せん妄，過鎮静，便秘，口腔乾燥，排尿症状悪化，尿閉	エビデンスの質；中 推奨度；強
オキシブチニン（経口）	尿閉，**認知機能低下**，せん妄，口腔乾燥，便秘	エビデンスの質；高 推奨度；強
H1受容体拮抗薬 （第一世代）	**認知機能低下**，せん妄，口腔乾燥，便秘	エビデンスの質；中 推奨度；強
H2受容体拮抗薬	**認知機能低下**，せん妄	エビデンスの質；中 推奨度；強

（高齢者の安全な薬物療法ガイドライン2015[2] より）

は第一選択が内服薬の場合でも注射薬が選択されることがある（CQ8-2 参照）.

　また摂食嚥下機能の低下などにより薬剤が口腔や咽頭，食道に残留し潰瘍や粘膜炎等が生じた場合，意思疎通困難な認知症高齢者では，重症化するまで発見されないことも多い．粘膜為害性の高い薬剤（ビスホスホネート製剤，鉄剤など）を処方されている認知症高齢者に関しては，処方医へ口腔の状態，摂食嚥下機能のアセスメント結果等の情報提供を行うことも大切である（CQ10-6 参照）.

● 参考文献
1) 篠原もえ子, 山田正仁：薬剤による認知機能障害. Brain Nerve；64：1405-1410, 2012.
2) 日本老年医学会, 日本医療研究開発機構研究費・高齢者の薬物治療の安全性に関する研究　研究班：高齢者の安全な薬物療法ガイドライン 2015. 40, 52-53.
https://www.jpn-geriat-soc.or.jp/info/topics/pdf/20170808_01.pdf

| 健常 | MCI | 軽度 | 中等度 | 重度 | 終末期 |

CQ 6-1
口腔衛生管理を拒否する認知症患者には どのような対応が必要か

推奨文

認知症に伴って現れる認知症の行動・心理症状（behavioral and psychological symptoms of dementia：BPSD）による口腔衛生管理に対する拒否は，認知症が軽度の段階からみられる．環境調整やコミュニケーションの工夫など，本人の不安や恐怖心を取り除く対応が必要である．

解説文

背景

認知症患者においては，発音障害や嚥下障害，ジスキネジアといった口腔機能の低下や全身疾患に起因する口腔乾燥により，う蝕や歯周疾患の進行も含め，口腔環境が悪化する傾向がみられる．また，本人による口腔衛生に関する管理能力が低下することから，特に中等度以降では，専門職や介護者による口腔衛生管理への依存度が高くなる．一方で，BPSD による口腔衛生管理に対する拒否は認知症が軽度の段階からみられ，ケア提供者の心理的負担や介護負担感につながるおそれがある[1]．

解説

口腔衛生管理に対する拒否行動は，口腔というデリケートな部位への介入という，本人にとってネガティブな刺激に対する防衛反応として現れ，環境のストレスや満たされないニーズに起因する行動であるとされている[2]．自身の口腔状況を把握できず，口腔環境を整えようとする意志が薄れている場合，口腔衛生管理の必要性や口腔衛生管理自体を理解できないことも考えられる[3]．口腔衛生管理に対する拒否への対応に関する報告は少なく，そのほとんどを症例報告や対象者数が少なく対照群のない介入研究が占めており，エビデンスレベルも低い．しかしながら，今回抽出できた論文では，口腔ケアおよび口腔衛生管理の提供者の関わりが拒否行動に影響する可能性を示していた．

Jablonski らは，施設入所の中等度から重度のアルツハイマー型認知症（Alzheimer's disease）患者で口腔衛生管理に拒否を示していた 7 名に対して，1 日 2 回の介護職員による介入を 14 日間実施した[4]．以下の 15 項目を，口腔衛生管理に対する拒否を減弱させる手技として用いた．①認知症の人に視線を合わせる，②最小限の人数で静かな環境でケアを行う．③肯定的かつ平易な会話で信頼関係を構築する（着ているシャツを褒めるなど），④思いやりをもって優しく触れる，⑤相手の反応に笑顔で対応する，⑥子供扱いをするような話し方は避ける，⑦声かけ，歌，ぬいぐるみなどで気をそらす，⑧ケア提供者と同じ歯ブラシや義歯ケースなどを持たせることで，注意を向けさせる，⑨洗面台の前でケアを行うこと，本人に歯ブラシを持たせることで口腔衛生管

理を想起させる，⑩本人にできるところは自分で行ってもらう，⑪本人の手の上にケア提供者の手をガイドするように重ねて，歯ブラシを保持する，⑫丁寧に1ステップずつ進める，⑬身振り手振りのジェスチャーでコミュニケーションを図る，⑭鏡の前でケアを実施する，⑮拒否行動がエスカレートしてケアが実施できないときのために，もう1人のケア提供者を援助者役として配置しておく．

西谷らは，ケアを受け入れない認知症患者に対して歯科衛生士が実際に行っている口腔衛生管理の内容について質的に検証した[5]．ケアを受け入れてもらうための方策として，安心感を与え，励ますこと，また緊張を和らげることを挙げている．さらに，導入として，生活リズムを考慮して，抵抗の少ないタイミングを見計らうことを，そして，意思疎通が困難な場合には，不快の少ない下唇や口角などから最初に触れることなどを提案している．

Sloane らは，97名の施設入所高齢者を対象とした8週間の介入研究において，パーソンセンタードケア（CQ4-2 参照）を取り入れた[6]．ケア開始前に身体状況を調整し，平易な言葉の声かけとアイコンタクト，ゆっくりした動きと丁寧な身体接触，安心感をもたせる声かけ，個別性と本人の能力を重視した対応を行ったところ，口腔衛生状態の有意な改善を認めたと報告している．

以上の結果をまとめると，対象者の心理状況に合わせ，言語的・非言語的なコミュニケーションを十分にとり，不安や緊張を抱かせない対応が必要である．また，歯科衛生士等の専門職の口腔衛生管理の介入は，拒否等により口腔衛生管理が困難な認知症患者へのケアの質を高めるだけでなく，介護職員のケア技術の向上にもつながる可能性がある[5, 7]．口腔衛生管理は，介護職員による日常的なケアが不可欠であることから，介護職員に対する教育も必要である[6, 8]．

検索式

● PubMed
#1 （"mouth"［MeSH Terms］OR "mouth"［All Fields］OR "oral"［All Fields］）AND care［All Fields］AND（"dementia"［MeSH Terms］OR "dementia"［All Fields］）AND refusal［All Fields］ 8 hits
#2 "oral care"［All Fields］AND "care resistant"［All Fields］ 4 hits

● 医中誌
#1 （口腔ケア /TH or 口腔ケア /AL）and（"拒絶（心理学）" /TH or 拒否 /AL） 102 編
#2 （プラークコントロール /ta or 口 /TH or 口 /ta or マウス /ta or オーラル /ta or 舌 /TH or 舌 /ta or 口腔 /ta or 歯 /TH or 歯 /ta or 無歯口腔 /TH or 口腔衛生 /TH or 歯科医師 - 患者関係 /TH or 歯科一般診療 /TH or 歯科医療 /TH or 障害者歯科医療 /TH or 歯科衛生士 /TH or 歯科学 /TH or 歯科診療所 /TH or 歯科専門分野 /TH or 歯科医療施設 /TH or 歯科医療補助者 /TH or 歯科医療従事者 /TH or 訪問歯科診療 /TH）and（歯ブラシ /TH or 家庭用歯科衛生器具 /TH or 歯磨き /TH or 口腔ケア /TH or "PMTC（歯科清掃）" /TH or 口腔リハビリテーション /TH or オーラルフィジオセラピー /TH）and（メタアナリシス /ta or システマティックレビュー /TH or システマティックレビュー /ta or システマティックレビュー /TH or PT= 原著論文 or PT= 解説 or PT= 総説 CK= ヒト）and（高齢者 /TH or 高齢者歯科医療 /TH or 老年歯科学 /TH or 高齢 /ta or 老年 /ta）and（要介護者 /TH or 要介護 /ta or 虚弱高齢者 /TH or 虚弱 /ta）and（認知症 /ta or 認知症 /TH or 認知障害 /ta or 認知障害 /TH） 50 編

● ハンドサーチ 3 件

（検索日：2017年10月27日）

参考文献

1) Matsuda Y, Izumi M, Nakamichi A, et al.：Validity and reliability of the oral health-related caregiver burden index. Gerodontology 34：390-397，2017.

2) Hoben M, Kent A, Kobagi N, et al.：Effective strategies to motivate nursing home residents in oral care and to prevent or reduce responsive behaviors to oral care：A systematic review. PLoS One 12：e0178913，2017.

3) 守谷恵未，大野友久，角　保徳：認知症―ケアと生活に焦点を当てて．生活口腔ケア．臨床心理医学 45：623-632，2016.

4) Jablonski RA, Therrien B, Mahoney EK, et al.：An intervention to reduce care-resistant behavior in persons with dementia during oral hygiene：a pilot study. Spec Care Dentist 31：77-87，2011.

5) 西谷美保，坂下玲子：口腔ケアを受け入れない認知症高齢者の心地よさに繋がる口腔ケアの探求―歯科衛生士が用いている口腔ケア技術の抽出―．兵庫県大看紀 21：87-100，2014.

6) Sloane PD, Zimmerman S, Chen X, et al.：Effect of a person-centered mouth care intervention on care processes and outcomes in three nursing homes. J Am Geriatr Soc 61：1158-1163，2013.

7) Reis SC, Marcelo VC, da Silva ET, Leles CR：Oral health of institutionalised elderly：a qualitative study of health caregivers' perceptions in Brazil. Gerodontology 28：69-75，2011.

8) Sumi Y, Nakamura Y, Nagaosa S, et al.：Attitudes to oral care among caregivers in Japanese nursing homes. Gerodontology 18：2-6，2001.

エビデンスの強さ	Ｃ（弱）：効果の推定に対する確信は限定的である
文献による信頼度	Ｂ：支持する論文が１つ以上ある
CMによる信頼度	Ｂ：ほぼ一致（最終的な VAS 平均値が 8.5 未満 7.5 以上）

| 健常 | MCI | 軽度 | 中等度 | 重度 | 終末期 |

CQ 6-2 認知症患者の口腔衛生管理に有効なケア用具・薬品等は何か

推奨文

認知症患者に特化して，ケア用具および薬品の有効性を検証している研究はほとんどない．感染予防を目的とした口腔衛生管理と口腔乾燥への対応は積極的に行われるべきである．

解説文

▎背景

認知症患者では，認知機能の低下に伴い口腔衛生状態の悪化が顕著であることから，口腔疾患予防のみならず誤嚥性肺炎予防のためにも口腔衛生管理が重要となる[1]．セルフケアが困難となった要介護高齢者に対する効果的な口腔衛生管理を実践するために必要な用具および薬品について，その要点を解説する．

▎解説

認知症患者を対象として，口腔衛生管理に有効なケア用具ならびに薬品等について，高いエビデンスレベルで検証されている論文は，今回抽出できなかった．介護職および看護師によるケア時には，歯ブラシに加えて，口腔衛生管理用スポンジやガーゼが頻用されているが，それらを認知症患者に適用した場合の有効性ならびに歯ブラシとの効果の差異を検証している報告はない[2]．認知症患者に対する口腔衛生管理における用具の有効性については報告されているものはないが，Fjeld らは，認知症を含む施設入所高齢者 180 名を対象に手用歯ブラシと電動歯ブラシのランダム化比較試験を行ったところ，simplified oral hygiene index（OHI-S）で評価した口腔衛生状態については両群ともに改善し，有意差は認められなかったが，電動歯ブラシのほうが短い時間でケアを実施できると介護者は評価していた[3]．Wolden らによる報告でも同様に，介護職員は操作方法が簡便で，時間の短縮につながるという理由で電動歯ブラシを好む傾向にあることが示された[4]．以上のことから，認知症患者のセルフケアへの応用は難しいが，電動ブラシの使用は介護者による口腔衛生管理の選択肢の 1 つとして有効であると考えられる．

口腔衛生管理に用いる薬品等の有効性について，認知症患者を対象とした報告はほとんどない．要介護高齢者を対象とした報告も対象者数が少なく，症例報告が多くを占めた．Ooka らは，口腔乾燥の所見を認める要介護 4 および 5 の施設入所高齢者 10 名に対して保湿成分として濃グリセリン，プロピレングリコール，ヒアルロン酸ナトリウムを含有した歯磨剤を使用した効果を検証している[5]．その結果，保湿成分そのものの影響か，香料や甘味料の刺激による影響なのかは不明であるが，使用中断群と比較して

第6章　認知症患者の口腔衛生管理　**87**

使用継続群で，口腔水分計および試験紙による唾液湿潤度が有意に改善したと報告している[5]．

　Deutschは，要介護高齢者に対する根面う蝕予防のためのフッ化ジアンミン銀とフッ化第一スズ適用の有効性を報告しているが，症例報告であり，かつ保存修復治療による効果も影響していると考えられる[6]．特に初期根面う蝕については，フッ化物配合歯磨剤と0.05% NaF（約230 ppmF）配合洗口剤を日常的に併用することにより，再石灰化を促し，う蝕の進行を非活動性にすることが可能であるとされている[7]．吐き出しができない場合や嚥下機能に問題を有する場合は，安全性を考慮して，使用を控える必要があるが，洗口可能かつ指示内容を十分に理解できる場合においては，要指導医薬品として歯科受診がなくても購入可能なフッ化物洗口液の適用や，高濃度フッ化物配合歯磨剤によるう蝕予防が推奨される[8, 9]．フッ化ジアンミン銀の応用の効果について，特に認知症患者に限定して検証している報告はない．しかしながら，高齢者への長期の使用により，再石灰化や象牙質知覚過敏予防に対する効果が報告されており，認知症患者においても，初期う蝕や二次う蝕の進行抑制，象牙質知覚過敏の抑制を目的とした適用が推奨される[10]．Sloaneらは，認知症患者を含む施設入所高齢者97名を対象に，0.12%グルコン酸クロルヘキシジン含有の洗口剤に浸漬したガーゼによる清拭や洗口，1.1%フッ化第一スズ含有の歯磨剤，歯間ブラシによる歯間清掃などを実施し，プラークの付着状況が有意に改善したことを報告している[11]．しかし，グルコン酸クロルヘキシジンについては，日本で入手可能な洗口剤の有効濃度は，0.0001〜0.0006%と低く，手技やほかのケア用品や薬品の影響を排除できていないため，その有効性については限定的である．

　エビデンスは限定的であるが，口腔の自浄作用が低下し，かつセルフケアが困難となった認知症患者における口腔衛生管理はきわめて重要であり，本人の快適性を考慮した口腔乾燥への対応，う蝕や歯周病の予防処置，前述の薬物による化学的清掃を併用した歯ブラシ等の機械的清掃による口腔内のプラークバイオフィルムの除去が必要である[12]．しかしながら，過度の薬剤の使用には，カンジダ性口内炎等の発症のリスクがあり，使用には歯科医師等の指示を仰ぐ必要がある．

　以上のことから，口腔疾患ならびに誤嚥性肺炎の予防を目的とした口腔衛生管理および口腔乾燥への対応は積極的に行われるべきであるが，認知症患者における有効なケア用具・薬品に関するエビデンスは限定的である．

検索式

● PubMed
#1　("mouth" [MeSH Terms] OR "mouth" [All Fields]) AND care [All Fields] AND ("dementia" [MeSH Terms] OR "dementia" [All Fields])　21,806 hits

#2　("mouth" [MeSH Terms] OR "mouth" [All Fields]) AND care [All Fields] AND ("dementia" [MeSH Terms] OR "dementia" [All Fields])　113 hits

#3　toothbrush [All Fields] AND ("dementia" [MeSH Terms] OR "dementia" [All Fields])　5 hits

#4　((((("Dental Care" [mh] OR "Dental Care" [tiab] OR "Oral Care" [mh] OR "Oral Care" [tiab] OR "tooth" [tiab] OR "mouth" [tiab] OR "dentistry" [mh] OR "dentistry" [tiab] OR "grooming activity" [tiab] OR "grooming behavior" [tiab] OR (("health behavior" [mh] OR "health behavior" [tiab]) AND (oral [tiab] OR dental [tiab] OR tooth [tiab] OR mouth

[tiab]))))) AND (("Biomedical and Dental Materials" [mh])) AND (("Dementia" [mh] OR "Dementia" [tiab] OR "Amentia" [tiab] OR "Cognition Disorders" [tiab])) AND (human [mh] AND ("Journal Article" [pt] OR review [pt]))　**26 hits**

● 医中誌　#1　(認知症 /ta or 認知症 /TH or 認知障害 /ta or 認知障害 /TH) and (歯ブラシ /TH or 歯ブラシ /AL)　**24 編**

#2　(認知症 /ta or 認知症 /TH or 認知障害 /ta or 認知障害 /TH) and スポンジブラシ /AL　**3 編**

#3　(認知症 /ta or 認知症 /TH or 認知障害 /ta or 認知障害 /TH) and (口腔ケア /TH or 口腔ケア /AL)　**699 編**

#4　(認知症 /ta or 認知症 /TH or 認知障害 /ta or 認知障害 /TH) and モアブラシ /AL　**1 編**

#5　(認知症 /ta or 認知症 /TH or 認知障害 /ta or 認知障害 /TH) and (細菌量 /TH or 細菌数 /AL)　**11 編**

#6　(認知症 /ta or 認知症 /TH or 認知障害 /ta or 認知障害 /TH) and (口 /TH or 口 /AL) and 比較 /AL and (歯 /TH or 歯 /AL)　**145 編**

#7　(認知症 /ta or 認知症 /TH or 認知障害 /ta or 認知障害 /TH) and (口 /TH or 口 /AL) and (清掃 /TH or 清掃 /AL)　**46 編**

#8　(認知症 /ta or 認知症 /TH or 認知障害 /ta or 認知障害 /TH) and (口 /TH or 口 /AL) and (清拭 /TH or 清拭 /AL)　**9 編**

#9　(ウェット /AL or (口内乾燥症 /TH and 口腔ケア /TH) or 洗口剤 /TH) and (認知症 /TH or 認知症 /ta or 認知障害 /TH or 認知障害 /ta) and (PT＝原著論文, 総説 and CK＝ヒト)　**21 編**

#10　(ウェット /AL or う蝕抑制物質 /TH or 洗口剤 /TH or 歯磨剤 /TH or 湿潤剤 /TH or 口腔ケア /TH or 口腔衛生 /TH or 清潔の援助 /TH or 歯科予防処置 /TH or 歯磨き /TH and or/AL) and (口 /TH or 口 /ta or 舌 /TH or 舌 /ta or 口腔 /ta or 歯 /TH or 歯 /AL) and (認知症 /TH or 認知症 /ta or 認知障害 /TH or 認知障害 /ta) and (PT＝原著論文, 総説 and CK＝ヒト)　**8 編**

● ハンドサーチ **6 件**

(検索日：2017 年 10 月 27 日)

参考文献

1)　Morishita S, Watanabe Y, Ohara Y, et al.：Factors associated with older adults' need for oral hygiene management by dental professionals. Geriatr Gerontol Int 16：956-962, 2016.

2)　横塚あゆ子, 隅田好美, 福島正義：要介護高齢者の口腔清掃にかける時間の分析と清掃効果 高齢者介護施設職員と歯科衛生士ボランティアの比較. 老年歯学 31：28-38, 2016.

3)　Fjeld KG, Mowe M, Eide H, Willumsen T：Effect of electric toothbrush on residents' oral hygiene：a randomized clinical trial in nursing homes. Eur J Oral Sci 122：142-148, 2014.

4)　Wolden H, Strand GV, Gjellestad A：Caregivers' perceptions of electric versus manual toothbrushes for the institutionalised elderly. Gerodontology 23：106-110, 2006.

5)　Ooka T, Mukai Y：Changes in oral dryness of the elderly in need of care—The effect of dentifrice with oral moisturizing agents—. Dental Medicine Research 32：174-180, 2012.

6)　Deutsch A：An alternate technique of care using silver fluoride followed by stannous fluoride in the management of root caries in aged care. Spec Care Dentist 36：85-92, 2016.

7)　日本歯科保存学会編：う蝕治療ガイドライン 第 2 版詳細版. 190-203, 永末書店, 2015.

8)　荒川浩久, 尾﨑哲則：フッ化物洗口剤の OTC 化によって何が変わるか. 日本歯科評論 77：149-152, 2017.

9)　Adair SM：Evidence-based use of fluoride in contemporary pediatric dental practice. Pediatr Dent 28：133-142, 2006.

10)　Hendre AD, Taylor GW, Chávez EM, Hyde S：A systematic review of silver diamine fluoride：Effectiveness and application in older adults. Gerodontology 31：411-419, 2017.

11)　Sloane PD, Zimmerman S, Chen X, et al.：Effect of a person-centered mouth care intervention on care processes and outcomes in three nursing homes. J Am Geriatr Soc 61：1158-1163, 2013.

12) 全国歯科衛生士教育協議会監修：最新歯科衛生士教本 保健生態学 第2版. 119-121, 医歯薬出版, 2014.

エビデンスの強さ	C（弱）：効果の推定に対する確信は限定的である
文献による信頼度	B：支持する論文が1つ以上ある
CMによる信頼度	C：一致の傾向（最終的な VAS 平均値が 7.5 未満 6.0 以上）

| 健常 | MCI | 軽度 | 中等度 | 重度 | 終末期 |

CQ 6-3 認知症患者において，舌苔除去は必要か

推奨文

健常高齢者と比べ認知症高齢者では，口腔機能の低下により舌苔*の付着が多く観察され，セルフケアも困難なことが多いため，介護者による適切な舌苔除去が望ましい．

解説文

● 背景

舌苔は，細菌，剥落角化上皮，唾液成分などから構成される[1]．認知症高齢者では病状が重度になるほど，口腔機能の低下や自立性の低下から舌苔の付着が増える傾向にある．舌苔の付着は，口臭の原因となるほか，肥厚によって細菌数の増加や口腔細菌叢の変化がみられ，肺炎や歯周病の原因菌の供給源にもなりうる．

● 解説

認知症患者の舌苔の状況については，認知症が重度になるほど舌苔の付着が強く，口腔衛生管理のニーズが高まるという報告がされている[2]．また牧野らは，認知症による自発性の低下に伴い舌苔の付着が増加すると報告している[3]．この原因として，重度認知症患者では，廃用による筋機能の低下や，認知症進行による協調運動の低下，著明な咀嚼機能の低下による自浄作用の低下が考えられる．また，理解力が高く会話ができる程度の軽度認知症患者においても，自発性の低下，手指の巧緻性の低下，視空間認知障害などにより口腔のセルフケアは不十分な状態である[4]．

Faveri らによる健常若年者を対象とした調査研究では，7 日間舌清掃を行わず，その後の 3 日間は舌清掃を含む口腔清掃を一切行わなかったことで，舌苔表面の総細菌数が有意に増加していたと報告している[5]．清掃不良の舌表面にバイオフィルムが形成されると，口腔内細菌叢が変化し，市中肺炎を引き起こす肺炎球菌や緑膿菌が口腔咽頭領域に定着しやすくなる．さらに，歯周病原性嫌気性菌も肺炎の原因になることから，口腔常在菌が全身にわたる感染を引き起こす可能性がある[6]．金子らの報告によると，要介護高齢者における舌ブラシを用いた口腔清掃は，舌背部のカンジダ菌数を有意に減少させたとしている[7]．また，上田らは，口腔ケアジェルを併用した 2 週間の舌清掃により，要介護高齢者の舌苔付着量やカンジダ菌数が有意に減少したと報告している[8]．以上より，要介護高齢者における舌清掃のニーズは高いことが示唆されている．

坂下らは，特別養護老人ホーム入所者 100 名に口腔衛生管理を含む包括的な口腔機

＊舌苔：本 CQ で扱う舌苔は，口腔機能低下症の口腔衛生状態不良の評価に準じて付着しているものとする．

能プログラムを行ったところ，舌苔の付着状況は，介入前と比較して，介入 3 カ月後，6 カ月後および介入終了 6 カ月後ともに有意に改善していたとしている [9]．また，西山は，要介護高齢者 51 名に歯科訪問診療と訪問歯科衛生指導を行い，初診時と約 5 カ月後に評価したところ，歯肉の炎症や舌苔付着などの口腔衛生状態が有意に改善したことを報告している [10]．

　先行研究において，認知症患者を対象とした舌苔除去の効果に関する報告はほとんどなかったものの，舌苔の付着が口臭の原因となること，口腔内細菌数に影響を与えることが示唆されている．認知症の進行に伴い口腔衛生状態の悪化と，セルフケアの実施困難を生じる認知症患者においては，舌苔の除去も含めた積極的な口腔衛生管理が認知症の早期から切れ目なく行われることが望ましい．舌苔の除去には，機械的な清掃が不可欠であるが，強く擦過することによって疼痛や嘔吐反射を引き起こすほか，舌表面を傷つける可能性があるため [11]，特に認知症患者に対する舌清掃は，愛護的（tender loving care：TLC）に行う必要がある．

検索式

● PubMed　#1　（"tongue"［MeSH Terms］OR "tongue"［All Fields］）AND coating［All Fields］AND（"dementia"［MeSH Terms］OR "dementia"［All Fields］）　2 hits

● 医中誌　#1　（（認知症 /TH or 認知症 /AL）and（舌苔 /TH or 舌苔 /AL））　25 編
　　　　　#2　（特別養護 /AL）and（舌苔 /TH or 舌苔 /AL）　20 編

● ハンドサーチ 7 件

（検索日：2017 年 10 月 27 日）

参考文献

1) 全国歯科衛生士教育協議会監修：最新歯科衛生士教本 保健生態学 第 2 版．pp119-117，医歯薬出版，2014．

2) Morishita S, Watanabe Y, Ohara Y, et al.：Factors associated with older adults' need for oral hygiene management by dental professionals. Geriatr Gerontol Int 16：956-962，2016．

3) 牧野日和，井村英人，早川統子，ほか：認知症と日常生活活動作の自発性および舌苔付着との関連 老人保健施設における認知症と自発性，舌苔との関連調査報告．日口腔ケア会誌 6：51-57，2012．

4) 日本老年歯科医学会編：認知症患者の歯科的対応および歯科治療のあり方：学会の立場表明．2015.6.22 版 日本老年歯科医学会ホームページ．http://www.gerodontology.jp/publishing/file/guideline/guideline_20150527.pdf

5) Faveri M, Feres M, Shibli JA, et al.：Microbiota of the dorsum of the tongue after plaque accumulation：An experimental study in humans. J Periodontol 77：1539-1546，2016．

6) Takeshita T, Tomioka M, Shimazaki Y, et al.：Microfloral characterization of the tongue coating and associated risk for pneumonia-related health problems in institutionalized older adults. J Am Geriatr Soc 58：1050-1057，2010．

7) 金子昌平，梁　洪淵：要介護高齢者の口腔ケアにおける舌ブラシの効果に関する研究．老年歯科 17，107-119，2002．

8) 上田貴之，須藤るり，渡邊幸子，ほか：口腔ケア用ジェルを併用した舌清掃による要介護高齢者の舌苔除去効果．老年歯科 27：366-372，2012．

9) 坂下玲子，高見美保，森本美智子，ほか：「食」からはじめる施設入居高齢者の生活支援プログラムの試行 単一施設の結果から．兵庫県大看紀 23：31-46，2016．

10) 西山佳秀：訪問歯科診療を受診した患者の要介護状態と口腔内状況の変化．口病誌 72(2)，172-182，2005．

11) 森戸光彦編：高齢者歯科学 第2版. p73, 永末書店, 2014.

エビデンスの強さ	C（弱）：効果の推定に対する確信は限定的である
文献による信頼度	C：支持する論文が見当たらない
CMによる信頼度	B：ほぼ一致（最終的なVAS平均値が8.5未満7.5以上）

| 健常 | MCI | 軽度 | 中等度 | 重度 | 終末期 |

CQ 7-1 十分な協力が得られない認知症患者のう蝕の修復治療として，非侵襲的修復技法は有用か

推奨文

認知症患者のう蝕治療に際して，歯科用ユニットでの治療に危険を伴う場合や，治療中に短時間しか体位が保てない場合，回転切削器具を用いずに，スプーンエキスカベータ等の手用切削器具による感染歯質の可及的除去とグラスアイオノマーセメント充塡による，より安全で患者の身体的負担が少ない治療を考慮してもよい．

解説文

背景

認知症患者の歯科治療上の問題点として，開閉口の指示に従ってもらえない，咬合採得ができない，治療に対する抵抗（易怒性，攻撃的な行動）が挙げられている[1]．これらの問題が顕著であると，う蝕に対するインレー修復は危険やトラブルを伴うこともあり，コンポジットレジン充塡も防湿が得られないと困難なこともある．

解説

認知症患者を対象としたう蝕の治療方法を比較する臨床研究は見当たらなかったため，高齢者を対象とした臨床研究と，日本歯科保存学会編『う蝕治療ガイドライン』に基づいて検討を行った．また，認知症ではない患者に比べ，認知症患者では歯冠部および根面う蝕が多いと報告されているが[2]，歯冠部う蝕の治療方法を比較した研究は抽出できなかった．

Gonzalez ら[3] は，施設入所中の高齢者を対象とした根面う蝕の治療結果を調査し，グラスアイオノマーセメント充塡に先立って，う蝕除去を回転切削器具で行った場合（従来法）と，手用切削器具のスプーンエキスカベータで行った場合（非侵襲的修復技法 [atraumatic restorative technique：ART]）の 6 カ月後の臨床成績を報告している．ここでの仕上げ研磨には，従来法の場合は通常の回転器具，ART の場合は手用研磨ストリップスのみを使用している．結果は，二次う蝕の発生頻度については，従来法で 1%，ART で 17%，修復物の辺縁破折や脱落については，従来法で 7.1%，ART 18.7% であった．通法の治療が困難な環境下にあったり，注水によるむせ込みがある症例などでは，回転切削器具でなく手用切削器具の使用が安全・安心であるが，この研究の結果からは，う蝕除去から仕上げ研磨まで一切回転切削器具を使わず手用器具のみで行った場合でも，治療の成功率は 8 割を下回らないことが示唆されている．

参考までに，非侵襲的修復技法以外では，日本歯科保存学会の『う蝕治療ガイドライン』[4] では，臨床研究と有識者の合議の結果により，コンポジットレジン修復の二次う

蝕に対して，患者の肉体的負担が軽減されることを大きな利点とし，条件つきで補修修復を推奨度 C1（高いレベルの科学的根拠はないが，行うよう勧められる）で推奨している．インレー修復物の補修に関する臨床研究は見当たらないが，同ガイドラインは症例によってはコンポジットレジンによる補修修復を行うよう推奨している．したがって，患者負担の軽減を要する認知症患者の治療において，この概念を応用することは妥当と思われる．

　なお，これらの治療方法も安全性の観点から，本人や介助者によって治療中の体位を保持できること，術野が確保できることが，治療を行う前提と考えられる．

検索式

● PubMed
- #1　"dementia"［MeSH］　142,458 hits
- #2　"dental caries"［MeSH］　41,992 hits
- #3　"dental care for aged"［MeSH］　1,881 hits
- #4　（"non-traumatic"［TIAB］OR "atraumatic"［TIAB］）　9,059 hits
- #5　（#1 OR #3）AND#2 AND #4　5 hits

● 医中誌
- #1　認知症 /TH　93,332 編
- #2　認知障害 /TH　19,594 編
- #3　要介護者 /TH　6,538 編
- #4　高齢者 /TH　84,639 編
- #5　（暫間充填 /TH or 暫間充填 /AL）　9,530 編
- #6　（歯科非侵襲的修復治療 /TH or 歯科非侵襲的修復治療 /AL）　0 編
- #7　（永久歯科修復 /TH or 永久修復 /AL）　12,249 編
- #8　（歯科保存学 /TH or 歯科保存学 /AL）　33,193 編
- #9　（#1 OR #2）AND（#5 OR #7 OR #8）　0 編
- #10　#3 AND（#5 OR #7 OR #8）　17 編
- #11　#4 AND（#5 OR #7 OR #8）　4 編
　　　（一次スクリーニング後，該当論文なし）

● ハンドサーチ 6 件

（検索日：PubMed；2018 年 1 月 15 日，医中誌；2018 年 1 月 4 日）

参考文献

1) 田中みどり，田中文丸，石川智久ほか：歯科治療の臨床における歯科医師の認知症高齢者に対する意識調査．老年精神医学雑誌 27：195-205，2016.
2) Jones JA, Lavallee N, Alman J, et al.：Caries incidence in patients with dementia. Gerodontology 10：76-82，1993.
3) Cruz Gonzalez AC, Marin Zuluaga DJ：Clinical outcome of root caries restorations using ART and rotary techniques in institutionalized elders. Braz Oral Res 30：1-8，2016.
4) 日本歯科保存学会編：う蝕治療ガイドライン 第 2 版．http://www.hozon.or.jp/member/publication/guideline/file/guideline_2015.pdf

エビデンスの強さ　C（弱）：効果の推定に対する確信は限定的である

文献による信頼度　B：支持する論文が 1 つ以上ある

CMによる信頼度　B：ほぼ一致（最終的な VAS 平均値が 8.5 未満 7.5 以上）

| 健常 | MCI | 軽度 | 中等度 | 重度 | 終末期 |

CQ 7-2

十分な協力が得られない認知症患者の
根面う蝕の進行抑制に,
フッ化ジアンミン銀製剤の塗布は有効か

推奨文

認知症患者で通常の修復治療が困難な患者の根面う蝕の進行抑制のために,専門的な歯面清掃の後に 38% フッ化ジアンミン銀製剤を塗布することは有効と思われる(塗布によりう蝕病変が黒変すること,また,一過性に周囲粘膜が白濁する場合があることを,本人ならびに家族等に伝え,了承を得るべきである).

解説文

●背景

CQ 7-1 に示したような侵襲の少ない治療法も,認知症が進行した患者では受容できないこともある.う蝕の治療の原則は感染歯質の除去であるが,それも実施が困難な場合には,う蝕の進行抑制を目的とした非侵襲的な治療方法を取らざるを得ない場合もある.

●解説

文献検索を行った結果,活動性根面う蝕の進行抑制について,レビュー 1 編[1] と,38% フッ化ジアンミン銀(silver diamine fluoride:SDF)製剤塗布とプラセボ(水あるいは炭酸水)塗布とを比較したランダム化比較試験が 2 論文[2, 3] 抽出できた.いずれの臨床研究も認知症患者を対象としたものではないが,地域在住の高齢者の活動性根面う蝕を対象としている.

Gluzman ら[1] の高齢者を対象とした研究のレビューによると,根面う蝕の二次予防(う蝕の進行抑制)には,歯科医院での 3 カ月ごとの 22,500 ppm NaF のバーニッシュ塗布(う蝕抑制率:54〜92%)や,4,500〜5,000 ppm NaF の歯磨剤やジェルの日常的な使用(う蝕抑制率:52〜82%)が有効であるとしている.しかし,わが国ではう蝕予防のためのフッ化物の歯面塗布剤は 9,000 ppm NaF,歯磨剤へのフッ化物の添加は 1,500 ppm NaF に規制されているため,国内で使用可能な 38% SDF 以外のフッ化物を用いて,欧米の報告と同等の二次予防効果が得られるかは不明である.

Zhang ら[2] は,地域在住で日常のセルフケアが可能な高齢者の活動性根面う蝕を対象としたランダム化比較試験を行っている.このなかで,本 CQ に関わらない部分を除外して解説する.まず,全員の対象者に口腔衛生指導を行った後,1 日に 2 回フッ化物配合歯磨剤を使いブラッシングするよう指示した.次に,実験群に 38% SDF を塗布,プラセボ群に水を塗布した.塗布は,初回と 1 年後の 2 回行い,う蝕の進行程度の評価は 2 年後に行った.その結果,38% SDF を塗布した患者の 28.0% に,プラ

セボ群の 4.4% に，う蝕の進行抑制を認めたと報告している．

Li ら[3] は，地域在住で日常のセルフケアが可能な高齢者の活動性根面う蝕を対象としたランダム化比較試験を行っている．このなかで，本 CQ に関わらない部分を除外して解説する．実験群には 38% SDF を塗布，プラセボ群には炭酸水を塗布した．両群の対象者に，実験期間中，フッ化物配合歯磨剤を使ったブラッシングと歯間ブラシによる歯面清掃を行うよう指示した．塗布は初回と 1 年後の 2 回行い，う蝕の進行程度の評価は 2 年後に行った．その結果，38% SDF を塗布した患者の 82.1% に，プラセボ群の 28.6% に，う蝕の進行抑制を認めたと報告している．

以上の 2 論文はいずれもランダム化比較試験であり，主要な実験設定が共通している．したがって，両論文をまとめて考察すると，セルフケアのできる高齢者において，活動性根面う蝕の進行抑制に 38% SDF を塗布することはう蝕の進行抑制に有効であると強く推奨できる．しかし，本 CQ は歯科治療に協力の得られない認知症患者を対象とすることから，この推奨グレードは条件付きで下げるのが妥当といえる．

日本歯科保存学会の『う蝕治療ガイドライン』[4] は，口腔衛生の行き届かない要介護高齢者に全顎的に発生する根面う蝕を懸念し，根面う蝕の「進行止め」として 38% SDF 歯面塗布の有用性を挙げている．また，根面う蝕の発生予防（一次予防）について触れ，Gluzman ら[1] の高齢者・要介護者を対象とした研究レビューを紹介している．このレビューでは，年 1 度の 38% SDF 塗布群では非塗布群に比べう蝕発症率が 72% 低かったことと，塗布処置の簡便さによる費用対効果から，38% SDF が高く評価されている．

SDF 製剤の使用にあたっては，う蝕病変が黒変し，粘膜が一過性に白濁することもあるため，その旨を本人と家族等に伝え了承を得ることが重要である．また，本 CQ の対象である「十分な協力が得られない認知症患者」では患者自身による日常的な口腔清掃は困難が予想されるため，歯科医師や歯科衛生士による口腔衛生管理が重要である．

◉ コメント

わが国では，38% SDF はう蝕抑制・象牙質知覚過敏鎮痛剤として位置づけられているが，海外では一次予防効果も評価されている．

検索式

● PubMed
- #1 "dementia"［MeSH］ 142,458 hits
- #2 "dental caries"［MeSH］ 41,992 hits
- #3 "dental care for aged"［MeSH］ 1,881 hits
- #4 #1 AND #2 AND #3 262 hits
- #5 #4 AND (2007：2017［DP］) 66 hits
- #6 "fluoride"［TIAB］ 37,712 hits
- #7 (#1 OR #3) AND #2 AND #6 24 hits
- #5 および #7 から一次スクリーニング，二次スクリーニングを実施

● 医中誌
- #1 認知症 /TH 93,332 編
- #2 認知障害 /TH 19,594 編
- #3 要介護者 /TH 6,538 編

#4 高齢者 /TH　84,639 編
#5 （暫間充填 /TH or 暫間充填 /AL）　9,530 編
#6 （歯科非侵襲的修復治療 /TH or 歯科非侵襲的修復治療 /AL）　0 編
#7 （永久歯科修復 /TH or 永久修復 /AL）　12,249 編
#8 （歯科保存学 /TH or 歯科保存学 /AL）　33,193 編
#9 （#1 OR #2）and（#5 OR #7 or #8）　0 編
#10 #3 and（#5 OR #7 or #8）　17 編
#11 #4 and（#5 OR #7 or #8）　4 編
　　（一次スクリーニング後，該当論文なし）

● ハンドサーチ 0 件

（検索日：PubMed；2018 年 1 月 15 日，医中誌；2018 年 1 月 4 日）

参考文献

1) Gluzman R, Katz RV, Frey BJ, McGowan R：Prevention of root caries：a literature review of primary and secondary preventive agents．Spec Care Dentist 33：133-140，2013.
2) Zhang W, McGrath C, Lo EC, Li JY：Silver diamine fluoride and education to prevent and arrest root caries among community-dwelling elders. Caries Res 47：284-290，2013.
3) Li E, Lo ECM, Liu BY, et al.：Randomized clinical trial on arresting dental root caries through silver diammine fluoride applications in community-dwelling elders. J Dent 51：15-20，2016.
4) 日本歯科保存学会編：う蝕治療ガイドライン 第 2 版．http://www.hozon.or.jp/member/publication/guideline/file/guideline_2015.pdf

エビデンスの強さ　B（中）：効果の推定に中等度の確信がある
文献による信頼度　B：支持する論文が 1 つ以上ある
CM による信頼度　B：ほぼ一致（最終的な VAS 平均値が 8.5 未満 7.5 以上）

| 健常 | MCI | 軽度 | 中等度 | 重度 | 終末期 |

CQ 8-1 認知症患者において抜歯の適応を決定する視点は何か

推奨文

認知症の現在の症状から予後および本人ならびに介護者等も含めた歯科治療の受療能力を考慮して，口腔の環境整備（感染制御や補綴前処置など）を目的に抜歯の適応を決定する．

解説文

背景

認知症患者では医療サービスの受診が困難になりやすく，放置され状態が悪化した要治療歯が，歯性感染症や全身に及ぶ感染症の一因となる例が報告されている．

認知症患者において，歯科受療能力を認知機能やフレイル*の視点から見極め，本人および介護者等が管理しやすい口腔内環境を整備することが望ましい．

解説

認知症患者の抜歯の適応は，大前提としては認知症をもたない成人と変わらない．しかし，現時点では認知症に対する十分な理解が広がっていないため，歯科治療の受療能力（治療必要性への理解度，新義歯装着時の受け入れなど），日常生活動作（activity of daily living：ADL），生活環境（歯科受診のし易さなど）等を勘案事項としてその是非を検討する必要がある．

歯科医学的な抜歯適応は，う蝕が著しく進行し，保存・修復処置が不可能である歯，動揺の著しい歯，急性炎症症状をたびたび引き起こす歯[1] などであるものの，歯科医師本来の職務は歯の保存であり，安易な抜歯術の適用は行うべきではない[1]．

わが国において，唯一抜歯基準に関して言及した文献は，日本歯周病学会編『歯周病患者におけるインプラント治療の指針』であり，「歯周病罹患歯の抜歯基準について抜歯に対する厳密な基準を明確にすることは困難であるが，歯周病患者と歯科医療従事者の十分なインフォームドコンセントにより抜歯の適否を判断しているのが現状である」とされている[2]．また，ミシガン大学 Wang らは，抜歯決定の要素をレビューにより6 つのカテゴリーに分類し，それぞれについてさらに下位項目を設け，総合的に抜歯か保存かを決定するフローを提案している[3]．これらの要素に加え，認知症患者において抜歯の適応および時期を検討する際は，認知機能評価・フレイルなどの老年医学の視

---

*フレイル
　加齢に伴うさまざまな機能変化や予備能力低下によって健康障害に対する脆弱性が増加した状態．認知症患者に対しては主に認知症の進行や BPSD への対応が優先されるために，フレイルへの対応が十分でなかったり遅れてしまう場合が多いことを念頭に置く必要がある．

点，インシデント事例など医療安全の視点，適切な行為を保証し自己決定権を尊重する医療契約の視点に加えて，介護者等の有無や協力体制等も含め，考慮することが必要である[4,5]．

　認知症患者は，進行の程度により自発性の低下や手指の功緻性の低下，視空間認知機能障害などにより，口腔のセルフケアが不十分になる．したがって，健常な高齢者と比べて歯頸部う蝕や歯周病などが多発し，進行するといわれている[6]．

　さらに，認知症患者は病期が進むにつれて意思疎通が困難になるため，口腔内の不具合を他者に伝えることができず[7]医療機関への通院が困難になり，歯科疾患が重症化してから発見されることが少なくない[8]．また医療機関にアクセスできたとしても歯科治療の完遂が困難になることが多く，抜歯を含む歯科治療が実施されないケースもある[9]．そのため，う蝕が進行し口腔内環境が悪化した結果，病巣感染の原因になり得ることを示した報告がある[10]．さらに口腔の不衛生状態による頸部ガス壊疽[11]や顎骨壊死の報告もある[12]．

　認知症患者において，自然脱落した歯を誤嚥した結果，肺炎をきたした報告[13]がある．また不明熱が未治療歯を抜歯したことにより改善した報告もあり[14]，口腔内環境の悪化は全身に及ぶ感染症の原因となることも十分考慮しなければならない．放置されたう歯を抜去したことで疼痛が消失し，介護者への咬みつき行動が消失した例も報告されており，歯痛も認知症の行動・心理症状（behavioral and psychological symptoms of dementia：BPSD，第3章およびCQ 4-1参照）発現の要因となるおそれがある[15]．これらの報告からも認知症患者では，偶発症発生リスクを軽減するために抜歯適応範囲を成人よりも拡大して検討する必要がある．根拠とする文献が確認できず，今後検証が必要であるが，臨床の現場では，介護保険施設や医療機関からの歯科診察の依頼で残存歯による口腔粘膜損傷（びらん，潰瘍，切傷，擦過傷など）も多く，粘膜保護の面からも抜歯の適応を考える必要もあるだろう．反対に認知症患者であっても管理・ケアの条件が整っていて歯を保存できるケースに関しては，審美，心理，機能の面からも保存の適応を検討するべきであろう．

　実際の症例では，本人や家族，介護スタッフ等の意見を統合し，現状に応じて抜歯を検討することが推奨される．

検索式

※CQ 8-1，8-2における文献検索に関して

　PubMed，医中誌ともに（認知症）and（抜歯）の検索式により検索される文献でシステマティックレビュー，ランダム化比較試験はなく，PICO形式での検索式作成はできなかった．

　認知症高齢者が抜歯処置を必要とする状況を作業部会で検討し，キーワードを抽出した．その後，そのキーワードと認知症との掛け合わせ検索を行い，それぞれの検索結果から参考になると思われる論文を抽出し，ハンドサーチした文献を合わせて解説を作成した．

● Pub Med　#1　dementia，#2 teeth（tooth），#3 embedding（埋入），#4 poor prognosis（予後不良），#5 unfavorable（予後不良），#6 exitus（転帰），#7 aggravation（悪化），#8 exacerbation（悪化），#9 positive（積極的），#10 fractures（骨折），#11 joint dislocations（関節脱臼），#12 deciduous（脱臼），#13 desorption（脱臼），#14 neglect（放置），#15 leaving（放置）

　　　　　　　#16　#1 AND #2 AND #3 ＝ 0 hit

```
#17   #1 AND #2 AND #4 = 0 hit
#18   #1 AND #2 AND #5 = 0 hit
#19   #1 AND #2 AND #6 = 0 hit
#20   #1 AND #2 AND #7 = 0 hit
#21   #1 AND #2 AND #8 = 0 hit
#22   #1 AND #2 AND #9 = 11 hits
#23   #1 AND #2 AND #10 = 6 hits
#24   #1 AND #2 AND #11 = 0 hit
#24   #1 AND #2 AND #12 = 3 hits
#24   #1 AND #2 AND #13 = 0 hit
#24   #1 AND #2 AND #14 = 3 hits
#24   #1 AND #2 AND #15 = 0 hit
```

● 医中誌

#1 認知症，#2 抜歯，#3 顎骨炎，#4 咽頭炎，#5 舌腫瘍，#6 口腔腫瘍，#7 ビスホスホネート系薬剤関連顎骨壊死，#8 顎骨壊死，#9 歯性感染症，#10 口腔蜂窩織炎，#11 出血傾向，#12 鎮静法，#13 口腔外科，#14 歯科麻酔，# 15 埋伏歯，#16 残根歯，#17 顎骨骨折，#18 埋入，#19 予後不良，#20 転帰，#21 増悪，#22 悪化，#23 積極的，#24 歯牙破折，#25 脱臼，#26 脱落，#27 脱離，#28 放置

```
#29   #1 and #2 = 22 編
#30   #1 and #3 = 0 編
#31   #1 and #4 = 9 編
#32   #1 and #5 = 13 編
#33   #1 and #6 = 76 編
#34   #1 and #7 = 6 編
#35   #1 and #8 = 9 編
#36   #1 and #9 = 4 編
#37   #1 and #10 = 0 編
#38   #1 and #2 and #11 = 2 編
#39   #1 and #2 and #12 = 9 編
#40   3#1 and #2 and #13 = 54 編
#41   #1 and #2 and #14 = 14 編
#42   #1 and #15 = 1 編
#43   #1 and #16 = 5 編
#44   #1 and #17 = 15 編
#45   #1 and #18 = 6 編
#46   #1 and #13 and #19 = 0 編
#47   #1 and #13 and #20 = 10 編
#48   #1 and #13 and #21 = 1 編
#49   #1 and #13 and #22 = 3 編
#50   #1 and #13 and #23 = 4 編
#51   #1 and #24 = 9 編
#52   #1 and #13 and #25 = 22 編
#53   #1 and #13 and #26 = 1 編
#54   #1 and #13 and #27 = 1 編
#55   #1 and #13 and #28 = 2 編
```

● ハンドサーチ 6 件

（検索日：2018 年 5 月 1 日）

参考文献 ....

1）三宅正彦：15　口腔外科手術法．In：口腔外科学 第 5 版（大木秀郎，近藤壽郎，坂下英明，ほか

編）．348，学建書院，2016.

2) 日本歯周病学会編：歯周病患者におけるインプラント治療指針．2008. http://www.perio.jp/publication/upload_file/guideline_implant.pdf（2018年4月27日アクセス）

3) Avila G, Galindo-Moreno P, Soehren S, et al.：A novel decision-making process for tooth retention or extraction. J Periodontol 80：476-491，2009.

4) Oong EM, An GK：Treatment planning considerations in older adults, Dent Clin North Am 58：739-755，2014.

5) Fiske J：Oral health of people with dementia. Gerodontology 23（Suppl.1）：3-32，2006.

6) 枝広あや子，渡邊　裕，平野浩彦，ほか：認知症患者の歯科的対応および歯科治療のあり方 学会の立場表明 2015. 老年歯医 30：3-11，2015.

7) 鶴巻　浩，勝見祐二，黒川　亮：歯科口腔外科を有する病院併設の介護老人保健施設入所者に対する歯科治療の実態調査．老年歯医 26：362-368，2011.

8) 加納慶太，村山高章，平川　寛，ほか：アルツハイマー型認知症患者に発生した骨吸収抑制薬関連顎骨壊死例．障害者歯科 38：479-483，2017.

9) 田中健司，廣瀬陽介，吉田好紀，ほか：当診療所を受診した認知症患者の歯科的実態調査．障害者歯科 37：439-444，2016.

10) 菊谷　武，鈴木　章，児玉実穂，ほか：高齢歯科患者における残根歯の実態．老年歯医 8：47-52，1993.

11) 多田晋也，金崎朋彦，高瀬俊幸，由良義明：顎下部から側頭窩まで波及したガス壊疽の1例．日口腔科会誌 64：41-45，2015.

12) 加納慶太，村山高章，平川　寛，ほか：アルツハイマー型認知症患者に発生した ARONJ 例．障害者歯科 38：479-483，2017.

13) 高佐顕之，中山雅之，坂東政司，ほか：気道異物症例の臨床的特徴 摘出に難渋した症例に関する考察．気管支学 34：6-10，2012.

14) 小畑　真，今渡隆成，飯田　彰，ほか：歯性感染病巣治療後不明熱が改善された要介護高齢者の一例．老年歯医 21：114-117，2006.

15) Inaba A, Young C, Shields D：Biting for attention：A case of dental discomfort manifesting in behavioral problems. Psychogeriatrics 11：242-243，2011.

エビデンスの強さ	B（中）：効果の推定に中等度の確信がある
文献による信頼度	B：支持する論文が1つ以上ある
CMによる信頼度	B：ほぼ一致（最終的な VAS 平均値が 8.5 未満 7.5 以上）

| 健常 | MCI | 軽度 | 中等度 | 重度 | 終末期 |

CQ 8-2 認知症患者において抜歯を含めた侵襲的歯科治療を検討する際に配慮すべき点は何か

推奨文

認知症患者の意思能力に応じて，医療行為を受けるための自己決定を支援する．処置の際には情緒易変性や易刺激性を念頭に置き，合併症を予測し，偶発症の予防に重点をおいた周術期管理を行う．

解説文

背景

認知症は判断，思考，情報処理能力が低下するため，侵襲的歯科治療*の施行を決定する際には本人の意思決定能力に応じて，家族や介護者等とともに自己決定を行う際の支援が必要となる．処置を行う際には情緒易変性や易刺激性を考慮し，疼痛や環境の変化が刺激とならないように配慮する．記憶力や認知機能の低下の状態に応じた，処置後の対応を準備する．

解説

医療者は患者に必要な説明を行い，患者の同意（理解）を得るというインフォームドコンセントに基づいて医療行為を行っている．認知症患者においても同様であるが，認知症による判断力・思考力・全般的情報処理能力の低下があるため，医療に対する意思決定が困難であることに対応しなければならない．そのため，歯科医師はほかの医療者や家族，介護者等と協力して，患者本人の意思能力の評価を行い，その程度に応じて，家族や介護者等とともに適切な情報提供と自己決定を行うための支援を行う必要がある [1]．本人の医療に対する意思能力を欠く場合には，慣例として家族や親族から同意を得て医療を行っているのが現状である．医療に対する同意に協力できる家族や親族がいない場合，第三者後見人等には医療行為に関する同意権はないものと法制上解されている [2] など，認知症患者の医療に対する意思能力については課題が多い．本ガイドラインの CQ 5-5，5-6 の説明と同意の項も参照されたい．

処置の見合わせが選択された場合も，医療者はその意思を尊重して日常の継続性が保たれる代替可能な手段を提案し [3]，継続的な口腔の管理を行う必要がある．治療に同意が得られても，処置前の基礎疾患や処方薬の確認において，認知症患者では，自身の合併疾患や服用薬の把握が十分でないことを踏まえておく必要がある．医療者は周術期管理を行ううえで，患者本人だけでなく家族や医科主治医より合併疾患や処方薬，サポー

---

*侵襲的歯科治療
この CQ では，局所麻酔等の疼痛刺激を伴う処置を想定している．

ト体制等について，十分な情報を収集しなければならない[4].

　認知症患者はさまざまな合併疾患を抱えていることが多い．感染性心内膜炎のリスクが高い心疾患，糖尿病，人工関節等の人工物が挿入されている場合には，JAID/JSC 感染症治療ガイドライン[5] が感染予防の参考になる.

　静脈血栓塞栓症や心房細動等により抗血栓療法中である場合には，抗血栓療法患者の抜歯に関するガイドライン[6] を参考に，出血リスクに対応する.

　また，処方されている薬剤については，内服薬の確認のみならず十分な情報の収集が必要である．認知症患者においては，服薬管理能力や服薬アドヒアランスの低下が生じやすく，服薬時の注意が順守できないことが多い[7-9]．特に歯科専門職が注意すべき薬剤は，骨粗鬆症治療薬（骨吸収抑制薬）である[10]．通常，治療の第一選択は経口薬であるが，服用前後には空腹状態にしておく必要があり，服用後も 30〜60 分間は上体を起こしておかなければならないため，認知機能が低下した患者においては注射薬が選択されることがある[11-14]．注射薬では，個人のお薬手帳に未記載の場合や，半年に 1 回[13] の間隔で投与されていることもあるので，注射薬を想定しての薬歴聴取が必要となる.

　さらに認知症患者では情緒易変性や易刺激性のため，疼痛や環境変化が刺激となり認知症の行動・心理症状（BPSD，3 章の認知症周辺症状参照）を引き起こす可能性があることに注意する．処置に伴う刺激や苦痛により，予期せぬ体動が起こり，処置の中断を余儀なくされるケースがあることを考慮し，あらかじめ対策を講じておくことが必要である（CQ 5-5 参照）．行動調整法にて協力が得られない場合には，全身管理が行える環境下で治療を行うことも考慮する.

　処置後の疼痛管理については健康成人の下顎埋伏智歯抜歯での報告ではあるが[18-20]，処置前に鎮痛薬の投与を行うことで，先制鎮痛を図ることができるとの報告があり，術後疼痛の軽減のための選択肢として考慮すべきである．もちろん高齢者に鎮痛薬を使用する際にはほかの内服薬との相互作用や，消化器症状，肝機能障害，腎機能障害に対しては十分配慮する必要がある[8].

　処置後の出血の対応においては，処置後ガーゼを咬むなどの指示に従うことが困難であり，圧迫止血により止血が得られない場合，局所止血剤の挿入，緊密な縫合，止血床の装着等の対応を準備しておく必要がある.

　以上のことを鑑み，周術期管理に苦慮することが予想される場合には，病診連携を図り，有床施設における入院管理下での歯科治療も選択肢の 1 つとして検討すべきである.

検索式 ⋯⋯

　CQ 8-1 参照

● ハンドサーチ 12 件

（検索日：2018 年 5 月 1 日）

参考文献 ⋯⋯

　1） National Health Service England：Dementia Friendly Dentistry, Dementia Toolkit：Advice and guidance for the primary dental care team. Healthwatch Wirral, England, 2016. http://healthwatchwirral.co.uk/wp-content/uploads/2016/07/Dementia-Friendly-Dentistry-Book-May-SOV.pdf（2018年6月6日アクセス）

2）日本弁護士連合会：医療同意能力がない者の医療同意代行に関する法律大綱．2011. https://www.nichibenren.or.jp/library/ja/opinion/report/data/111215_6.pdf（2018年4月27日アクセス）

3）透析非導入と継続中止を検討するサブグループ：維持血液透析の開始と継続に関する意思決定プロセスについての提言．日本透析医学会血液透析療法ガイドライン作成ワーキンググループ．透析会誌 47：269-285，2014.

4）鈴木映二：第4章　治療　1）身体療法-1．高齢者における薬物療法，2．高齢者で注意すべき薬物相互作用．精神科治療学 32（suppl）：86-91，2017.

5）日本感染症学会，日本化学療法学会，JAID/JSC 感染症治療ガイド・ガイドライン作成委員会：歯性感染症ワーキンググループ JAID/JSC 感染症治療ガイドライン 2016―歯性感染症―．2016. http://www.chemotherapy.or.jp/guideline/jaidjsc-kansenshochiryo_shisei.pdf（2018年4月27日アクセス）

6）日本有病者歯科医療学会，日本口腔外科学会，日本老年歯科医学会：科学的根拠に基づく抗血栓療法患者の抜歯に関するガイドライン 2015年改訂版．https://minds.jcqhc.or.jp/n/med/4/med0155/G0000741/0001（2018年4月27日アクセス）

7）Frances AY, Thirumoorthy T, HengKwan Y：Medication adherence in the elderly. Clin Gerontol Geriatr 7：64-67, 2016.

8）日本医療研究開発機構研究費・高齢者の薬物治療の安全性に関する研究班編：高齢者の安全な薬物療法ガイドライン 2015．日本老年医学会，2017. https://www.jpn-geriat-soc.or.jp/info/topics/pdf/20170808_01.pdf（2018年4月27日アクセス）

9）Gray SL, Mahoney JE, Blough DK：Adverse drug events in elderly patients receiving home health services following hospital discharge. Ann Pharmacother 33：1147-1153, 1999.

10）米田俊之，萩野　浩，杉本利嗣，ほか：骨吸収抑制薬関連顎骨壊死の病態と管理：顎骨壊死検討委員会ポジションペーパー 2016. http://www.perio.jp/file/news/info_160926.pdf（2018年6月24日アクセス）．

11）Tiihonen M, Taipale H, Tanskanen A, et al.：Incidence and duration of cumulative bisphosphonate use among community-dwelling persons with or without Alzheimer's disease. J Alzheimers Dis 52：127-132, 2016.

12）Hawley S, Javaid MK, Rubin KH, et al.：Incidence and predictors of multiple fractures despite high adherence to oral bisphosphonates：A binational population-based cohort study. J Bone Miner Res 31：234-244, 2016.

13）川口　浩：骨粗鬆症の基礎と最近の話題．脊髄外科 29：259-266, 2015.

14）骨粗鬆症の予防と治療ガイドライン作成委員会編：骨粗鬆症の予防と治療ガイドライン 2015年版．日本骨粗鬆症学会・日本骨代謝学会・骨粗鬆症財団，2015. http://jsbmr.umin.jp/pdf/GL2015.pdf（2018年4月27日アクセス）

15）間宮秀樹，一戸達也，金子　譲：歯科大学病院歯科麻酔科外来における認知症患者に対する行動調整法の検討．老年歯医 25：31-36，2010.

16）村田賢治，河合峰雄，山下智章，ほか：認知症患者における静脈内鎮静法下歯科治療症例の検討．日歯麻会誌 38：39-40，2010.

17）田中健司，廣瀬陽介，吉田好紀，ほか：当診療所を受診した認知症患者の歯科的実態調査．障害者歯 37：439-444，2016.

18）有吉靖則，島原政司，木村吉宏，島原司司：下顎埋伏智歯の抜歯後疼痛に対する消炎鎮痛剤（zaltoprofen）による先制鎮痛効果の検討．新薬と臨牀 59：2323-2330，2010.

19）村山　剛，山口　晃，中野みゆき，佐野公人：下顎埋伏智歯抜去後の術後痛に対するアセトアミノフェン（カロナール）の先制鎮痛効果．歯薬物療 28：130-136，2009.

20）根岸明秀，土屋明日香，石北朋宏，ほか：下顎埋伏智歯抜歯後疼痛に対する経口消炎鎮痛薬による先制鎮痛効果の検討―cyclooxygenase-2 選択的ならびに非選択的阻害薬および抗 bradykinin 作用を有する薬剤の比較．Kitakanto Med J 57：43-48，2007.

エビデンスの強さ	B（中）：効果の推定に中等度の確信がある
文献による信頼度	B：支持する論文が 1 つ以上ある
CM による信頼度	B：ほぼ一致（最終的な VAS 平均値が 8.5 未満 7.5 以上）

| 健常 | MCI | 軽度 | 中等度 | 重度 | 終末期 |

CQ 9-1 認知症患者の義歯の使用が可能と判断する要因は何か

推奨文

重度以上の認知症患者では義歯に対する認識，意思の疎通，日常生活動作（activity of daily living：ADL）を参考に，義歯を使用する利点とリスク，義歯の管理や着脱の介助に関する介護環境を考慮し，総合的に判断する必要がある．

解説文

▌背景

　義歯装着による咀嚼機能の回復が及ぼす身体的・精神的効果に関する報告が多く散見されるが，認知症患者では，義歯の調整や製作を行っても実際の使用に至らないこともある．治療や義歯装着に対する患者の負担の観点からも，治療方針立案時に義歯の受容性について考慮する必要がある．

▌解説

　認知症患者や要介護高齢者を対象とした，義歯の使用に関する要因を検討した論文によると，認知症の程度[1-4]や基本的 ADL[1-4]（日時の見当識，言語の流暢性，食事や更衣の自立など）や口腔関連 ADL[3,4]（うがいの可否，義歯着脱，口腔衛生の自立度など）が低下している患者は，義歯を製作，調整をしても実際の使用率は低いと報告されている．また，ミニメンタルステート検査（mini-mental state examination：MMSE）を指標に，スコアが 14 以下の者の義歯非使用率は 15 以上群の約 1/3〔0.31（95% CI 0.11〜0.85）〕との報告もあり，義歯の必要性を理解しない患者においては，義歯を調整し装着を勧めても，受容しない症例も多い[1]．

　認知症患者が義歯を受容しない理由として，新規の義歯への適応が難しいこと，医療者の開閉口等の指示に応じられなかったり，疼痛を知覚しても適切に表現ができないために義歯調整が十分に行えないこと，義歯を使用せずに軟食の摂取が習慣化していることにより，義歯装着の必要性が少なくなっていることが考えられる．

　一方で，重度の認知機能低下の患者でも，義歯を使用している症例も少なくはないため，認知機能以外の要因や，介護環境も含めた義歯管理能力も，義歯使用の判断の要因となり得る．義歯を誤飲した症例のバックグラウンドに認知機能低下が多く認められることを考慮すると，その患者における義歯装着の利点がリスクよりも勝る場合には，義歯の使用を検討できる．

　上記のように普遍的な基準は存在しないため，義歯使用の可否を術前に判断することが難しい症例も多いが，患者の意欲や家族の希望も傾聴し，単に認知症を理由に義歯の装着や治療が不可能と判断するべきではない．また，治療開始前に患者，患者家族や介

第**9**章　認知症患者の歯科補綴治療　**107**

護スタッフに義歯の管理方法，着脱方法を指導し，義歯の使用に至らない可能性も十分に説明する必要がある．

● コメント

　家族や介護者としての立場から，歯がない状態を放置したくない，できない，という状況もあるであろう．義歯の受容が難しいことが予想される症例でも，義歯が使用できない可能性に対する介護者の理解と安全性の確保を前提に，患者の負担にならない範囲で，前向きに治療を検討するのが現実に即しているとも思われる．

検索式

● PubMed　　("dementia" [MeSH Terms] OR "dementia" [All Fields]) AND ("dentures" [MeSH Terms] OR "dentures" [All Fields] OR "denture" [All Fields]) AND ("patient compliance" [MeSH Terms] OR ("patient" [All Fields] AND "compliance" [All Fields]) OR "patient compliance" [All Fields] OR "compliance" [All Fields] OR "compliance" [MeSH Terms])　3 hits

● 医中誌　　（認知症 /TH OR 要介護者 /TH OR 高齢者 /TH）AND（義歯装着 /AL OR 義歯使用 /AL OR 義歯治療 /AL）AND（PT= 会議録除く）AND（DT=2001：2017）　66 編

● ハンドサーチ　　0 件

（検索日：2018 年 1 月 9 日）

参考文献

1) Taji T, Yoshida M, Hiasa K, et al.：Influence of mental status on removable prosthesis compliance in institutionalized elderly persons. Int J Prosthodont 18：146-149，2005.
2) 田地　豪，赤川安正：高齢者の義歯治療―その適応の判断基準―．日本歯科評論 68：123-130，2008.
3) 羽田　勝，蟹谷容子，市川哲雄，ほか：要介護高齢者の義歯使用を困難にする要因に関する研究．老年歯学 16：22-28，2001.
4) 水口俊介，高岡清治，伊藤淳二，ほか：介護老人福祉施設における食事形態および義歯装着の状況とそれらに関わる要因．老年歯学 20：180-186，2005.

エビデンスの強さ　　C（弱）：効果の推定に対する確信は限定的である
文献による信頼度　　B：支持する論文が 1 つ以上ある
CMによる信頼度　　B：ほぼ一致（最終的な VAS 平均値が 8.5 未満 7.5 以上）

| 健常 | MCI | 軽度 | 中等度 | 重度 | 終末期 |

CQ 9-2 認知症患者の義歯の修理・調整は，新義歯製作よりも有効か

推奨文

中等度以上の認知症患者においては，使用率の点からは義歯修理・調整のほうが新義歯製作よりも有利であると考えられ，やむを得ず新義歯製作する場合には現義歯の欠点を補い，その特徴を可及的に変えない設計を考慮する．

解説文

背景

リリーフや咬合調整といった小規模な義歯調整であれば問題になることは少ないが，新義歯製作や義歯形態が変わってしまうような大きな修理・調整を行った場合，新しい義歯に適応できなくなる場合がある．

解説

一般的な診療に対し，日本補綴歯科学会のガイドラインでは，義歯床が不適合，かつ下顎位・咬合高径・咬合関係が誤っており，調整により改善しない場合には新義歯製作が必要としている．認知症患者や要介護高齢者において，新義歯製作と修理・調整とを直接比較した論文は存在しない．しかし，介護力強化型病院に入院中の要介護高齢者を対象として義歯製作時期と義歯の使用率を調査した報告[1]では，入院前に義歯を製作していたすべての人が入院後も使用していたのに対し，入院後に義歯を製作した人の使用率は低く，さらに認知症患者ではその差は顕著であったとされている．また，British Society of Gerodontology と British Society for Disability and Oral Health のガイドライン[2]でも，義歯を再製作する場合には，義歯に対する受容性の観点から複製義歯などを使い旧義歯の特徴を踏襲しつつ，徐々に形態を整えていくべきであるとされている．

一方で，新義歯製作をした場合と修理・調整のみの場合の比較において，使用率以外のもの，つまり咀嚼や嚥下などの機能的な観点や栄養摂取，食事内容などをアウトカムとする報告はみられない．

これらの点より，義歯修理・調整のほうが新義歯製作よりも有効であるとする確たる根拠はない．しかし，装着して使用できる義歯が存在するのであれば，まず調整・修理を行うことを推奨する．

さらに，新義歯を製作する必要が生じた場合には，認知症の重症度や進行度を考慮に入れたうえで，現義歯の特徴を生かしながら徐々に新義歯製作を行うことが奨められる．

● コメント

　患者本人や家族・介護者からは新義歯製作に対する期待は大きい．一方で，中等度・重度認知症患者において新義歯を製作しても，新義歯に適応できない場合が認められる．認知症患者においては義歯に対する受容性が低下している可能性を認識し，使用している義歯が口腔内で機能している場合には，受容できている義歯の状態や経過をよく検討し，その優位点と欠点をより慎重に見極めることが必要である．また，義歯修理・調整においても，装着している義歯の優位点を失わないように適切に対応することが求められる．

検索式

● PubMed

("dementia" [MeSH Terms] OR "dementia" [All Fields]) AND ("aged" [MeSH Terms] OR "aged" [All Fields] OR "elderly" [All Fields]) AND ("dental care" [MeSH Terms] OR ("dental" [All Fields] AND "care" [All Fields]) OR "dental care" [All Fields] OR ("dental" [All Fields] AND "treatment" [All Fields]) OR "dental treatment" [All Fields]) AND ("diagnosis" [Subheading] OR "diagnosis" [All Fields] OR "diagnosis" [MeSH Terms]) AND planning [All Fields]　6 hits

● 医中誌

(認知症 /TH OR 要介護者 /TH OR 高齢者 /TH) AND 義歯治療 /AL AND (PT= 会議録除く)　20 編

● ハンドサーチ　　0 件

(検索日：2018 年 1 月 9 日)

参考文献

1) 前田直人，坂本隼一，兒玉直紀，ほか：高齢者施設における認知症および寝たきり状況と義歯使用状況の関連：予備的研究．日補綴歯会誌 4：419-426，2012.
2) Fiske J, Frenkel H, Griffiths J, Jones V：British Society of Gerodontology, British Society for Disability and Oral Health：Guidelines for the development of local standards of oral health care for people with dementia. Gerodontology 23 (Suppl. 1)：5-32，2006.

エビデンスの強さ	D（とても弱い）：効果の推定がほとんど確信できない
文献による信頼度	C：支持する論文が見当たらない
CMによる信頼度	B：ほぼ一致（最終的な VAS 平均値が 8.5 未満 7.5 以上）

| 健常 | MCI | 軽度 | 中等度 | 重度 | 終末期 |

CQ 9-3 認知症患者の義歯安定剤の使用は，リライン・新義歯製作より有効か

推奨文

義歯不適合の症例で，リラインや新義歯製作による対応が困難な場合，日常的な口腔と義歯の衛生管理が可能であることを条件に，代替手段として義歯安定剤の使用を考慮する.

解説文

背景

　義歯床粘膜面の不適合により維持安定が不良な症例には，リラインや新義歯製作による対応が標準的である．しかし認知症患者のなかには，それらの治療を受容できない者や，新義歯やリライン後の義歯に適応できず，義歯の使用が途絶える者がいる．これらが危惧される症例では，代替の対応を考慮する．義歯安定剤の使用は，その候補である.

解説

　米国補綴歯科学会が 2011 年に公表した『全部床義歯のケアとメインテナンスのガイドライン』[1) は，15 項中 7 項を義歯安定剤に費やし，適切な義歯安定剤の使用が義歯の維持安定の改善や床下への食品迷入の阻止に寄与し，咀嚼能力向上のエビデンスはないものの，義歯使用者のクオリティオブライフ（quality of life：QOL）を向上させると記している．同様の効果は認知症患者にも期待できる可能性が高い.

　一方，同ガイドラインは，半年を超える継続使用には安全面のエビデンスがないため，歯科医師等が定期診査を行うこと，亜鉛を含む製品には不適切な使用による健康被害のおそれがあるため，予防の観点から使用を避けること，義歯安定剤は義歯と口腔から毎日の口腔清掃の際に完全に除去することを推奨している．義歯安定剤の多くはたやすく除去できず，また認知症患者は義歯清掃不良のリスクが高いことが知られている（CQ 5-5，5-6 の解説を参照のこと）．したがって，介護者等による口腔衛生介助を含め，口腔と義歯の衛生管理が適切に実施されていることを義歯安定剤の使用の前提条件とすること，使用中は歯科医師等が定期的に口腔衛生状態や口腔組織の健康状態を確認することが推奨される.

　2006 年に英国老年歯学会と英国障害者口腔保健学会が公表した『認知症患者の口腔保健に係る地域基準策定のためのガイドライン』[2) は，本症に合併する運動障害や唾液分泌量の異常等が原因で，義歯安定剤を必要とする患者の存在を記している．必ずしもリラインや新義歯製作の適応ではないこれら症例についても，義歯安定剤を使用する際は，上述の配慮が推奨される.

第9章　認知症患者の歯科補綴治療　111

なお，認知症患者における義歯安定剤の効果や安全性にはエビデンスがない．使用の際はそれらに十分な注意を払うべきである．

● コメント

　パネリストから，認知症患者における義歯安定剤の有用性と，義歯や口腔からの除去困難に伴う大きな介護負担が，異口同音に指摘された．義歯安定剤がすでに広範に利用されている証左であり，本剤の安全で適正な使用方法に関して，家族等の介護者への指導の重要性が伺われた．一方，義歯安定剤の効果はすでに多くの研究で報じられてきたが，非認知症患者を対象に行われた研究の知見を認知症患者に外挿することには十分な慎重さが求められる．推奨の信頼性を高めるべく，今後知見を重ねていかねばならない．

検索式 ....

● PubMed　　((("dementia" [MeSH Terms] OR "cognition" [MeSH Terms]) AND "dentures" [MeSH Terms]) AND (("dentures" [MeSH Terms] OR "dentures" [All Fields] OR "denture" [All Fields]) AND ("stabilizer" [All Fields] OR "liner" [All Fields] OR "adhesive" [All Fields]))
　　　　　　　1 hit

● 医中誌　　　(((((認知症 /TH or 認知症 /AL)) and (PT= 会議録除く)) or ((認知低下 /AL) and (PT= 会議録除く))) and (((義歯 /TH or 義歯 /AL)) and (PT= 会議録除く))) and (((義歯安定剤 /TH or 義歯安定剤 /AL)) and (PT= 会議録除く))　1 編

● ハンドサーチ　　0 件

（検索日：2018 年 1 月 9 日）

参考文献 ....

　1)　Felton D, Cooper L, Duqum I, et al.：American College of Prosthodontists：Evidence-based guidelines for the care and maintenance of complete dentures：a publication of the American College of Prosthodontists. J Prosthodont 20(Suppl. 1)：S1-S12, 2011.
　2)　Fiske J, Frenkel H, Griffiths J, et al.：Guidelines for the development of local standards of oral health care for people with dementia. Gerodontology 23(Suppl. 1)：5-32, 2006.

エビデンスの強さ　　D（とても弱い）：効果の推定がほとんど確信できない

文献による信頼度　　C：支持する論文が見当たらない

CMによる信頼度　　C：一致の傾向（最終的な VAS 平均値が 7.5 未満 6.0 以上）

健常	MCI	軽度	中等度	重度	終末期

CQ 9-4 認知症患者の義歯設計に際し, 家族等の介護力を考慮すべきか

推奨文

認知症患者の義歯設計に際し, 義歯の着脱性や清掃性については, 家族や介護職等の介護力を考慮することが推奨される.

解説文

▌背景

一般に義歯を設計・製作する目的は, 口腔機能の回復（リハビリテーション）と残存組織の保全（疾病の増悪の予防）である. この範疇で, 認知症患者に義歯を設計する場合, 認知症でない患者よりも, 義歯の着脱や清掃等の衛生管理の面で配慮が必要となる可能性がある.

▌解説

認知症は進行性の病態であり, 患者自身による義歯の着脱や清掃等の衛生管理は病態の進行とともに困難となる. 一方, これらの困難を介護者の介入により解消することで, 義歯を安全に使用できる期間を延長することが可能となるが, その可否, 程度は, 介護リソースに応じた介護者の介護力に依存する. したがって認知症患者の義歯設計に際し, 義歯の着脱性や清掃性については, 家族や介護職等の介護力を考慮することが推奨される. なおこの推奨は, International Classification of Functioning, Disability and Health（ICF）[1] の生活機能モデルで想定されている生活機能とこれに影響する健康状態ならびに人的な環境因子の関係に基づくものであるが, 直接的なエビデンスに基づくものではない.

● コメント

介護力は, 患者の入院, 転院, 入所や, 家族の ADL の急激な低下などによって変化しやすいことを念頭に置いた対応が必要である. とりわけ口腔の衛生管理は, 排泄の介助よりも家族の協力を得ることが難しく見過ごされる現実があることから, 義歯の着脱や清掃等の口腔衛生管理に慣れた家族や介護職等の介護者の有無に留意した対応が必要と考えられる.

検索式

● PubMed　　(("dementia" [MeSH Terms]) OR "cognition" [MeSH Terms]) AND "denture" [MeSH Terms]　**76 hits**

● 医中誌　　（認知症 /TH or 認知症 /AL）and（義歯 /TH or 義歯 /AL）and（PT= 会議録除く）　**288 編**

第**9**章　認知症患者の歯科補綴治療　**113**

● ハンドサーチ　　1件

（検索日：2018年1月9日）

参考文献 ···

1）　International Classification of Functioning. Disability and Health. http://www.who.int/classifi-cations/icf/en/

エビデンスの強さ　D（とても弱い）：効果の推定がほとんど確信できない
文献による信頼度　C：支持する論文が見当たらない
CMによる信頼度　A：一致（最終的な VAS 平均値が 8.5 以上）

| 健常 | MCI | 軽度 | 中等度 | 重度 | 終末期 |

CQ 9-5 認知症患者の義歯の設計は，機能性よりも着脱性のほうを優先すべきか

推奨文

重度認知症患者においては，機能性よりも着脱性のほうを優先することを考慮してもよい.

解説文

背景

　認知機能の低下に伴い義歯使用が困難になる原因の1つとして，「義歯の着脱困難」が挙げられる. 認知症患者は「義歯の着脱」という行為そのものを忘れてしまったり，拒否するようになる. 上肢，特に手指の巧緻性の低下を伴って着脱行為ができなくなってしまい，それに端を発して義歯使用困難へとつながる事例等もみられる. 加えて，重度認知症になると，他者が義歯の着脱や清掃等を介助するようになることから，全身状態や協力度等によっては着脱が困難となり，たとえ本人が義歯装着を希望したり，使用できる能力が残存していても義歯使用を他者に止められてしまう現状もある.

　認知症患者の義歯を設計する場合，義歯本来の機能を求め，従来からの健常者に対する義歯設計と同様にするのか，一日でも長く義歯を使用してもらえるよう着脱性を重視した設計にするべきか，さまざまな議論が交わされている.

解説

　リハビリテーション医学の分野では，認知機能と上肢の巧緻性との間に強い関連があるとの報告がある[1].

　歯科医学の分野では，認知症患者を対象に，義歯使用の可否と，認知機能や日常生活動作との関連を確認した論文が散見された. 手指の機能低下・更衣の可否と，義歯非使用の状態との間に関連を認めた報告もあったものの，部分床義歯における設計といった観点で確認したものは認めなかった.

　ミニメンタルステート検査（mini-mental state examination：MMSE）で中等度である14点以下になると義歯使用が困難になる報告[2]，要介護高齢者における義歯の非使用の状態は残存歯数や，口腔機能・手指機能の低下と関連しているとの報告[3]，義歯着脱や口腔清掃の可否が義歯使用率に影響を及ぼす可能性があるとの報告[4]，さらには重度認知症患者になると義歯を取り外す時間が有意に延長するとの報告[5]もみられた. 認知症患者では，認知度の進行に伴い，義歯の着脱を自力で行うことが困難となり，介助が必要な状況となる[6]. 患者に義歯を受け入れてもらうためにも，まずは義歯自体の質を保ち，咀嚼や咬合といった機能を維持させることを考えなければならない. 一方，着脱性を優先しすぎて，機能時の安定（維持）を損ねるような義歯を使用することによ

第9章　認知症患者の歯科補綴治療　115

り，円滑な咀嚼機能の妨げや，誤飲等を含めた安全性の問題を招くことも考えられるため，義歯の設計はその使用目的や介護リソースなども含めて慎重な判断が必要である．

● コメント

歯科医師や歯科衛生士が介護者に対して義歯着脱のコツを説明し，理解と協力を得られるよう広く啓発していくことも必要である．

検索式

● PubMed （"dementia" OR "cognition"）AND "denture"　76 hits

● 医中誌 （認知症 or 認知低下）and（義歯）　114 編

● ハンドサーチ　0 件

（検索日：2018 年 1 月 9 日）

参考文献

1) 尹　智暎，大藏倫博，角田憲治，ほか：高齢者における認知機能と身体機能の関連性の検討．体力科学 59：313-322，2010.

2) Taji T, Yoshida M, Hiasa K, et al.：Influence of mental status on removable prosthesis compliance in institutionalized elderly persons. Int J Prosthodont 18：146-149，2005.

3) Minakuchi S, Takaoka S, Ito J, et al.：Factors affecting denture use in some institutionalized elderly people. Spec Care Dentist 26：101-105，2006.

4) 羽田　勝，蟹谷容子，市川哲雄，ほか．：要介護高齢者の義歯使用を困難にする要因に関する研究．老年歯学 16：22-28，2001.

5) Kubo K, Iinuma M, Shibutani T, et al.：Denture-handling ability of elderly persons with dementia：Examination of time spent inserting and removing denture. Spec Care Dentist 27：149-153，2007.

6) 平野浩彦：認知症高齢者の歯科治療計画プロセスに必要な視点．日補綴会誌 6：249-254，2014.

エビデンスの強さ　D（とても弱い）：効果の推定がほとんど確信できない

文献による信頼度　C：支持する論文が見当たらない

CMによる信頼度　B：ほぼ一致（最終的な VAS 平均値が 8.5 未満 7.5 以上）

| 健常 | MCI | 軽度 | 中等度 | 重度 | 終末期 |

CQ 9-6 認知症患者の義歯の衛生管理は本人よりも介護者に委ねるべきか

推奨文

認知症患者における義歯の衛生管理は，衛生状態の評価を適宜行い，自立支援を考慮しながら，セルフケア能力に応じて，本人から介護者に委ねてもよい．

解説文

背景

　認知症患者は義歯を装着していることが多く，認知機能低下の進行とともに，セルフケアが困難になることから，義歯の衛生状態は不良な場合が多い．不衛生な義歯は口腔内微生物の温床となりやすく，う蝕や歯周病，義歯性口内炎，誤嚥性肺炎にも通ずるため，認知症患者における義歯の衛生管理は重要である．

解説

　認知症患者の義歯の衛生状態については，いくつかの横断研究があり，認知症の有無によって義歯の衛生状態に差を認めなかった報告[1, 2]と認めた報告[3, 4]がある．75歳以上の認知症患者を対象とした症例対照研究[3]では，アルツハイマー型認知症が義歯の衛生状態を悪化する要因として抽出されており，義歯使用中の要介護高齢者176名を対象とした横断研究[4]でも，義歯の衛生状態は認知症があると悪化することが明らかとなっている．

　認知症患者において，義歯の衛生状態が悪化する原因は，認知機能低下により，セルフケア能力の低下[5]，就寝中の義歯装着の増加[6]，介護者によるケアの拒否などが生じて，義歯の適切な衛生管理が困難になるからである[7]．クラスプなどの支台装置にはプラークが付着しやすく，う蝕や歯周病を増悪させやすい．また，義歯床は多孔性であり吸水性を有するため，不衛生な義歯は口腔内微生物のリザーバーとなりやすく，カンジダによる義歯性口内炎の原因となり，嚥下機能低下による誤嚥性肺炎にも通ずるため，義歯の衛生管理は認知症患者においてきわめて重要である．

　そのため，認知症患者においては義歯の衛生管理を適宜評価することが重要であり，また，評価の結果と現場の介護力に応じて，義歯の衛生管理を本人から介護者に委ねていくべきである．その際，認知症の重症度や本人の性格に合わせながら，セルフケアの確認，部分介助，全介助と段階的に介護者が関わるだけでなく，自助に代表される認知症患者の自立支援も考慮することが推奨される．そのためには，MCI（軽度認知機能障害）や軽度認知症以前の段階で，着脱が容易で洗浄しやすい設計の義歯を装着し，義歯の衛生管理を習慣化させることが重要であるが，そのためのエビデンスは不明な点も多い．

第9章　認知症患者の歯科補綴治療　117

介護者による義歯の衛生管理については，歯科専門職が口腔の状態と介護力に合わせて，義歯の着脱や使用方法，保管方法も含めて義歯の衛生管理指導を介護者に行うことが重要である．要介護高齢者 219 名を対象とした介入研究 [1] では，介護者に 2 日間の包括的な口腔衛生管理に関する教育を実施し，義歯洗浄に超音波洗浄を導入した群では，認知症の有無にかかわらず，6 カ月後の義歯の衛生状態が対照群と比較して有意に改善したと報告されている．

　以上より，認知症は進行性の疾患であり，義歯の衛生管理をセルフケアだけで維持することは困難な可能性が高いため，早期から歯科医療従事者が定期的な評価を実施し，介護者への指導を行うことが推奨される．その際には，認知症の病態をよく理解し，中核症状や周辺症状，個人の性格，生活環境，現場の介護力，その他の医療保健福祉専門職の関わりなど，個別の事情や自立支援にも十分に配慮することが大切である．また，義歯の衛生管理の目的や方法については，本人や介護者に十分説明し，洗浄時の義歯の破損や，義歯洗浄剤の誤飲・誤嚥，義歯装着時・取り外し時の歯牙や粘膜の損傷など，義歯の衛生管理時に発生し得る有害事象に対する注意喚起と指導を十分に行う必要がある．

検索式

● PubMed　　("dementia"［MeSH Terms］OR "dementia"［All Fields］) AND ("dentures"［MeSH Terms］OR "dentures"［All Fields］OR "denture"［All Fields］) AND ("hygiene"［MeSH Terms］OR "hygiene"［All Fields］)　37 hits

● 医中誌　　((認知症 /TH or 認知症 /AL) and (義歯 /TH or 義歯 /AL) and (清掃 /TH or 清掃 /AL)) and (PT= 原著論文)　20 編

● ハンドサーチ　0 件

（検索日：2018 年 1 月 9 日）

参考文献

1)　Cabrera T, Baumgart D, Rammelsberg P, Hassel AJ：Carers' education improves oral health of older people suffering from dementia—results of an intervention study. Clin Interv Aging 11：1755-1762, 2016.

2)　Corcodel N, Hassel AJ：Poor dental hygiene and periodontal health in nursing home residents with dementia：an observational study. Odontology 105：208-213, 2017.

3)　Ruoppi P, Komulainen K, Hartikainen S, et al.：Dementia and oral health among subjects aged 75 years or older. Gerodontology 29：36-42, 2012.

4)　Zimmerman S, Austin S, Cohen L, et al.：Readily identifiable risk factors of nursing home residents' oral hygiene：Dementia, hospice, and length of stay. J Am Geriatr Soc 65：2516-2521, 2017.

5)　Chen X, Clark JJ, Naorungroj S：Oral health in nursing home residents with different cognitive statuses. Gerodontology 30：49-60, 2013.

6)　Hatipoglu MG, Kabay SC, Güven G：The clinical evaluation of the oral status in Alzheimer-type dementia patients. Gerodontology 28：302-306, 2011.

7)　新井康司，角　保徳，植松　宏，ほか：痴呆性高齢者の歯科保健行動と摂食行動 国立療養所中部病院歯科における実態調査．老年歯学 17：9-14, 2003.

エビデンスの強さ	B（中）：効果の推定に中等度の確信がある
文献による信頼度	B：支持する論文が 1 つ以上ある
CMによる信頼度	A：一致（最終的な VAS 平均値が 8.5 以上）

| 健常 | MCI | 軽度 | 中等度 | 重度 | 終末期 |

CQ 9-7 認知症患者において，義歯への名前入れは，義歯の紛失防止に有効か

推奨文

取り違えあるいは紛失の防止のために，義歯への名前入れは推奨される．

解説文

背景

義歯の取り違えや紛失は，義歯の管理が困難な認知症患者において生じる可能性は高く，その場合に義歯の使用自体をも不可能にしてしまうことにつながる．このような義歯の取り違えや紛失といった事故を防止し，義歯の管理をより確実にするために，義歯に名前を入れて個人識別ができるようにしておくこと（以下，デンチャーマーキング）が行われる．認知症患者においてのデンチャーマーキングは，徘徊時や災害時の身元確認にも有効であると考えられる．

解説

デンチャーマーキングの意義には，①義歯自体の所有者の明示確認，②義歯使用者の身元確認の 2 つがある．古くから法歯学的観点においてデンチャーマーキングの有効性は報告されてきており，災害時の身元確認には有力な方法である．これまで，わが国においては，デンチャーマーキングはほとんど行われてきていないが，近年，歯科医師が個人で行ったり，歯科医師会や歯科技工士会により施設などでボランティア事業にて行われつつある．

デンチャーマーキングについて，その必要性について述べた報告は多いが，特に認知症に対して義歯の取り違えや紛失防止のために，デンチャーマーキングの有効性を検討した研究や報告は見あたらなかった．しかし，認知症の疑いがある者を含む要介護高齢者が入所する施設の介護職員や看護職員におけるアンケートにおいて，デンチャーマーキングは有用であると評価した報告が 2 件あった[1, 2]．また，施設や病院における認知機能が低下した義歯装着者にデンチャーマーキングがなされるべきであるとの記載[3, 4, 5]，認知症患者は義歯の管理能力が劣る研究結果から，デンチャーマーキングを推奨する考察記載がある論文[6]，認知症義歯装着者は夜間の義歯撤去が義歯の紛失等につながるためデンチャーマーキングを推奨する考察記載がある論文[7]があった．

認知症義歯装着者に限らず，義歯紛失への対処や災害時等の法歯学的観点からデンチャーマーキングは推奨されており，施設等に入所している認知症義歯装着者にはデンチャーマーキングは紛失防止の点に加え，義歯の取り違えの点からも有効であると思われる．

実際にデンチャーマーキングを実施する場合には，義歯所有者や家族に同意を得るこ

と，識別片の埋入で義歯の強度を失わないこと，審美性や装着感を損なわないこと，デンチャープラークの付着を増長しないこと，識別部の経時的変化がなく識別可能であることなどの配慮が必要である．

● コメント

　デンチャーマーキングの識別片は医用材料として認められたものが用いられなければならない．簡便で法的に認められる方法が提唱され普及することが望ましいと考えられる．また，複数の義歯を持つ者が上下顎の義歯のペアを認識できたり，文字等の読みやすさに配慮したデンチャーマーキングが必要な場合もある．

検索式

● PubMed

#1 ((“dementia”［MeSH Terms］OR “dementia”［All Fields］) OR (“cognition”［MeSH Terms］OR “cognition”［All Fields］)) AND ((((“dentures”［MeSH Terms］OR “dentures”［All Fields］OR “denture”［All Fields］) AND “marking”［All Fields］) OR ((“dentures”［MeSH Terms］OR “dentures”［All Fields］OR “denture”［All Fields］) AND (“product labeling”［MeSH Terms］OR (“product”［All Fields］AND “labeling”［All Fields］) OR “product labeling”［All Fields］OR “labeling”［All Fields］)))　2 hits

#2 ((“dementia”［MeSH Terms］OR “dementia”［All Fields］) OR (“cognition”［MeSH Terms］OR “cognition”［All Fields］)) AND (“dentures”［MeSH Terms］OR “dentures”［All Fields］OR “denture”［All Fields］)) AND lost［All Fields］　5 hits

#3 ((“dementia”［MeSH Terms］OR “dementia”［All Fields］) OR (“cognition”［MeSH Terms］OR “cognition”［All Fields］)) AND (“dentures”［MeSH Terms］OR “dentures”［All Fields］)　142 hits

● 医中誌

#1 ((認知症 /TH or 認知症 /AL) or 認知低下 /AL) and（義歯の名前入れ /AL or デンチャーマーキング /AL or 義歯管理 /AL)　0 編

#2 ((認知症 /TH or 認知症 /AL) or 認知低下 /AL) and 義歯の取り扱い /AL　2 編

#3 ((認知症 /TH or 認知症 /AL) or 認知低下 /AL) and（義歯 /TH or 義歯 /AL）　114 編

● ハンドサーチ　1 件

（検索日：2018 年 1 月 9 日）

参考文献

1) 金井博文，笠原　浩，太田慎吾，ほか：要介護高齢者とデンチャー・マーキング　有床義歯への「ネーム入れ」の効果．老年歯学 11：18-24，1996.

2) 下山和弘，小川仲子，海野雅浩，ほか：老人施設におけるデンチャー・マーキングの必要性．老年歯学 7：8-13，1992.

3) 下山和弘，林田亜美子：デンチャーマーキングの必要性．老年歯学 17：72-74，2002.

4) Kalyan A, Clark RK, Radford DR：Denture identification marking should be standard practice. Br Dent J 216：615-617，2014.

5) Chalian VA, Sayoc AM, Ghalichebaf M, Schaeffer L：Identification of removable dental prosthesis．J Prosthet Dent 56：254-256，1986.

6) 新井康司，角　保徳，植松　宏，ほか：痴呆性高齢者の歯科保健行動と摂食行動—国立療養所中部病院歯科における実態調査—．老年歯学 17：9-14，2002.

7) 池邉一典，難波秀和，谷岡　望，ほか：介護の必要な高齢者の口腔内状態と義歯使用状況—生活環境及び痴呆の有無による影響—．老年歯学 12：100-106，1997.

エビデンスの強さ	B（中）：効果の推定に中等度の確信がある
文献による信頼度	B：支持する論文が 1 つ以上ある
CMによる信頼度	A：一致（最終的な VAS 平均値が 8.5 以上）

健常	MCI	軽度	中等度	重度	終末期

CQ 9-8 認知症患者の新義歯製作は，しない場合よりも摂食機能・食形態・栄養状態の維持向上に有効か

推奨文

新義歯製作が摂食機能・食形態・栄養状態の維持向上に有効である根拠となる研究はなかった．エビデンスは乏しいが，義歯の使用に関しては，受け入れが可能な症例において，限局的に摂食機能の維持に有効である可能性がある．

解説文

背景

　認知症患者では，食行動の変化や摂食嚥下機能の低下，栄養摂取量の不足により低栄養をきたす場合がある．歯の欠損が，摂食機能・食形態・栄養状態の不良の原因であるとの判断から，不適合義歯を使用している場合や義歯が未使用である場合には，新義歯製作が検討されるが，認知症の重症度によっては義歯の受容が困難であることも多い．新義歯を製作したにもかかわらず未使用であったり，新義歯製作を繰り返したりしている場合もある．一方で，新義歯製作により咀嚼機能が回復し摂食嚥下機能に良好な影響を及ぼす可能性もあり，新義歯製作を行うには認知症の重症度を考慮する必要がある．

解説

　基本的に義歯の受け入れが困難な症例では，新義歯製作か修理義歯かにかかわらず，摂食嚥下機能・食形態・栄養状態の維持向上に有効である根拠は少ない．症例報告では，義歯の受け入れ可能な胃瘻の患者に対し，新義歯製作を機に家族を含めた介助側のモチベーションが向上したために，胃瘻から経口摂取に移行できた症例が報告されていた[1]．しかし，義歯使用に関しては新義歯製作の効果は限局的であるため，認知機能の低下が著しい症例に対しては，基本的には摂食嚥下機能・食形態・栄養状態の維持向上のための新義歯製作は推奨されないと考える．また，患者本人が経口摂取に対して積極的で，義歯の受け入れが可能な症例では，お楽しみ程度の経口摂取機能の維持に関与している可能性が認められたが[2]，新義歯製作を推奨する確証はない．

　なお，認知症患者に限定したものではないが，認知機能低下のある要介護高齢者を対象とした研究で，新義歯使用者の8割弱が義歯使用を継続し，栄養改善につながったという研究もあることから[3]，認知機能の評価を行い適応となる患者については，その効果が期待できる可能性もある．

● コメント

　認知症患者において，義歯の使用を継続している場合と，あるいは長期に義歯を所持していない場合とでは新義歯装着への受容性が異なることへの考慮が必要である．ま

第9章　認知症患者の歯科補綴治療　**123**

た，義歯の使用と摂食嚥下機能・食形態・栄養状態の維持，向上の関係について検討された論文はあるが，これは認知機能低下を示す高齢者を対象とした研究である．認知症患者についてはエビデンスのある論文が抽出されず，本領域の研究の発展が望まれる．

　なお，認知症患者に対する新義歯製作・装着は困難なものとして，始めから取り組まない臨床現場が少なくないが，認知症のレベルにかかわらず受容可能なケースも散見されている．現在義歯を使用していない，あるいは使用している義歯が調整しても不適合な状態が続いている場合には，摂食嚥下機能・食形態・栄養状態の維持改善を目的に，新義歯製作・装着を積極的に試みることが当事者や家族からは期待されている．

検索式

● PubMed　　　"dementia" [MeSH Terms] AND "dentures" [MeSH Terms] AND (disphagia [MeSH Terms] OR "food" [MeSH Terms] OR Nutritional [MeSH Terms])　0 hit

● 医中誌　　　義歯 AND 摂食機能 AND 認知症　2 編

● ハンドサーチ　1 件

（検索日：2018 年 1 月 9 日）

参考文献

1) 松香芳三，笈田育尚，熊田　愛，ほか：家族の介護により経口摂取が可能となり，胃瘻から脱却した症例．老年歯学 24：91-96，2009.
2) 板木咲子，冨來博子，山根次美，ほか：摂食・嚥下訓練の実施と舌接触補助床の装着により楽しみレベルの経口摂取に繋がったアルツハイマー型認知症患者の一例．日歯衛会誌 8：70-74，2013.
3) Kanehisa Y, Yoshida M, Taji T, et al.：Body weight and serum albumin change after prosthodontic treatment among institutionalized elderly in a long-term care geriatric hospital. Community Dent Oral Epidemiol 37：534-538，2009.

エビデンスの強さ　　C（弱）：効果の推定に対する確信は限定的である
文献による信頼度　　C：支持する論文が見当たらない
CMによる信頼度　　B：ほぼ一致（最終的な VAS 平均値が 8.5 未満 7.5 以上）

| 健常 | MCI | 軽度 | 中等度 | 重度 | 終末期 |

CQ 9-9 高齢者において，義歯装着は認知症予防に有用か

推奨文

使用可能な義歯装着は認知症の予防に有用となる可能性がある．

解説文

● 背景

　動物実験では咬合支持を失うと記憶・学習などの高次脳機能が低下することが多く報告されている．また，臨床では義歯を装着することで，高齢者の日常生活動作（activity of daily living：ADL）を高め，クオリティオブライフ（quality of life：QOL）を確保することを体験することも多い．しかし，ヒトを対象として義歯装着が認知症予防に有効であることを検討する場合，日常生活におけるさまざまな環境要因が影響することが予想される．

● 解説

　認知症の認定を受けていない 65 歳以上の日本人 4,425 名を対象とした 4 年間のコホート研究の結果，年齢，咀嚼機能，ボディマス指数（body mass index：BMI），治療疾患の有無や生活習慣などにかかわらず，残存歯が少ない義歯非使用者は，20 本以上残存歯を有する人の 1.9 倍，認知症発症のリスクが高いことがわかった．さらに，残存歯が少なくても義歯を使用することで，認知症の発症リスクを 4 割抑制できる可能性も示されている[1]．一方，義歯使用者は義歯非使用者よりも，認知症の進行を遅らせることができるという報告はない．

　しかし，寝たきりまたは認知症になる前に義歯を使用できている人は，寝たきりまたは認知症になった後も同じ義歯を使用できる可能性が高いことが示唆されており[2]，義歯製作時期や設計には配慮する必要がある．

　義歯装着といっても咀嚼などの口腔機能を維持できる義歯が装着されていることが大前提であり，順応性が低下している高齢者だからこそ，良質な義歯の製作が必要となる．

◉ コメント

　パネリストの発言にあったように，介護等の現場では「義歯装着」が認知症予防に影響することは知られているようではあるが，「義歯装着」によって認知症を完全に予防できるわけではなく，「義歯装着」によるどんな因子（痛みがない，よく噛める，見た目が良い，外れない等々）が認知症予防につながるか，今後の研究が期待される．このような研究によって，高齢者の認知症予防効果を期待する義歯製作時に考慮すべき因子が解明されれば，認知症予防に歯科医師がより貢献できると考えられる．

第9章　認知症患者の歯科補綴治療　　125

検索式

● PubMed　　　((“dementia”［MeSH Terms］) OR “cognition”［MeSH Terms］) AND “denture”［MeSH Terms］　81 hits

● 医中誌　　　認知症 OR 認知低下 AND 義歯　127 編

● ハンドサーチ　0 件

（検索日：2018 年 1 月 9 日）

参考文献

1)　Yamamoto T, Kondo K, Hirai H, et al.：Association between self-reported dental health status and onset of dementia：a 4-year prospective cohort study of older Japanese adults from the Aichi Gerontological Evaluation Study（AGES）Project. Psychosom Med 74：241-248, 2012.

2)　前田直人，坂本隼一，兒玉直紀，ほか：高齢者施設における認知症および寝たきり状況と義歯使用状況の関連予備的研究．日補綴歯会誌 4：419-426, 2012.

エビデンスの強さ　C（弱）：効果の推定に対する確信は限定的である

文献による信頼度　B：支持する論文が 1 つ以上ある

CM による信頼度　B：ほぼ一致（最終的な VAS 平均値が 8.5 未満 7.5 以上）

| 健常 | MCI | 軽度 | 中等度 | 重度 | 終末期 |

CQ 9-10　歯科用インプラント治療は認知症でない人と比べて慎重にすべきか

推奨文

認知症が疑われる場合，インプラント治療前に認知症の有無を十分に把握することが強く勧められ，認知症発症後あるいは軽度認知障害で認知症発症リスクが高い場合，インプラント治療は推奨されない．

解説文

● 背景

インプラント治療を最も実施する年齢層において，認知機能の低下や認知症に罹患することは決して珍しくないことである．また，要介護期における口腔インプラントの取り扱いに関して，その困難さについて患者側の要因，家族や施設スタッフなどの介護者側の要因などから，さまざまな報告や意見が散見される．

● 解説

和田らの報告[1]において，アンケートを実施した対象が日本口腔インプラント学会第 42 回学術大会の専門医教育講座を受講した 1,600 名であり，回答を得られたのはそのうち 244 名とサンプルに偏りがあるものの，認知症がインプラント治療中断のリスクになることが示されている．また，Visser らの症例報告[2]では，施設に入居した認知症患者において，インプラント周囲炎（膿瘍）が生じたり，アバットメントや上部構造が自身の口腔内組織を傷つけているにもかかわらず，患者は疼痛を訴えるのみで自分の状況を周囲の人に伝えることができず，施設スタッフも口腔内にインプラントがあることに気づいていなかったことが報告されている．

今回の検索式では該当論文が 2 編しか検索されなかったが，こうした状況は決して特別なことではないと考える．さらに，論文数が非常に少なく，かつインプラント治療後に認知症になった患者の報告のみである背景には，経験則として，認知症患者にインプラント治療を実施しないことが関連している可能性がある．日本口腔インプラント学会が編集した『口腔インプラント治療指針 2016』にもインプラント治療の禁忌症として認知症は記載されていない．

しかし，認知症は 80 歳代後半の有病率が約 4 割ともいわれ，高齢になれば誰もが罹患する可能性のある，ありふれた疾患である．インプラント治療を施行する場合には，治療中断のリスク，患者の口腔衛生管理の悪化，インプラントによる口腔粘膜の損傷を惹起させる可能性があるため，認知症の検査は必須であると考える．

● コメント

インプラント治療によってほかの補綴歯科治療では得られない機能改善が行われるべ

第9章　認知症患者の歯科補綴治療　**127**

ネフィットと，インプラント治療によって将来生じる可能性のあるリスクを十分に検討
したうえで，患者本人および家族の同意が得られるならば，軽度認知障害および軽度認
知症でインプラント治療が効果的である場合がある．

検索式

● PubMed (((("alzheimer disease"［MeSH Terms］OR "dementia"［MeSH Terms］) OR "amnesia"［MeSH Terms］) OR "cognition disorders"［MeSH Terms］) AND "dental implants"［MeSH Terms］
3 hits

● 医中誌 （認知症／TH or 認知症／AL）and インプラント／AL and（PT＝会議録除く） **65 編**

● ハンドサーチ **0 件**

（検索日：2018 年 1 月 9 日）

参考文献

1) 和田誠大，木村　達，菅波　透，前田芳信：インプラント治療を行った高齢患者の経過に関する
アンケート調査．日口腔インプラント会誌 26：717-722，2013.
2) Visser A, de Baat C, Hoeksema AR, Vissink A：Oral implants in dependent elderly persons：
blessing or burden? Gerodontology 28：76-80，2011.

エビデンスの強さ	D（とても弱い）：効果の推定がほとんど確信できない
文献による信頼度	C：支持する論文が見当たらない
CMによる信頼度	A：一致（最終的な VAS 平均値が 8.5 以上）

| 健常 | MCI | 軽度 | 中等度 | 重度 | 終末期 |

CQ 10-1　変性性認知症の摂食困難の要因には何があるか

推奨文

変性性認知症[*1]の摂食困難（食行動変化と摂食嚥下障害）は，認知症の神経心理学的症状に由来した行動障害（周辺症状）に加え，認知症の進行と老化および合併症による身体機能の低下等の内的要因，環境の不具合等の外的要因が原因である．

解説文

▌背景

　変性性認知症の摂食困難は，進行段階により異なった様相を示す．「摂食行動」は，「個体が固形物や液体を摂取するために計画する考え，動作，行動」と定義されている[1]．認知症患者における摂食の困難には，身体機能のほかに照明や環境音などの食環境の複合要因も関係している[2]．患者の内的要因としては覚醒不良，食欲の低下または亢進，視空間認知障害，物の認知と食に対する関心の低下，注意障害，発動性障害，失見当識，判断力障害，実行機能障害，摂食行動の構築不良，上肢の運動機能障害と失行，顔面・口腔の随意運動障害と口腔顔面失行など摂食行動の障害に影響する要因および廃用症候群などの身体機能低下が重複する[3]．そのためさまざまな食行動変化が生じると推測されている．

▌解説

　変性性認知症における摂食困難は，重度に進行し一般的な心理学的検査が困難である時期の症状であることが多く，また原因疾患による症状の違いが指摘されているため，原因疾患別に解説する．

◉ 1）アルツハイマー型認知症

　アルツハイマー型認知症（Alzheimer's disease：AD）では，病理学的には喉頭粘膜の萎縮により，粘膜感覚も鈍感になり喉頭挙上量が低下するため，喉頭内侵入や誤嚥，さらに絞扼反射が生じやすくなる[4]．アルツハイマー型認知症における嗅覚障害は摂取量低下に影響を与える[5]．環境要因によって引き起こされた心理状態が，摂食行動に影響している[4]．特に観念失行（使い慣れているはずの道具や物を使うことができなくなる障害）のある場合は，食行動変化（食事開始困難，食事の中断等）が生じ，食事介助が必要となることが多い[6]．さらに重度アルツハイマー型認知症においては，状況

[*1]　変性性認知症：脳の変性に起因する認知症をいう．代表的な原因疾患はアルツハイマー型認知症，レビー小体型認知症など．

第10章　認知症患者の摂食嚥下リハビリテーション　**129**

の判断あるいは行動計画が困難であること等に起因する食事開始時の混乱により，自立摂食が開始できなくなることが指摘されている[7]．しかしながら重度な記憶障害をきたしている時期でも手続き記憶（技能や手続き，ノウハウを保持するもの．自転車の運転など）や運動学習（動作を1つの技能として習得していく過程）は保持されるとされているにもかかわらず[8]，重度アルツハイマー型認知症において顕著になる見当識障害（自分が置かれている環境・状況を認識する能力が障害された状態），失認（知覚機能に障害はないにもかかわらず，対象を把握できない認知の障害），行動の計画・修正の障害といった実行機能障害が自立摂食の障害に影響を与える[9]．

● 2）レビー小体型認知症

　レビー小体型認知症（dementia with Lewy bodies：DLB）はアルツハイマー型認知症と比較して特に液体の嚥下困難や嚥下反射潜時の延長，咽頭残留の増加などがみられる．その出現は認知症重症度や錐体外路症状のほかさまざまな要因が複合して，比較的病期の早期よりみられる[10]．また Yamamoto ら[11]は DLB 患者の経口摂取と肺炎発症の経過を調査し，Hoehn-Yahr 重症度分類[*2]での5度は嚥下造影検査（video fluoroscopy：VF）時の誤嚥が観察された場合とともに経口摂取を中止する要因であったと報告している．DLB の進行により舌圧が低下することが口腔期の移送障害にも関連するとの報告もある[12]．加えて DLB に特徴的な症状により摂食困難が引き起こされると報告されている．意識レベルの変動が食事中に生じたことで自立摂食のみならず唾液嚥下が困難となった例，幻視が食事中に出現し，調味料を虫に誤認するなどで食欲がそがれる例などである．

● 3）前頭側頭葉変性症

　前頭側頭葉変性症（frontotemporal lobar degeneration：FTLD）には，前頭側頭型認知症（frontotemporal dementia：FTD），意味性認知症（semantic dementia：SD），原発性進行性失語（primary progressive aphasia：PPA）が含まれる．

　FTD や SD では過食や食行動異常が一般的な症状である[13, 14]．

　行動障害型 FTD は健常者に比較して心拍数が増加し，エネルギー恒常性を障害し，消費エネルギーにも影響することが過食にも影響すると報告される[15]．

　FTD における異食等の摂食行動異常の要因には，左球内皮質および海馬の萎縮による匂い識別能の欠損，味覚同定困難が指摘されている[16]．PPA においては食欲亢進・過食が生じる[17]．SD での食行動異常や嗜好の変化の要因は，味を識別する力または複合した味を同定することが困難であることが指摘されている[18]．

● 4）ハンチントン病

　ハンチントン病（Huntington's disease：HD）では精密な運動制御の困難から食事まで手を伸ばす，つかむ，口に入れるなどの四肢遠位端の運動制御が障害され，またそ

[*2] Hoehn-Yahr 重症度分類
　0度：パーキンソニズムなし
　1度：一側性パーキンソニズム
　2度：両側性パーキンソニズム
　3度：軽－中等度パーキンソニズム．姿勢反射障害あり．日常生活に介助不要
　4度：高度障害を示すが，歩行は介助なしにどうにか可能
　5度：介助による車椅子移動または寝たきり生活

れ自体が進行に関する評価指標となる[19].初期から生じる機能障害には知的機能低下の関与も指摘されている[20].

検索式

● PubMed
（2007 年以降）

#3 （"dementia" [MeSH Terms] OR "dementia" [All Fields]）AND self-feeding [All Fields] AND （"aged" [MeSH Terms] OR "aged" [All Fields] OR "elderly" [All Fields]）9 hits

#4 （"dementia" [MeSH Terms] OR "dementia" [All Fields]）AND （"eating" [MeSH Terms] OR "eating" [All Fields]）AND （"aged" [MeSH Terms] OR "aged" [All Fields] OR "elderly" [All Fields]）332 hits

● 医中誌

#6 （（認知症 /TH or 認知症 /AL））and （（摂食 /TH or 摂食 /AL））and （PT= 原著論文，会議録除く）178 編

#7 （（（（認知症 /TH or 認知症 /AL））and （（食行動 /TH or 食行動 /AL））））and （DT=2007：2017 and （PT= 症例報告除く）and （PT= 原著論文）and CK= ヒト）85 編

● ハンドサーチ 5 件

（検索日：2018 年 2 月 23 日）

参考文献

1) Elsner RJF：Changes in eating behavior during the aging process. Eating Behaviors 3：15-43, 2002.

2) Chang CC, Lin YF, Chiu CH, et al.：Prevalence and factors associated with food intake difficulties among residents with dementia. PLoS One 12, 2017. ：e0171770. doi：10.1371/journal.pone.0171770.

3) De Renzi E, Lucchelli F：The fuzzy doundaries of apperceptive agnosia. Cortex 29：187-215, 1993.

4) Chen LL, Li H, Lin R, et al.：Effects of a feeding intervention in patients with Alzheimer's disease and dysphagia. J Clin Nurs 25：699-707, 2016.

5) Murphy C：The chemical senses and nutrition in older adults. J Nutr Elder 27：247-265, 2008.

6) Wu HS, Lin LC：Comparing cognition, mealtime performance, and nutritional status in people with dementia with or without ideational apraxia. Biol Res Nurs 17：199-206, 2015.

7) Edahiro A, Hirano H, Yamada R, et al.：Factors affecting independence in eating among elderly with Alzheimer's disease. Geriatr Gerontol Int 12：481-490, 2012.

8) Malamut BL, Graff-Radford N, Chawluk J, et al.：Memory in a case of bilateral thalamic infarction. Neurology 42：163-169, 1992.

9) Zimmer NA, Hayden S, Deidan C, Loewenstein DA：Comparative performance of mildly impaired patients with Alzheimer's disease and multiple cerebral infarctions on tests of memory and functional capacity. Int Psychogeriatr 6：143-154, 1994.

10) Shinagawa S, Adachi H, Toyota Y, et al.：Characteristics of eating and swallowing problems in patients who have dementia with Lewy bodies. Int Psychogeriatr 21：520-525, 2009.

11) Yamamoto T, Kobayashi Y, Murata M：Risk of pneumonia onset and discontinuation of oral intake following videofluorography in patients with Lewy body disease. Parkinsonism Relat Disord 16：503-506, 2010.

12) 梅本丈二，坪井義夫，古谷博和，ほか：レビー小体型認知症患者の摂食・嚥下障害 改訂版長谷川式簡易知能評価スケールとの関連について．老年歯医 26：339-345, 2011.

13) Ahmed RM, Irish M, Henning E, et al.：Assessment of eating behavior disturbance and associated neural networks in frontotemporal dementia. JAMA Neurol 73：282-290, 2016.

14) Ahmed RM, Irish M, Kam J, et al.：Quantifying the eating abnormalities in frontotemporal dementia. JAMA Neurol 71：1540-1546, 2014.

15) Ahmed RM, Landin-Romero R, Collet TH, et al.：Energy expenditure in frontotemporal dementia：a behavioural and imaging study. Brain 140：171-183，2017.

16) Omar R, Mahoney CJ, Buckley AH, Warren JD：Flavour identification in frontotemporal lobar degeneration. J Neurol Neurosurg Psychiatry 84：88-93，2013.

17) Rohrer JD, Warren JD：Phenomenology and anatomy of abnormal behaviours in primary progressive aphasia. J Neurol Sci 293：35-38，2010.

18) Piwnica-Worms KE, Omar R, Hailstone JC, Warren JD：Flavour processing in semantic dementia. Cortex 46：761-768，2010.

19) Klein A, Sacrey LA, Dunnett SB, et al.：Proximal movements compensate for distal forelimb movement impairments in a reach-to-eat task in Huntington's disease：new insights into motor impairments in a real-world skill. Neurobiol Dis 41：560-569，2011.

20) Mayeux R, Stern Y, Herman A, et al.：Correlates of early disability in Huntington's disease. Ann Neurol 20：727-731，1986.

エビデンスの強さ	B（中）：効果の推定に中等度の確信がある
文献による信頼度	A：支持する論文が複数あり，ほぼ一致している．信頼性の高い論文がある
CMによる信頼度	B：ほぼ一致（最終的な VAS 平均値が 8.5 未満 7.5 以上）

| 健常 | MCI | 軽度 | 中等度 | 重度 | 終末期 |

CQ 10-2 認知症患者の病型（原因疾患）による摂食嚥下障害の特徴は何か

推奨文

アルツハイマー型認知症（Alzheimer's disease：AD）では主に食行動の障害，レビー小体型認知症（dementia with Lewy bodies：DLB）では誤嚥をはじめとする嚥下障害，前頭側頭型認知症（frontotemporal dementia：FTD）では前頭葉症状による過食や窒息が特有な問題となる．

解説文

背景

　認知症を「認知症症例」とひとくくりにした調査・研究も多くみられるが，摂食嚥下障害においては認知症の原因疾患によってその症状の出現頻度や出現時期が大きく異なる．認知症のケアは個別対応が重要であるが，その前段階として原因疾患ごとの摂食嚥下障害の特徴を押さえておく必要がある．

解説

　これまでの摂食嚥下障害の治療は，脳卒中後の回復期を主たる対象として行われてきており，治療法のエビデンスも脳卒中の回復期を対象としたものが多かった．しかし，近年になり，脳卒中の回復期以外の疾患に対する摂食嚥下障害の治療も積極的に行われるようになり，摂食嚥下リハビリテーション（摂食嚥下リハ）の分野においても，疾患別・病態別対応という考えが広まりつつある．

　認知症患者における摂食嚥下障害の罹患頻度は 13〜57% というものから[1]，多いものでは 81.4% にみられたという報告があり[2]，その数の多さから摂食嚥下リハに対する現場のニーズも大きい．しかし，認知症の原因は種々である．摂食嚥下リハを考えていく際には認知症をひとくくりにするのではなく，原因疾患ごとの摂食嚥下障害の特徴を知っておく必要がある．

　アルツハイマー型認知症では嚥下咽頭期の症状よりも食行動の障害が主となる．具体的には，食べ始めない，食事の途中で止まる，食事の好みの変化といった症状がよくみられ[2,3]，食事摂取量の低下や低栄養の原因になることがある．誤嚥が多くなるのは重度認知機能障害を呈してからである[4]．

　DLB は嚥下咽頭期の症状である誤嚥（不顕性も含む）が多いのが特徴である[5]．そのほか，低血圧，幻視，認知機能の変動，抗精神病薬に対する過敏などがみられることがあり，それらが誤嚥や食事摂取量の低下の原因となることもある[6]．

　FTD ではアルツハイマー型認知症と比べて過食や糖分の過剰摂取が多いことが報告されており[7]，嗜好の変化や食欲に対して衝動的になり過食を起こしたり，どんどん口

第10章　認知症患者の摂食嚥下リハビリテーション　133

に入れて誤嚥や窒息を起こすなど前頭葉症状に起因する食行動の障害が多いことが知られている．嚥下機能に関しては，健常高齢者と比べると咽頭への食塊早期流入，嚥下反射遅延，咽頭残留，誤嚥が多く認められる[8]．

　認知症の多くは慢性経過する進行性疾患であるため，それによって生じた摂食嚥下障害を訓練で治すことは困難である．したがって，治すのではなく，原因疾患による障害の特徴を知ったうえで，その症状に対するケアを考えていくのがポイントとなる．

　もちろん，摂食嚥下障害の症状は，原因疾患の特徴に加えて，認知症ではその個々人の性格や生活歴も大きく影響する．原因疾患ごとの特徴という大きなくくりは必須であるが，それに加えて個別対応という視点ももちつつ，認知症の摂食嚥下リハに臨む必要がある．

検索式

● PubMed

#1　((("alzheimer disease" [MeSH Terms] OR ("alzheimer" [All Fields] AND "disease" [All Fields]) OR "alzheimer disease" [All Fields] OR "alzheimer" [All Fields]) AND ("deglutition disorders" [MeSH Terms] OR ("deglutition" [All Fields] AND "disorders" [All Fields]) OR "deglutition disorders" [All Fields] OR "dysphagia" [All Fields])) AND ("2007/09/28" [PDat]："2017/09/24" [PDat])　43 hits

#2　((("alzheimer disease" [MeSH Terms] OR ("alzheimer" [All Fields] AND "disease" [All Fields]) OR "alzheimer disease" [All Fields] OR "alzheimer" [All Fields]) AND aspiration [All Fields]) AND ("2007/10/04" [PDat]："2017/09/30" [PDat])　27 hits

#3　((("lewy bodies" [MeSH Terms] OR ("lewy" [All Fields] AND "bodies" [All Fields]) OR "lewy bodies" [All Fields] OR ("lewy" [All Fields] AND "body" [All Fields]) OR "lewy body" [All Fields]) AND ("deglutition disorders" [MeSH Terms] OR ("deglutition" [All Fields] AND "disorders" [All Fields]) OR "deglutition disorders" [All Fields] OR "dysphagia" [All Fields])) AND ("2007/09/28" [PDat]："2017/09/24" [PDat])　19 hits

#4　((("lewy bodies" [MeSH Terms] OR ("lewy" [All Fields] AND "bodies" [All Fields]) OR "lewy bodies" [All Fields] OR ("lewy" [All Fields] AND "body" [All Fields]) OR "lewy body" [All Fields]) AND aspiration [All Fields]) AND ("2007/10/04" [PDat]："2017/09/30" [PDat])　8 hits

#5　(frontotemporal [All Fields] AND ("deglutition disorders" [MeSH Terms] OR ("deglutition" [All Fields] AND "disorders" [All Fields]) OR "deglutition disorders" [All Fields] OR "dysphagia" [All Fields])) AND ("2007/09/28" [PDat]："2017/09/24" [PDat])　25 hits

#6　(frontotemporal [All Fields] AND aspiration [All Fields]) AND ("2007/10/04" [PDat]："2017/09/30" [PDat])　9 hits

#7　(("dementia" [MeSH Terms] OR "dementia" [All Fields]) AND ("airway obstruction" [MeSH Terms] OR ("airway" [All Fields] AND "obstruction" [All Fields]) OR "airway obstruction" [All Fields] OR "choking" [All Fields])) AND ("2007/10/02" [PDat]："2017/09/28" [PDat])　23 hits

● 医中誌

#1　（アルツハイマー /AL and（嚥下障害 /TH or 嚥下障害 /AL））and（DT=2007：2017 and PT= 会議録除く）　59 編

#2　（アルツハイマー /AL and（気道内誤嚥 /TH or 誤嚥 /AL））and（DT=2007：2017 and PT= 会議録除く）　42 編

#3　（レビー /AL and（嚥下障害 /TH or 嚥下障害 /AL））and（DT=2007：2017 and PT= 会議録除く）　25 編

#4　（レビー /AL and（気道内誤嚥 /TH or 誤嚥 /AL））and（DT=2007：2017 and PT= 会議録除く）　9 編

#5　（前頭側頭型 /AL and（嚥下障害 /TH or 嚥下障害 /AL））and（DT=2007：2017 and PT= 会議

録除く）　**42 編**

#6　（前頭側頭型 /AL and（気道内誤嚥 /TH or 誤嚥 /AL））and（DT=2007：2017 and PT= 会議録
　　除く）　**16 編**

#7　（（認知症 /TH or 認知症 /AL）and（窒息 /TH or 窒息 /AL））and（DT=2007：2017 and PT=
　　会議録除く）　**45 編**

● ハンドサーチ　　**2 件**

（検索日：2017 年 9 月 28 日）

> **参考文献** ⋯⋯⋯⋯⋯⋯⋯⋯⋯⋯⋯⋯⋯⋯⋯⋯⋯⋯⋯⋯⋯⋯⋯⋯⋯⋯⋯⋯⋯⋯⋯⋯

1) Alagiakrishnan K, Bhanji RA, Kurian M：Evaluation and management of oropharyngeal dysphagia in different types of dementia：A systematic review. Arch Gerontol Geriatr 56：1-9, 2013.
2) 甲斐恭子，橋本　衛，天野浩一郎，ほか：アルツハイマー病における重症度別の摂食嚥下障害．老年精医誌 27：259-264，2016.
3) Priefer BA, Robbins J：Eating changes in mild-stage Alzheimer's disease：pilot study. Dysphagia 12：212-221，1997.
4) Horner J, Alberts MJ, Dawson DV, et al.：Swallowing in Alzheimer's disease. Alzheimer Dis Assoc Disord 8：177-189，1994.
5) Shinagawa S, Adachi H, Toyota Y, et al.：Characteristics of eating and swallowing problems in patients who have dementia with Lewy bodies. Int Psychogeriatr 21：520-525，2009.
6) 山田律子：摂食・嚥下障害を持つ認知症の人に対する看護の実際．老年精医誌 20：1377-1386，2009.
7) Ahmed RM, Irish M, Kam J, et al.：Quantifying the eating abnormalities in frontotemporal dementia. JAMA Neurol 71：1540-1547，2014.
8) Langmore SE, Olney RK, Lomen-Hoerth C, et al.：Dysphagia in patients with frontotemporal lobar dementia. Arch Neurol 64：58-62，2007.

> **エビデンスの強さ**　　B（中）：効果の推定に中等度の確信がある
> **文献による信頼度**　　B：支持する論文が 1 つ以上ある
> **CM による信頼度**　　B：ほぼ一致（最終的な VAS 平均値が 8.5 未満 7.5 以上）

* 本ガイドラインでは，脳卒中型の摂食嚥下障害と峻別するため血管性認知症は除外している．

| 健常 | MCI | 軽度 | 中等度 | 重度 | 終末期 |

CQ 10-3 認知症患者の摂食困難および摂食嚥下機能に対する評価はどのように行うか

推奨文

摂食困難および摂食嚥下機能の評価法は，認知症の病型（原因疾患）の重症度に応じて選択する必要がある．

解説文

背景

摂食行動のアセスメントは，食事中のみならず日常生活全般の行動の観察で得られた情報，また認知症原因疾患に特徴的な症状や薬剤，行動・心理症状（BPSD），その人の文化や歴史も含めて検討する必要がある[1]．認知症の症状に焦点を当てた高齢者の摂食に関わる困難の評価は，主に質問紙法または観察法が用いられる．アセスメント方法の多くは摂食に介助が必要になった段階からの，ケア提供者からみた介助方法と介助ニーズを中心としている[2]．

解説

摂食困難を評価するときに，認知機能低下が軽度であれば，地域高齢者用の質問紙 EAT-10[3] や一般的な摂食嚥下スクリーニング方法〔反復唾液嚥下テスト（repetitive saliva swallowing test：RSST）や改訂水飲みテスト（modified water swallow test：MWST）〕の施行が可能である．認知症が進行し EAT-10 が回答困難となった時点で摂食嚥下に関する課題を抱えるリスクがあり[4]，摂食嚥下スクリーニングの課題に指示従命が困難で適切な実施ができない者では潜在的に摂食嚥下機能に関する課題があるとされ[5,6]，認知機能と摂食行動とは関連性が高い．

MWST が実施困難であっても，口腔協調運動を示すリンシングの可否が MWST 判定 3 以下であることに関連すると報告されており，日常生活の様子を聴取することで摂食嚥下機能を推測することができる[7]．また運動性咀嚼障害に対して検査機器による検査が困難であっても，食品（するめ）を使った口腔内移送試験は実施できる可能性があると報告されている[8]．

介護者による観察評価は，一般的に認知症中等度以降に使用される．わが国では，介護保険施設の経口移行加算や経口維持加算において，多職種による食事時の観察（ミールラウンド）および会議を行うことが必要で，観察評価項目が経口移行・経口維持計画書に記載されており，広く使用されている[9,10]．

認知症の食事介護ニーズの判断を目的に作られた評価用紙は，11 問の質問で構成される Edinburgh Feeding Evaluation in Dementia Questionnaire（EdFED-Q）[11]，33 問で構成される Mealtime Behavior Questionnaire（MBQ）[12]，6 問で構成され

る Eating Behaviour Scale（EBS）[13]，ビデオテープでの観察法[14] などがある．台湾では Chinese Feeding Difficulty Index（Ch-FDI）が開発されている[15]．日本では認知症患者の自立した摂食機能に焦点を当てた self-feeding assessment tool for the elderly with dementia（SFD）が開発されている[16]．また認知症の進行によって自立摂食時の実行機能障害が生じることから，一連の動作を評価する方法として Feeding Cycle Recording sheet（FCR）[17] が開発されている．

摂食行動の変化は原因疾患により異なるため，前頭側頭型認知症（frontotemporal dementia：FTD）では食品関連問題アンケート：（Food-Related Problems Questionnaire：FRPQ）が開発されている[18]．FRPQ により早期の FTD では異食および渇望等が高得点となり，早期のアルツハイマー型認知症（Alzheimer's disease：AD）と FTD の鑑別に有効であると報告されている[18]．またレビー小体型認知症（dementia with Lewy bodies：DLB）がアルツハイマー型認知症より重度に錐体外路症状が出現することを検討するために，DLB に対する特徴を捉えた 40 項目の質問票が開発されている[19]．

高齢者での包括的な指標として，高齢者総合的機能評価（comprehensive geriatric assessment：CGA）を用いて栄養状態を評価することで，食事に関する問題の原因の検索とそれを踏まえた介入が可能になり，経口摂取の維持が可能になるとも報告されている[20]．

いずれの方法であれ，家族や介護者に対する，認知症の人の重症度や生活機能を捉えるための詳細な聞き取りと，摂食行動の変化を把握するための食事の観察，可能な限りのアセスメントを注意深く行うことが勧められる．

検索式

● PubMed　#1　（"dementia"［MeSH Terms］OR "dementia"［All Fields］）AND（"eating"［MeSH Terms］OR "eating"［All Fields］）AND（"aged"［MeSH Terms］OR "aged"［All Fields］OR "elderly"［All Fields］）　332 hits

● 医中誌　#1　（（（（認知症 /TH or 認知症 /AL））and（（食行動 /TH or 食行動 /AL））））and（DT=2007：2017 and（PT= 症例報告除く）and（PT= 原著論文）and CK= ヒト）　85 編

● ハンドサーチ 6 件

（検索日：2018 年 2 月 23 日）

参考文献

1）Chang CC, Roberts BL：Strategies for feeding patients with dementia. Am J Nurs 111：36-44, 2011.

2）Chang CC, Roberts BL：Feeding difficulty in older adults with dementia. J Clin Nurs 17：2266-2274, 2008.

3）若林秀隆，栢下　淳：摂食嚥下障害スクリーニング質問紙票 EAT-10 の日本語版作成と信頼性・妥当性の検証．静脈経腸栄養 29：871-876，2014.

4）渡邉光子，沖田啓子，佐藤新介，ほか：嚥下スクリーニング質問紙 EAT-10 暫定版の有用性の検討．日摂食嚥下リハ会誌 18：30-36，2014.

5）Murakami K, Hirano H, Watanabe Y, et al.：Relationship between swallowing function and the skeletal muscle mass of older adults requiring long-term care. Geriatr Gerontol Int 15：1185-

1192, 2015.

6) 馬場　幸，寺本信嗣，長谷川浩，ほか：痴呆高齢者に対する嚥下障害のスクリーニング方法の検討，簡易嚥下誘発試験と反復唾液嚥下テストの比較．日老医誌 42：323-327，2005.

7) Sato E, Hirano H, Watanabe Y, et al.：Detecting signs of dysphagia in patients with Alzheimer's disease with oral feeding in daily life. Geriatr Gerontol Int 14：549-555, 2014.

8) 水口真実，前川賢治，菊谷　武，ほか：口腔環境の評価に基づく摂食・咀嚼・嚥下訓練方法に関するプロジェクト研究 患者のステージに応じた摂食・咀嚼・嚥下評価法とその対応方法に関する研究 口腔機能検査の実施可能性からみた評価法の検討．日歯医会誌 34：94-98，2015.

9) 別紙3　経口移行・経口維持計画書（様式例）．厚生労働省平成 30 年度介護報酬改定について，介護報酬改定に関する通知．http://www.mhlw.go.jp/file/06-Seisakujouhou-12300000-Roukenkyoku/0000199126.pdf（2018 年 6 月 13 日アクセス）

10) 多職種経口摂取支援チームマニュアル―経口維持加算に係る要介護高齢者の経口摂取支援に向けて―平成 27 年度版（平成 27 年度厚生労働省科学研究費補助金（長寿科学総合研究事業）「要介護高齢者の経口摂取支援のための歯科と栄養の連携を推進するための研究」研究班編）http://www.tmghig.jp/research/release/2016/0620.html（2018 年 6 月 13 日アクセス）

11) Watson R：Measuring feeding difficulty in patients with dementia：replication and validation of the EdFED Scale#1. J Adv Nurs 19：850-855, 1994.

12) Durnbaugh T, Haley B, Roberts S：Assessing problem feeding behaviors in mid-stage Alzheimer's disease. Geriatr Nurs 17：63-67, 1996.

13) Tully MW, Matrakas KL, Muir J, Musallam K：The eating behavior scale；A simple method of assessing functional ability in patients with Alzheimer's disease. J Gerontol Nurs 23：9-15, 1997.

14) Phillips LR, Van Ort S：Measurement of mealtime interactions among persons with dementing disorders. J Nurs Meas 1：41-55, 1993.

15) Chang CC, Lin YF, Chiu CH, et al.：Prevalence and factors associated with food intake difficulties among residents with dementia. PLoS One 12：2017．：e0171770. doi：10.1371/journal.pone.0171770.

16) 山田律子：痴呆高齢者の摂食困難の改善に向けた環境アレンジメントによる効果．老年看 7：57-69, 2003.

17) 山田律子，磯田順子，中島紀恵子，ほか：痴呆の程度別「摂食リズムの乱れ」の特徴：作成したシートを用いて．老年看 4：73-82, 1999.

18) Mendez MF, Licht EA, Shapira JS：Changes in dietary or eating behavior in frontotemporal dementia versus Alzheimer's disease. Am J Alzheimers Dis Other Demen 23：280-285, 2008.

19) Shinagawa S, Adachi H, Toyota Y, et al.：Characteristics of eating and swallowing problems in patients who have dementia with Lewy bodies. Int Psychogeriatr 21：520-525, 2009.

20) Arahata M, Oura M, Tomiyama Y, et al.：A comprehensive intervention following the clinical pathway of eating and swallowing disorder in the elderly with dementia：historically controlled study. BMC Geriatr 17：146, 2017．doi：10.1186/s12877-017-0531-3.

エビデンスの強さ　B（中）：効果の推定に中等度の確信がある

文献による信頼度　A：支持する論文が複数あり，ほぼ一致している．信頼性の高い論文がある

CMによる信頼度　B：ほぼ一致（最終的な VAS 平均値が 8.5 未満 7.5 以上）

| 健常 | MCI | 軽度 | 中等度 | 重度 | 終末期 |

CQ 10-4 認知症患者の摂食困難の対応法には何があるか

推奨文

認知症患者の摂食困難には，認知機能障害への配慮や加齢変化などに対する身体的な配慮が求められる．口腔健康管理や食事の環境整備に加え，文化的背景や本人の歴史（生活歴），認知症による行動・心理症状への配慮も含めた対応が必要である．

解説文

背景

認知症患者に対する食に関する介入研究にエビデンスレベルの高いものは乏しいが，多くの事例から質の高い取り組みが提案されており，参考にすべきである[1]．変性性認知症の摂食困難は，認知症患者自身の機能と環境要因の相互作用により生じるという立場から，介入は①身体の準備，②環境調整，③食物（調整と選択），④食具調整，⑤介助者による介助，⑥観察アセスメントと対応，⑦心理的支援，⑧食後の支援に大別できる[2]．さまざまな複合的な症状が出現し得るため，原因疾患に特徴的な行動・心理症状を理解し，本人の文化的背景，生活歴，嗜好を理解したうえで，多職種でのカンファレンスにより対応方法を工夫する必要がある[3]．

解説

介護者に対する教育は重要視されており，食介助方法のみならず対象者の文化的背景にも配慮した介助を行うことが勧められる[4]．さらに，経口摂取への意思決定支援に関する知識を得ることで，より的確な摂食困難へのケアが提供可能となる[5]．高齢者総合的機能評価（comprehensive geriatric assessment：CGA）のような包括的なアセスメントを行い多職種協働による介入を行うことが，経口摂取の維持につながる[6]．

①**身体の準備**：気が散らないように排泄を済ませ，清潔な状態で，可及的に椅子に座位を安定して保つようにクッション等でサポートすること[2]．食事に集中できるようにリラックスすることが重要であり，例えば耳介のマッサージはリラックス効果が期待でき，神経心理学的症状の改善に効果があるという報告もある[7]．食前の口腔衛生管理は口腔への適正刺激を与え，口腔体操や嚥下体操は口腔機能の賦活化につながるため，多く取り入れられている[8]．

②**環境調整**：快適な室温で換気良好であり，騒音もなく静かもしくは本人が好む音楽をかけ，皆とともに家庭的な雰囲気で食べることが勧められる[2, 9]．認知症患者個人に対応した食事環境の調整により，摂食量が増加し体重も増加したと報告されてい

第**10**章　認知症患者の摂食嚥下リハビリテーション　**139**

る[10]．中等度認知症の注意障害による摂食中断に対しても，環境調整は有効とされる[11]．注意障害のあるケースでは，食卓テーブル周囲に仕切りを設置することで中等度認知症の人の好ましい行動が引き出されることが報告されている[12]．また食卓では，本人から食器の中の料理が見えるように食器を配置し，混乱しないように柄などがないシンプルなトレーや皿を用い，また配膳される食器の数が多く混乱するようであればワンプレートや弁当箱に盛りつける，少量ずつ提供するなどの方法が用いられる[13]．

③**食物**：認知症患者の嚥下障害には，誤嚥しにくい食形態で，かつスパイシーであるなど香り高く[14]，はっきりした味わいなど，認知症の人の嗜好に合わせた興味を引くように調整した料理が有効であったとの報告がある[2]．嚥下調整食を食べやすい食感で，かつ見た目を常食に似せるように調整することで，食事に対する意欲が高まり摂取量が増加したと報告されており，認知症患者が見た目から食べ物であることが判断でき，受け入れてくれるための工夫が必要である[15]．食欲が低下した者に対しては，食べたいときに手づかみで手軽に手に取れる場所に軽食を提供することも有効であるといわれている[9]．過食の症例では，食事管理計画を策定するために，精神科専門医等を含めた学際的なケースカンファレンスと鑑別や治療を含めて総合的に判断されるべきである[16]．

④**食具調整**：患者の機能に合わせた食具（例：握力低下に対しては持ち手を太くしたスプーン）を用意し，自ら食事開始が困難な者や中断する者に対しては，介護者が食具を持ち支えるような支援が必要である[4]．テーブルや食品と視覚的に区別できるような食具の色選びも大切である[2]．特にレビー小体型認知症（dementia with Lewy bodies：DLB）では立体視の障害や，アルツハイマー型認知症（Alzheimer's disease：AD）では非特異的な色の識別困難があると指摘されている[17]．テーブルの色と違う鮮やかな赤いグラスのほうが淡い赤のグラスより飲水量が増量したと報告されており[18]，注意すべき皿やスプーンなどの対象物に鮮やかな赤をピンポイントで用いる方法が活用されている．

⑤**介助者による介助**：食事環境に混乱して食事が始められない（摂食開始困難）ケースでは，声かけや，食具を利き手に持つよう促し，すくう動作を誘導するなど習慣性動作を引き出す支援が有効である[19]．自立摂食していても摂食動作が途切れがちなケースでは，動作の補助となる声かけを本人のペースに合わせながら行い，また本人の手に介護者の手を添えるなどで励まし強化することは，本人の食行動の維持に効果的である[4]．飲み込んでいる途中は話しかけずに待つ．咀嚼し続けるが飲み込まないケースでは，頰や顎下のマッサージや，下唇をスプーンで触れ，ゼリーなどの嚥下しやすい食べ物を下唇に乗せるなどの対応が，嚥下反射を起こさせるのに有効である[20,21]．食事が中断した際はその理由をすぐに解決する．自立摂食困難者には介助を行うが，その際スプーンに3/4くらいの量でゆっくり介助し，本人に飲み込む時間を与え，飲み込みの完了を確認してから次の一口を介助するようにする．視力障害の者に対しては，唇に食べ物を付けるなどして，触覚により気づきを促す．閉口困難で，口腔筋の適切な緊張がない者では，介助したスプーンで舌の後方を若干圧迫するように刺激して嚥下反射を惹起させるように介助する．覚醒が不十分であれば食前あるいは食事中にも覚醒を促すようにボディタッチやコミュニケーションを行う[22]．一方，自立摂食でも，かきこみ食

べで摂食スピードが速いケースでは窒息リスクを伴うため，ゆっくり食べるように声かけや配膳の工夫をして，ペーシングを行うなどの介助方法が用いられている[19]。

⑥**観察アセスメントと対応**：摂食の支援を行いながら患者の様子や咀嚼，嚥下の様子を詳細に観察することは，事故を未然に防ぐために大切である[2]。窒息の可能性があるときは即座に適切な対応ができるようにする訓練が必要である。

⑦**心理的支援**：認知症患者の心理状態は，摂食行動の様相に影響する。本人との会話では，ゆっくり静かに，はっきりした言葉で，簡潔な表現で話し，認知症患者との親しい関係を保ち，本人の言葉や行動から本人の考えや感じていることを推測し，患者を承認・賞賛することが患者本人のモチベーションの維持に効果がある[2,4]。

⑧**食後の支援**：食後は口腔清掃，うがい手洗いを行い，食事中の様子や摂食量などの記録を行う。

また原因疾患により摂食行動の変化は異なり，前頭側頭型認知症（frontotemporal dementia：FTD）では，脱抑制による食欲亢進や嗜好の変化，常同的食行動等が報告されている[23]。行動の抑制はかえって不穏を招くためFTDに特徴的な行動・心理症状を利用するケアが適している。例えば過食の際は，行動の禁止指示よりも，別の刺激で行動を誘導する方法がとられる[24]。DLBではアルツハイマー型認知症よりも摂食嚥下障害が早期に出現しやすいが，アルツハイマー型認知症に対する方法に加え口腔咽頭の協調運動障害に対しては錐体外路症状のコントロール，食欲低下に対しては抑うつと自律神経失調や便秘等のコントロールが有効である[25]。咀嚼回数が少ないDLBに対する食事中の明確な行動指示とフィードバックにより，咀嚼回数の向上効果があった例も報告されている[26]。

以上の内容を踏まえた支援を行って，かつ認知症患者本人の文化的・歴史的背景に適するように工夫を加えた支援の方法を多職種で議論し工夫することが勧められる。

●検索式

● **PubMed**　#1　（"dementia"［MeSH Terms］OR "dementia"［All Fields］）AND self-feeding［All Fields］AND（"aged"［MeSH Terms］OR "aged"［All Fields］OR "elderly"［All Fields］）　**9 hits**

　　　　　　　#2　（"dementia"［MeSH Terms］OR "dementia"［All Fields］）AND（"eating"［MeSH Terms］OR "eating"［All Fields］）AND（"aged"［MeSH Terms］OR "aged"［All Fields］OR "elderly"［All Fields］）　**332 hits**

● **医中誌**　#1　（（認知症/TH or 認知症/AL））and（（摂食/TH or 摂食/AL））and（PT=原著論文，会議録除く）　**178 編**

　　　　　　#2　（（（（認知症/TH or 認知症/AL））and（（食行動/TH or 食行動/AL））））and（DT=2007：2017 and（PT=症例報告除く）and（PT=原著論文）and CK=ヒト）　**85 編**

● **ハンドサーチ 5 件**

（検索日：2018 年 2 月 23 日）

●参考文献

1)　Abdelhamid A, Bunn, Copley M, et al.：Effectiveness of interventions to directly support food and drink intake in people with dementia：systematic review and meta-analysis. BMC Geriatr 16：26, 2016.　doi：10.1186/s12877-016-0196-3.

2) Chen LL, Li H, Lin R, et al.：Effects of a feeding intervention in patients with Alzheimer's disease and dysphagia. J Clin Nurs 25：699-707, 2016.

3) Chang CC, Roberts BL：Strategies for feeding patients with dementia. Am J Nurs 111：36-44, 2011.

4) Liu W, Galik E, Boltz M, et al.：Optimizing eating performance for older adults with dementia living in long-term care：A systematic review. Worldviews Evid Based Nurs 12：228-235, 2015

5) Hanson LC, Carey TS, Caprio AJ, et al.：Improving decision-making for feeding options in advanced dementia：a randomized, controlled trial. J Am Geriatr Soc 59：2009-2016, 2011.

6) Arahata M, Oura M, Tomiyama Y, et al.：A comprehensive intervention following the clinical pathway of eating and swallowing disorder in the elderly with dementia：historically controlled study. BMC Geriatr 17：146, 2017. doi：10.1186/s12877-017-0531-3.

7) Rodríguez-Mansilla J, González-López-Arza MV, Varela-Donoso E, et al.：Ear therapy and massage therapy in the elderly with dementia：a pilot study. J Tradit Chin Med 33：461-467, 2013.

8) 各論6 口腔ケアと摂食・嚥下障害，東京都介護職員スキルアップ研修カリキュラム検討委員会監修．医療ニーズを見逃さないケアを学ぶ介護職員・地域ケアガイドブック—介護職員スキルアップ研修テキストより—. 175-216. 社団法人東京都医師会, 2011. (https://www.tokyo.med.or.jp/docs/chiiki_care_guidebook/175_216_chapter06.pdf)

9) Bunn DK, Abdelhamid A, Copley M, et al.：Effectiveness of interventions to indirectly support food and drink intake in people with dementia：Eating and Drinking Well IN dementiA（EDWINA）systematic review. BMC Geriatr 16：89, 2016. doi：10.1186/s12877-016-0256-8.

10) Mamhidir AG, Karlsson I, Norberg A, Mona K：Weight increase in patients with dementia, and alteration in meal routines and meal environment after integrity promoting care. J Clin Nurs 16：987-996, 2007.

11) 岡田慶一：介護老人保健施設認知症棟における摂食・嚥下障害 問題の分類と対策. Kitakanto Med J 59：9-14, 2009.

12) 久野真矢，清水 一，三宅孝史，ほか：高齢者施設食堂のテーブル周囲に仕切りを設置した環境設定が，認知症高齢者の情動，社会的交流に及ぼす影響．作業療法 27：17-26, 2008.

13) 柏村浩一，田中早貴，藤谷順子：松花堂弁当箱の使用により食事摂取方法が安全になった1症例の経験．日摂食嚥下リハ会誌 17：251-253, 2013.

14) Murphy C：Nutrition and chemosensory perception in the elderly. Crit Rev Food Sci Nutr 33：3-15, 1993.

15) 矢作 満：食形態が認知症により摂食嚥下障害を呈した患者の摂食量に与える影響．行動リハ 5：6-10, 2016.

16) Wu HS：Predictors of hyperphagia in institutionalized patients with dementia. J Nurs Res 22：250-258, 2014.

17) Kaeser PF, Ghika J, Borruat FX：Visual signs and symptoms in patients with the visual variant of Alzheimer disease. BMC Ophthalmol 15：65, 2015.

18) Neargarder S：Alzheimer's Disease and Contrast Sensitivity：Implications for Everyday Functioning. Bridgewater Review 24 Article 5：3-6, 2005.

19) 山田律子：痴呆高齢者の摂食困難の改善に向けた環境アレンジメントによる効果．老年看護学 7：57-69, 2003.

20) Volicer L：Tube feeding in Alzheimer's disease is avoidable. J Nutr Health Aging 2：122-123, 1998.

21) Frissoni GB, Franzoni S, Bellelli G, et al.：Overcoming eating difficulties in the severely demented. In：Hospice care for patients with advanced progressive dementia. Volicer L, Hurley A, eds. pp48-67, Springer, New York, 1998.

22) 枝広あや子：認知症高齢者の食べる機能の課題と対応—変性性認知症高齢者への食支援．日認知症ケア会誌 12：671-681, 2014.

23) 桝田道人，渡辺宏久，勝野雅央，祖父江 元：認知症—Alzheimer病以外の認知症 update. 前頭

側頭型認知症 Up to date. 最新医学 71：715-727，2016.

24) 繁信和恵，池田　学：特集 認知症の長期ケアにおける進歩 前頭側頭葉変性症のケア．老年精医誌 16：1120-1126，2005.

25) Shinagawa S, Adachi H, Toyota Y, et al.：Characteristics of eating and swallowing problems in patients who have dementia with Lewy bodies. Int Psychogeriatr 21：520-525，2009.

26) 大口明子，釣　洋介，山本祐太，ほか：認知症者の食事のペーシング障害改善に向けた試み．リハと応行動分析 6：14-18，2016.

エビデンスの強さ 　B（中）：効果の推定に中等度の確信がある

文献による信頼度 　A：支持する論文が複数あり，ほぼ一致している．信頼性の高い論文がある

CMによる信頼度 　B：ほぼ一致（最終的な VAS 平均値が 8.5 未満 7.5 以上）

| 健常 | MCI | 軽度 | 中等度 | 重度 | 終末期 |

CQ 10-5 認知症患者の摂食嚥下リハビリテーション（狭義）には何が有効か

推奨文

全症例に共通して有効な方法はないが，症例によっては嚥下体操やアイスマッサージ，筋機能訓練，直接訓練などを考慮してもよい．
意思疎通が可能な認知症患者においては，認知症が原因で生じた廃用に対し，間接訓練として舌骨上筋群の電気刺激，筋機能訓練，および頸部の可動域訓練が奏効する可能性がある．

解説文

背景

　認知症患者ではさまざまな摂食嚥下障害の症状が認められるため，それらへの対応，リハビリテーションが求められている．しかし，変性性認知症によって生じる摂食嚥下障害を訓練で改善することは困難である．一方，認知症が原因で生じた廃用に対しては狭義の摂食嚥下リハビリテーション（訓練）の有効性が期待できる．

　全症例に共通して有効な嚥下訓練は存在しないものの，各症例の症状に合わせて種々の間接訓練や直接訓練を試みるとよい．

解説

　現状では，認知症患者において嚥下訓練が奏効したという症例報告は多くあるものの，集団を対象として有効性が示された嚥下訓練は少ない．ランダム化比較試験（randomized controlled trial：RCT）で有効性が示されているものとしては意思疎通が可能な中等度のアルツハイマー型認知症を対象とした報告がある[1]．その報告ではコントロール群の 50 例には嚥下訓練のみを，治療群の 53 例には嚥下訓練に加えて顎下部の電気刺激と筋電図によるバイオフィードバックを 12 週間行った結果，治療群において 30 cc 水飲みテストのスコアと栄養状態の改善，および肺炎発症率の減少が認められた．頸部に過緊張がある重度認知症患者を対象としたクロスオーバー試験（crossover trial：COT）により頸部の可動域訓練に関して調査したところ，被験者数は 15 例と少ないものの，最大嚥下量の増加に有効に働いたとの報告がある[2]．

　わが国では RCT や COT の報告は確認できなかった．症例報告では，嚥下体操やアイスマッサージ[3]，筋機能訓練[4]，直接訓練[5]，飴舐め訓練[6] などが有効であったというものが散見されるが，認知症の原因疾患に関する記載がないものや，急性疾患罹患後のものが多く，それらでみられた摂食嚥下機能の改善が訓練によるものなのか自然に改善したものなのかは不明である．しかしながら，それら嚥下訓練の効果は完全に否定されるものではなく，症例の症状に合わせて日本摂食嚥下リハビリテーション学会の「訓

練法のまとめ」にある種々の手技を試みるのもよい[7].

　介護の現場では，認知症患者に対して嚥下体操やマッサージなどが広く行われている．それらに明確なエビデンスの報告はないものの，症例報告では有効であったとするものもあり，その効果を否定するものではない．覚醒や意欲といった客観的評価の難しい要因の変化が，摂食嚥下機能を改善している可能性もある.

　認知症患者に対する穏やかな身体接触を行うケア（CQ 4-2 を参照）は，リラックスや安堵につながることが報告されている．精神心理的アウトカムの客観的評価が難しい重度の認知症患者において，他動的にでも上肢や顔面頸部の運動を促し愛護的にマッサージすることが，脳血流を促進し覚醒につながることで結果として摂食嚥下機能を改善している可能性がある．認知症の原因疾患の進行に対し治療することが困難であっても，リラックスや安堵，覚醒をすることで残された能力を最大限に引き出すケアであれば実施することが推奨される．本人や介護者が希望されるかぎり，これら副次的効果を含めた食事前の準備運動として実施することは，検討するべきであろう.

　変性性認知症は進行性疾患であるため，嚥下訓練の効果は限定的であるということは心しておく必要があり，漫然と継続する，全例に効果を期待して行うということは避けるべきである.

検索式

● PubMed
#1 （（"dementia" [MeSH Terms] OR "dementia" [All Fields]） AND （"deglutition disorders" [MeSH Terms] OR （"deglutition" [All Fields] AND "disorders" [All Fields]） OR "deglutition disorders" [All Fields] OR "dysphagia" [All Fields]） AND （"rehabilitation" [Subheading] OR "rehabilitation" [All Fields] OR "rehabilitation" [MeSH Terms]）） AND （"2007/09/28" [PDat]："2017/09/24" [PDat]） 41 hits

#2 （（"dementia" [MeSH Terms] OR "dementia" [All Fields]） AND （"deglutition disorders" [MeSH Terms] OR （"deglutition" [All Fields] AND "disorders" [All Fields]） OR "deglutition disorders" [All Fields] OR "dysphagia" [All Fields]） AND （"education" [Subheading] OR "education" [All Fields] OR "training" [All Fields] OR "education" [MeSH Terms] OR "training" [All Fields]）） AND （"2007/09/28" [PDat]："2017/09/24" [PDat]） 26 hits

#3 （（"dementia" [MeSH Terms] OR "dementia" [All Fields]） AND （"deglutition" [MeSH Terms] OR "deglutition" [All Fields] OR "swallowing" [All Fields]） AND （"rehabilitation" [Subheading] OR "rehabilitation" [All Fields] OR "rehabilitation" [MeSH Terms]）） AND （"2007/09/28" [PDat]："2017/09/24" [PDat]） 41 hits

● 医中誌
#1 （（認知症 /TH or 認知症 /AL） and （嚥下障害 /TH or 嚥下障害 /AL） and （リハビリテーション /TH or リハビリテーション /AL）） and （DT=2007：2017 and PT= 原著論文　126 編

#2 （（認知症 /TH or 認知症 /AL） and （嚥下障害 /TH or 嚥下障害 /AL） and （体育とトレーニング /TH or 訓練 /AL）） and （DT=2007：2017 and PT= 原著論文　79 編

#3 （（認知症 /TH or 認知症 /AL） and （嚥下 /TH or 嚥下 /AL） and （リハビリテーション /TH or リハビリテーション /AL）） and （DT=2007：2017 and PT= 原著論文　162 編

● ハンドサーチ 0 件

（検索日：2017 年 9 月 24 日）

参考文献

1) Tang Y, Lin X, Lin XJ, et al.：Therapeutic efficacy of neuromuscular electrical stimulation and

electromyographic biofeedback on Alzheimer's disease patients with dysphagia. Medicine, 96：e8008, 2017.

2) Bautmans I, Demarteau J, Cruts B, et al.：Dysphagia in elderly nursing home residents with severe cognitive impairment can be attenuated by cervical spine mobilization. J Rehabil Med 40：755-760, 2008.

3) 村上さよ子, 川原勝昭：口腔機能改善へのアプローチ その人らしさを求めて. 日精看会誌 53：263-266, 2010.

4) 佐々木綾香, 千葉由美, 戸原　玄：摂食・嚥下障害を有する高齢者への頸部周辺筋へのケア介入とその効果 ケーススタディからの一考察. 千葉保健医療大紀 2：19-25, 2011.

5) 石橋有佳里：精神科老人病棟における摂食・嚥下機能の改善対策 味覚を活用した咀嚼訓練の効果. 日精看会誌 51：271-275, 2008.

6) 森野智子：新たに開発した還元麦芽糖製の棒付きキャンディを用いた認知症高齢者への安全な経口摂取訓練法の効果について. 静岡大短大部研紀 25：15-26, 2012.

7) 武原　格, 山本弘子, 高橋浩二ほか：訓練法のまとめ（2014 版）. 日摂食嚥下リハ会誌 18：55-89, 2014.

エビデンスの強さ	D（とても弱い）：効果の推定がほとんど確信できない
文献による信頼度	B：支持する論文が 1 つ以上ある
CMによる信頼度	B：ほぼ一致（最終的な VAS 平均値が 8.5 未満 7.5 以上）

健常	MCI	軽度	中等度	重度	終末期

CQ 10-6 認知症患者の摂食嚥下障害において注意を要する薬剤は何か

推奨文

認知症に限らず，高齢者においては催眠・筋弛緩作用のある薬剤全般が嚥下障害の原因になり得る．特に抗精神病薬では誤嚥や肺炎に注意を要する．

認知機能と嚥下機能の両方が低下した者は，粘膜為害性の高い薬剤による消化管潰瘍に注意する必要がある．

解説文

背景

高齢者医療の現場ではポリファーマシー*1 や薬物有害事象が問題となっているが，認知症患者も例外ではない．摂食嚥下に焦点を当てると，摂食嚥下機能が低下した高齢者が服用すると危険な薬剤や誤嚥を引き起こす薬剤への配慮が必要である．認知症患者は意思疎通が困難なことが多く，症状を的確に訴えることができないため，医療者側が薬物有害事象について深く理解しておかなければならない．

解説

高齢者は，①吸収低下，②体内分布の変化，③肝機能代謝異常，④腎機能低下，⑤組織感受性の変化などを生じるため，健常成人とは異なる薬物動態を示す．その結果として，思いがけない薬物有害事象を生じることがある．

摂食嚥下に関する有害事象としては，薬剤性の摂食嚥下障害が知られている．抗不安薬や睡眠薬，抗てんかん薬による傾眠・筋力低下にも注意が必要であるが，特に問題となるのはドパミン拮抗薬である．

良好な嚥下反射・咳嗽反射には咽頭に十分量のサブスタンス P *2 が存在していることが条件となるが，そのサブスタンス P は大脳基底核のドパミン*3 に誘導されて舌咽・迷走神経を介して咽頭に放出される．したがって，ドパミンを遮断する抗精神病薬（クロルプロマジン，チアプリド，アモキサピンなど）や制吐薬（メトクロプラミド，ドロペリドール，ドンペリドンなど）は誤嚥の原因となり誤嚥性肺炎の発症リスクを上昇させる [1]．なかでも抗精神病薬は認知症の行動・心理症状（behavioral and psychological symptoms of dementia：BPSD）に対して処方されることも多いため，処方

---

*1 ポリファーマシー：多剤服用のことをさす．5剤以上で転倒が増加，6剤以上で有害事象が増加するといわれており，認知症高齢者では特に薬剤を最小限にすることの重要性が強調されている．
*2 サブスタンス P：痛覚の伝達物質．咽頭・喉頭に十分量あれば，良好な嚥下反射や咳嗽反射が惹起される．
*3 ドパミン：中枢神経系に存在する神経伝達物質．パーキンソン病やレビー小体型認知症では産生細胞が死滅するため分泌が減少する．

第10章 認知症患者の摂食嚥下リハビリテーション　147

されている症例では誤嚥に注意して経過をみる必要がある.

　対象を認知症患者に限定した薬剤性摂食嚥下障害の発生頻度などの報告は確認できなかった. しかし, その発症の機序から, 病態としてドパミンが減少しているレビー小体型認知症 (dementia with Lewy bodies：DLB) やビンスワンガー型の血管性認知症 (vascular dementia：VaD) では, 副作用による誤嚥出現のリスクが特に高いと考えられる.

　認知症に起因する摂食嚥下障害は治らないが, 薬剤性の摂食嚥下障害や認知症は原因薬剤を中止すると改善する. 改善の余地がある摂食嚥下障害を見落とさないように, 常に薬剤性摂食嚥下障害の可能性を頭において診療に当たる必要がある.

　一方, 摂食嚥下障害による内服困難が原因で有害事象が生じることがある. 代表的なものは薬剤が口腔や咽頭, 食道に残留することによる潰瘍形成である. 消化管潰瘍は, 違和感や痛みの訴えを表出することができなくなった認知症患者においては, 出血など重症化した症状で初めて発見されることも多い.

　認知症患者ではビスホスホネート[2], 鉄剤[3] が口腔や咽頭, 食道に停滞したことによる消化管潰瘍形成が報告されている. いずれの報告も認知機能低下のために症状が訴えられずに重症化した可能性が指摘されており, 粘膜為害性の高い薬剤を服用している認知症患者に関しては, 処方医へ摂食嚥下機能のアセスメント結果を情報提供し, 処方変更を相談することも必要である.

　廃用による摂食嚥下障害の改善に関して, 意思疎通が困難な認知症患者での訓練適用は難しい. 薬剤のなかには摂食嚥下機能を改善させるものもあり, 認知症を対象とした研究では, ACE 阻害薬 (降圧薬) とニセルゴリン (抗認知症薬) が有効であり, その効果はニセルゴリンが勝るということが報告されている[4]. そのほか, 症例報告としては, フェルラ酸とガーデンアンゼリカの合剤 (抗認知症サプリメント)[5], ACE 阻害薬[6], アマンタジン (抗ウイルス薬, 抗パーキンソン病薬)[6], レボドパ (抗パーキンソン病薬)[6], 六君子湯[6] が有効であったと述べられている.

　食欲低下や口腔乾燥症も摂食嚥下機能に影響を与えることがあるが, 本ガイドラインでは直接的に摂食嚥下機能に影響する薬剤に限って記載した.

検索式

● PubMed

#1　(("dementia" [MeSH Terms] OR "dementia" [All Fields]) AND ("deglutition disorders" [MeSH Terms] OR ("deglutition" [All Fields] AND "disorders" [All Fields]) OR "deglutition disorders" [All Fields] OR "dysphagia" [All Fields]) AND drug [All Fields]) AND ("2007/09/29" [PDat]："2017/09/25" [PDat])　35 hits

#2　(("dementia" [MeSH Terms] OR "dementia" [All Fields]) AND ("deglutition disorders" [MeSH Terms] OR ("deglutition" [All Fields] AND "disorders" [All Fields]) OR "deglutition disorders" [All Fields] OR "dysphagia" [All Fields]) AND ("medicine" [MeSH Terms] OR "medicine" [All Fields])) AND ("2007/09/29" [PDat]："2017/09/25" [PDat])　91 hits

#3　(("dementia" [MeSH Terms] OR "dementia" [All Fields]) AND ("deglutition disorders" [MeSH Terms] OR ("deglutition" [All Fields] AND "disorders" [All Fields]) OR "deglutition disorders" [All Fields] OR "dysphagia" [All Fields]) AND ("pharmaceutical preparations" [MeSH Terms] OR ("pharmaceutical" [All Fields] AND "preparations" [All Fields]) OR "pharmaceutical preparations" [All Fields] OR "medication" [All Fields])) AND ("2007/09/29" [PDat]："2017/09/25" [PDat])　25 hits

● 医中誌　　#1　((認知症 /TH or 認知症 /AL) and（嚥下障害 /TH or 嚥下障害 /AL) and（薬物 /TH or 薬剤 / AL))and（DT=2007：2017 and PT= 会議録除く）**70 編**

#2　((認知症 /TH or 認知症 /AL) and（嚥下障害 /TH or 嚥下障害 /AL) and（薬物療法 /TH or 投薬 /AL))and（DT=2007：2017 and PT= 会議録除く）**35 編**

#3　((認知症 /TH or 認知症 /AL) and（嚥下障害 /TH or 嚥下障害 /AL) and 服薬 /AL) and（DT=2007：2017 and PT= 会議録除く）**33 編**

● ハンドサーチ **0 件**

（検索日：2017 年 9 月 25 日）

参考文献 ⋯⋯

1) Knol W, van Marum RJ, Jansen PA, et al.：Antipsychotic drug use and risk of pneumonia in elderly people. J Am Geriatr Soc 56：661-666, 2008.

2) 内海雄思，井関栄三：漢方薬の臨床応用 認知症高齢者の食欲不振へのアプローチ．脳 21 18：287-290, 2015.

4) Casiano V, Kalish VB, Unwin B：An unusual adverse event from a common medication in an individual with dementia. J Am Geriatr Soc 62：2223-2224, 2014.

5) Liabeuf S, Gras V, Moragny J, et al.：Ulceration of the oral mucosa following direct contact with ferrous sulfate in elderly patients：a case report and a review of the French National Pharmacovigilance Database. Clin Interv Aging 25：737-740, 2014.

6) 杉本英造：認知症周辺症状に対するフェルラ酸の使用経験．京都医会誌 57：81-83, 2010.

7) Yamaguchi H, Maki Y, Maki Y：Tube feeding can be discontinued by taking dopamine agonists and angiotensin-converting enzyme inhibitors in the advanced stages of dementia. J Am Geriatr Soc 58：2035-2036, 2010.

エビデンスの強さ　C（弱）：効果の推定に対する確信は限定的である

文献による信頼度　B：支持する論文が 1 つ以上ある

CM による信頼度　B：ほぼ一致（最終的な VAS 平均値が 8.5 未満 7.5 以上）

| 予防 | MCI | 軽度 | 中等度 | 重度 | 終末期 |

CQ 11-1 認知症患者の歯科的対応を行ううえで必要な栄養学知識は何か

推奨文

まず一般的な高齢者の一日摂取量の目安を知っておくとともに，認知症患者の栄養上の特性を理解する．認知症患者の低栄養に陥りやすい要因と生命予後，日常生活動作（activity of daily living：ADL）との関係は押さえておく．

解説文

背景

高齢期には「低栄養」と「過栄養」の両者が混在する．特に高齢期では「低栄養」に対しての予防や改善が ADL や生命予後に大きく関与する．

認知症患者では，手段的日常動作（instrumental activities of daily living：IADL）の低下や，食生活への配慮が難しくなることに加え，自身の体調管理も困難になり，低栄養の頻度が高い．周囲も気づかないうちに，低栄養状態に陥っているおそれがある．

解説

■1）高齢期の栄養上の特性

認知症患者の栄養を理解するうえで，まず一般的な高齢期の栄養上の特性を把握する必要がある．

一般に加齢に伴い，口腔機能のみならず，消化機能や基礎代謝量，身体活動量は低下し，摂食量も低下する．摂食量の低下は，エネルギー摂取量の不足だけでなく，タンパク質や，ビタミンなど微量栄養素の摂取不足をきたし，低栄養状態に陥る危険性が高まる．低栄養は摂食量の少ない「やせ」型の高齢者に生じやすいが，エネルギーは必要以上に摂取している肥満者でも，生体の機能維持に必要な栄養素が不足している「低栄養」が混在している場合がある．低栄養を有する高齢者の割合は，自立した在宅高齢者で 1~5％，在宅の要介護認定者では 20~30％，老人施設などの入所者では 30~50％と推定されている[1]．

一方，エネルギー摂取過多により生じる過栄養，すなわち肥満〔ボディマス指数（body mass index：BMI）≧ 25 kg/m²〕の割合は，国民健康・栄養調査（2012 年）によると，男性では 40 歳代の 36.6％をピークにその割合は減少し 70 歳以上では 27.3％，また，女性では 20 歳代で 7.8％であるが，年齢階級の上昇とともにその割合は増加し，70 歳以上では 24.6％となっている[2]．すなわち，高齢者を集団として捉えると，エネルギー摂取量の過不足から生じる「やせ」，「肥満」ともに，その頻度は少なくない．

生命予後の観点からは，若中年期では肥満度が高いほど総死亡のリスクが高いが，年

齢群が上がるほど，肥満度の低い「やせ」の総死亡に対するリスクが上昇する[3]．日本人高齢者においても BMI が 20〜23 kg/m² 未満の群に比し，それより肥満度が低い群ほど総死亡リスクが上昇している[4]．

　これらの知見は，高齢期にはエネルギーや栄養素の不足により生じる「低栄養」と，肥満や内臓脂肪蓄積の原因となる「過栄養」の両者が混在すること，また要介護者や施設入所者では，低栄養の頻度が高くなっており，特に高齢期には中年期に比して「低栄養」の予防や改善が重要となることを示している．

■2）認知症患者の栄養上の特性

　認知症あるいは認知機能低下者では，健常者に比し低栄養のリスクが高く，意図しない体重減少が生じやすい[5, 6]．梅垣らによると，高齢期の認知症患者では，嚥下障害，失認や空間認知障害，食事時の姿勢や集中力の問題，嗜好変化，抑うつや薬剤の副作用など，多種の要因により，栄養状態が悪化する[7]．また，認知症患者は，自らの体調不良を周囲にうまく伝えられないために低栄養状態になっている場合もあり，周囲も低栄養状態であることに気づきにくい[7]．このため，認知機能が低下した患者を診る歯科医師は，患者が低栄養状態に陥っていないかに留意した診察が推奨される．

検索式

● PubMed （2007 年以降）

#1　("Nutrition Assessment" [mh] OR "Nutrition Assessment" [tiab] OR "Nutrition Assessments" [tiab] OR "Nutritional Assessments" [tiab] OR "Nutritional Assessment" [tiab] OR "dietary assessment" [tiab] OR "Nutrition Indexes" [tiab] OR "Nutrition Index" [tiab] OR "Nutrition Indices" [tiab] OR "Nutritional Index" [tiab] OR PNI [tiab] OR MNA [tiab] OR BI [tiab] OR FIM [tiab] OR "Nutrition evaluation" [tiab] OR "Nutritional evaluation" [tiab] OR Anthropometry [mh] OR Anthropometry [tiab] OR "nutrition diagnosis" [tiab] OR "nutritional diagnosis" [tiab] OR "Clinical Laboratory Techniques" [mh] OR "Clinical Laboratory" [tiab] OR "Laboratory Diagnoses" [tiab] OR "Laboratory Examination" [tiab])

#2　("aged" [mh] OR "aging" [mh] OR "aging" [tiab] OR "elderly" [tiab] OR "olderly" [tiab])

#3　("Nutrition Therapy" [mh] OR "Nutrition Therapy" [tiab] OR "Diet, Food, and Nutrition" [mh] OR "Diet" [tiab] OR "dietary" [tiab] OR "Food" [tiab] OR "nutrition" [tiab] OR "nutritional" [tiab] OR "nutrients" [tiab] OR "nutrient" [tiab] OR consume [tiab] OR consumed [tiab] OR consuming [tiab] OR intake [tiab])

#4　("Dementia" [mh] OR "Dementia" [tiab] OR "Amentia" [tiab] OR "Cognition Disorders" [tiab] OR "cognitive" [tiab] OR "Overinclusion" [tiab]))

#5　("human" [mh] AND ("meta-analysis" [PT] OR "review" [PT]))
　　#1 and #2 and #3 and #4 and #5　**81 hits**

● 医中誌

#6　認知症 /ta or 認知症 /TH or 認知障害 /ta or 認知障害 /TH

#7　CK= ヒト

#8　メタアナリシス /ta or システマティックレビュー /TH or システマティックレビュー /ta or システマティックレビュー /TH or PT= 原著論文 or PT= 解説 or PT= 総説

#9　栄養管理 /TH or 栄養管理 /ta or 栄養マネジメント /ta or 栄養ケア /ta or 栄養療法 /ta or 食事療法 /ta or 食事管理 /ta or "Dietary Management" /ta or "Medical Nutrition Therapy" /ta or "Nutrition Care" /ta or "Nutrition Administration" /ta or "Nutrition Therapy" /ta or "Nutritional Therapy" /ta or "Trophotherapy" /ta or NCP/ta

#10　集団検診 /TH or 集団検診 /ta or 集団健診 /ta or 集団健康診断 /ta or 住民健康診断 /ta or 住民健診 /ta or 住民検診 /ta or スクリーニング /ta or スクリーニングテスト /ta or マススクリーニ

第11章　認知症患者の栄養マネジメント　**151**

ング /ta or マス・スクリーニング /ta or Screening/ta or Screenings/ta or "Mass Health Exam-
ination" /ta or ふるいわけテスト /ta or スクリーニングテスト /ta

#6　and #7 and #8 and #9 and #10　12 編

● ハンドサーチ 21 件

（検索日：2018 年 1 月 24 日）

参考文献

1) Vandewoude MF, Alish CJ, Sauer AC, Hegazi RA：Malnutrition-sarcopenia syndrome：is this
the future of nutrition screening and assessment for older adults? J Aging Res 2012；2012：
651570.
2) 厚生労働省：平成 24 年国民健康・栄養調査結果の概要. http://www.mhlw.go.jp/file/04-Houdou-
happyou-10904750-Kenkoukyoku-Gantaisakukenkouzoushinka/0000099296.pdf（2018 年 1 月 24
日アクセス）
3) Childers DK, Allison DB：The 'obesity paradox'：a parsimonious explanation for relations
among obesity, mortality rate and aging? Int J Obes（Lond）34：1231-1238, 2010. doi：
10.1038/ijo.2010.71.
4) Tamakoshi A, Yatsuya H, Lin Y, et al.：BMI and all-cause mortality among Japanese older
adults：findings from the Japan collaborative cohort study. Obesity（Silver Spring）18：362-
369, 2010. doi：10.1038/oby.2009.190.
5) Orsitto G, Fulvio F, Tria D, et al.：Nutritional status in hospitalized elderly patients with mild
cognitive impairment. Clin Nutr 28：100-102, 2009. doi：10.1016/j.clnu.2008.12.001.
6) Inelmen EM, Sergi G, Coin A, et al.：An open-ended question：Alzheimer's disease and invol-
untary weight loss：which comes first? Aging Clin Exp Res 22：192-197, 2010. doi：
10.3275/6677.
7) 梅垣宏行：認知症の栄養と食事療法. Geriatr Med 5：471-474, 2016.

エビデンスの強さ　B（中）：効果の推定に中等度の確信がある
文献による信頼度　B：支持する論文が 1 つ以上ある

予防	MCI	軽度	中等度	重度	終末期

CQ 11-2 認知症患者の食生活支援を行ううえで必要なスクリーニングとアセスメントは何か

推奨文

認知症患者に関しては低栄養への視点が重要であり，MNA®-SF（Mini Nutritional Assessment-Short Form），体重，ボディマス指数（body mass index：BMI），基本チェックリストは歯科の現場で使いやすい．その他，食品評価の多様性，食欲の評価，食事以外の要因に関しても整理しておきたい．

解説文

背景

認知症患者で最も重要な食生活支援の視点は，「低栄養」の早期発見である．

低栄養の判定には，MNA®-SF 等の簡易な指標に加え，体重測定や BMI 評価も有用である．

歯科医師が日常診療のなかで食事調査等の詳細な栄養アセスメントを行うことは困難である．しかし全国の自治体で行われている介護予防事業では，集団を対象として簡易な栄養アセスメントを実施している地域があるため，これらのなかから調査票を選択すると比較的に臨床の現場で取り入れやすい．

食生活支援開始に先立ち，認知症患者の栄養状態を適切に把握することが必要である．

解説

■1）簡易栄養スクリーニング

認知症患者の栄養スクリーニングを行ううえで最も重要な視点は，「低栄養」の早期発見である．CQ 11-1 の通り「過栄養（肥満）」も予後を悪化させる原因となるが，認知症患者では口腔機能や摂食量の低下とともに，低栄養のリスクが高まることが多い．したがって，できるだけ早い段階で「低栄養」ハイリスク者を抽出・把握したうえで適切な治療を行うことが，患者の予後を良好に保つうえで有効である．

代表的な栄養スクリーニングツールとして，主観的包括的評価（subjective global assessment：SGA），簡易栄養状態評価法（Mini Nutritional Assessment：MNA®），在宅では malnutrition universal screening tool（MUST）等がある[1-4]．SGA は，米国のオリジナルをもとに日本語版が作られており，検査者の主観で栄養状態を評価するものである．またヨーロッパを中心に広く活用されている栄養アセスメントツールとして，18 項目からなる MNA® がある[3]．これは主観的ならびに客観的評価を合わせた指標で低栄養の評価に優れており[5]，日本人高齢者にも適用可能であることが報告されている[6,7]．また MNA® のスクリーニング A〜F の 6 項目からなる MNA®-SF（図

第11章 認知症患者の栄養マネジメント　153

簡易栄養状態評価表
Mini Nutritional Assessment-Short Form
MNA®

Nestlé
Nutrition Institute

氏名:

性別:　　　年齢:　　　体重:　　　kg　身長:　　　cm　調査日:

下の□欄に適切な数値を記入し、それらを加算してスクリーニング値を算出する。

スクリーニング

A　過去3ヶ月間で食欲不振、消化器系の問題、そしゃく・嚥下困難などで食事量が減少しましたか?
0＝著しい食事量の減少
1＝中等度の食事量の減少
2＝食事量の減少なし

B　過去3ヶ月間で体重の減少がありましたか?
0＝3kg以上の減少
1＝わからない
2＝1～3kgの減少
3＝体重減少なし

C　自力で歩けますか?
0＝寝たきりまたは車椅子を常時使用
1＝ベッドや車椅子を離れられるが、歩いて外出はできない
2＝自由に歩いて外出できる

D　過去3ヶ月間で精神的ストレスや急性疾患を経験しましたか?
0＝はい　　　2＝いいえ

E　神経・精神的問題の有無
0＝強度認知症またはうつ状態
1＝中程度の認知症
2＝精神的問題なし

F1 BMI (kg/m²)：体重(kg)÷[身長 (m)]²
0＝BMIが19 未満
1＝BMIが19以上、21 未満
2＝BMIが21以上、23 未満
3＝BMIが23以上

BMIが測定できない方は、F1の代わりにF2に回答してください。
BMIが測定できる方は、F1のみに回答し、F2には記入しないでください。

F2 ふくらはぎの周囲長(cm)：CC
0＝31cm未満
3＝31cm以上

スクリーニング値
(最大：14ポイント)

12-14 ポイント:　栄養状態良好
8-11 ポイント:　低栄養のおそれあり (At risk)
0-7 ポイント:　低栄養

Ref.　Vellas B, Villars H, Abellan G, et al. Overview of the MNA® - Its History and Challenges. J Nutr Health Aging 2006;10:456-465.
Rubenstein LZ, Harker JO, Salva A, Guigoz Y, Vellas B. Screening for Undernutrition in Geriatric Practice: Developing the Short-Form Mini Nutritional Assessment (MNA-SF). J. Geront 2001;56A: M366-377.
Guigoz Y. The Mini-Nutritional Assessment (MNA®) Review of the Literature - What does it tell us? J Nutr Health Aging 2006, 10:466-487.
Kaiser MJ, Bauer JM, Ramsch C, et al. Validation of the Mini Nutritional Assessment Short-Form (MNA®-SF): A practical tool for identification of nutritional status. J Health Aging 2009, 13:782-788.
® Société des Produits Nestlé, S.A., Vevey, Switzerland, Trademark Owners
© Nestlé, 1994, Revision 2009. N67200 12/99 10M
さらに詳しい情報をお知りになりたい方は、www.mna-elderly.com にアクセスしてください。

図1 ■ MNA®-SF

1) は、MNA® 得点との相関が高く、およそ4分で施行可能な簡易質問票であり、スクリーニング用の調査票として優れている。栄養スクリーニングの重要性と、調査票の趣旨を理解している医療従事者であれば、これらはいずれも日常業務のなかで取り入れやすい簡易な質問票である。本川らは、特別養護老人ホーム、認知症グループホームに入居するアルツハイマー型認知症高齢者女性の認知症重症度と MNA®-SF が有意に関連することを示し、認知症患者のスクリーニングの有効性について報告している[8]。また、厚生労働省作成の「基本チェックリスト」[9]の栄養・口腔機能に関する項目は「6ヶ月間で2～3kg以上の体重減少」または「BMIが18.5kg/m² 未満」という2項目での評価であるが、低栄養ハイリスク者をスクリーニングできる指標といえる。

　さらに、このような調査票を用いなくても、患者の体重管理や体格を見積もることにより、ある程度、低栄養や過栄養を推測することが可能である。「日本人の食事摂取基準」[10]では、2015年度から新たにエネルギー摂取の過不足の評価に、体重変化量とBMIを用いることが導入された。この背景には、生活習慣病の危険因子である肥満と、高齢期に好発するフレイルや認知機能低下と関連する低栄養をできるだけ簡易にスク

表1 ■ 目標とするBMIの範囲[*1,2]（18歳以上）[10]

年齢（歳）	目標とするBMI（kg/m^2）
18～49	18.5～24.9
50～69	20.0～24.9
70以上	21.5～24.9[*3]

[*1] 男女共通．あくまでも参考として使用すべきである．
[*2] 観察疫学研究において報告された総死亡率が最も低かったBMIをもとに，疾患別の発症率とBMIとの関連，死因とBMIとの関連，日本人のBMIの実態に配慮し，総合的に判断し目標とする範囲を設定．
[*3] 70歳以上では，総死亡率が最も低かったBMIと実態との乖離がみられるため，虚弱の予防および生活習慣病の予防の両者に配慮する必要があることも踏まえ，当面目標とするBMIの範囲を21.5～24.9kg/m^{2}とした．

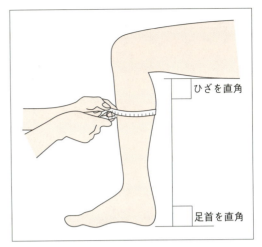

図2 ■ 下腿周囲長の測定

リーニングし，予防策を講じる狙いがある．

表1に「日本人の食事摂取基準（2015年版）」の目標とするBMIの範囲を掲載した．同摂取基準では，参考値としての利用が推奨されていることに留意すべきであるが，成人では「やせ」や「肥満」を予防すること，特に高齢者（70歳以上）では，若年者に比し高いBMI下限値（21.5 kg/m^{2}以上）が推奨されており，「やせ」，すなわち低栄養リスクの抑制を意識した目標値となっている．

また体重測定は簡易な方法であるが，基本的な栄養スクリーニング方法として有用である[11, 11-1]．加えて，定期的な体重測定により，体重低下期あるいは増加期，維持期かを把握することが可能である．これにより，低栄養あるいは過栄養に陥る危険性があるハイリスク者を早期にスクリーニング可能である．

体重測定が困難な高齢者に対しては，BMIの代わりに下腿周囲長の測定を用いることがある（図2）．下腿周囲長測定部位であるふくらはぎ断面は，骨，骨格筋，脂肪組織からなり[12]，上腕周囲長とともに全身骨格筋量と高い相関を示す[13]．しかし上腕周囲長は屈曲運動に関与する上腕二頭筋の筋肉群の集合体であるのに対し，下腿周囲長は移動性の指標であるため寝たきりの影響等を捉えることができる[12]．先行研究においても施設入居高齢者においてアルツハイマー型認知症高齢者において下腿周囲長は血清アルブミン値[14]，四肢骨格筋[15]，認知症重症度[8]と有意な関連を示すことが報告されている．下腿周囲長を使用した場合も定期的に測定していくことが大切である．

■ 2) 栄養アセスメント

通常臨床で用いる栄養アセスメントには，問診や観察，身体計測，生理・生化学検査が含まれる．また，管理栄養士・栄養士が行う栄養アセスメントとして，日々の食事内容や食生活等を聞き取る食事調査がある．

前者は，栄養障害の原因となる健康上の問題を探るうえで優れており，後者は食生活上の問題点を探るうえで有用である．ただし，歯科医師が日常診療のなかで，これらの詳細な栄養アセスメントを行うことは難しいと考えられる．

☐ 魚介類 （生鮮，加工品を問わずすべての 魚介類）	☐ 緑黄色野菜類 （にんじん，ほうれん草，カボチャ， トマトなどの色の濃い野菜）
☐ 肉類 （生鮮，加工品を問わずすべての 肉類）	☐ 海藻類 （生，乾物を問わず）
☐ 卵 （鶏，うずらなどの卵．魚の卵は 含まず）	☐ いも類
☐ 牛乳 （コーヒー牛乳，フルーツ牛乳は 含まず）	☐ 果物類 （生鮮，缶詰を問わず．トマトは 緑黄色野菜）
☐ 大豆・大豆製品 （豆腐・納豆などの大豆を使った 食品）	☐ 油脂類 （油炒め，フライ，天ぷら，パン に塗るバターやマーガリンなど 油を使う料理）

「ほとんど毎日」☑ はいくつありましたか？　　　　　　　　　　　点

「ほとんど毎日」にチェックされない食品の摂取を勧めることで，栄養バランスを改善できる
見込みがある（参考値：秋田県内高齢者では，「ほとんど毎日」の合計平均（標準偏差）は，
男性 6.5（2.2）点，女性 6.7（2.2）点と報告されている）

図 3 ■ 「栄養バランスがとれた食事を摂っているか」を見積もる際に使い
やすい指標（食品の多様性評価票）[17]

　では，限られた診療時間内に，目の前の患者の栄養状態をどのように正しく評価し，
どのような食生活支援を行えば，治療や患者の予後をより良好なものへ導けるのだろう
か．歯科診療での利用を目的として開発された栄養アセスメントのツールは，文献検索
した限り認められなかった．商業ベースでは，インプラント治療前のアセスメントを目
的に，指先からの少量の採血で，血清総タンパクやヘモグロビン量，A/G 比などの栄
養指標，糖代謝，肝機能，腎機能，コレステロール値が測定できるキットが販売されて
いる[16]．しかし現在のところインプラントを中心とした自由診療に限って使用されて
おり，健康保険の適応にはなっていない．

　質問紙法でのアセスメントは，歯科医師が日常診療の場面で比較的取り入れやすい汎
用性の高い調査票の一部を紹介する．なお，重度認知症の高齢者では，評価項目によっ
ては回答が困難である場合が想定されるため，適宜，介護者の協力を得て実施すること
が望ましい．また専門的な支援やより詳細な栄養アセスメントが必要な場合は外部の管
理栄養士・栄養士と連携を行うことが勧められる．

● （1）食品摂取の多様性評価

　図 3 に，東京都健康長寿医療センターが作成した「食品摂取の多様性評価票」を紹
介する[17]．簡易な質問票ながらも，栄養バランスがとれた食事をしているかを評価す
るうえで優れた指標の 1 つである．肉類，魚介類，卵類，大豆製品，牛乳，緑黄色野
菜類，海そう類，果物，いも類，油脂類の全 10 食品群の 1 週間の摂取頻度を把握し，
各食品群について「ほぼ毎日食べる」に 1 点，それ以外は 0 点とし，合計点数を求め

A 食欲はありますか？	E 若いころと比べて，食事の味はどうですか？

A 食欲はありますか？
1. ほとんどない
2. あまりない
3. ふつう
4. ある
5. とてもある

E 若いころと比べて，食事の味はどうですか？
1. とてもまずい
2. おいしくない
3. かわらない
4. おいしい
5. とてもおいしい

B 食事を，どれくらい食べると満腹感を感じますか？
1. 数口で満腹
2. 3分の1程度で満腹
3. 半分ほどで満腹
4. ほとんど食べて満腹
5. 満腹になることはほとんどない

F 食事は1日何回食べますか？
1. 1日1回未満
2. 1日1回
3. 1日2回
4. 1日3回
5. 1日4回以上

C 空腹感はありますか？
1. めったに感じない
2. たまに感じる
3. 時々感じる
4. よく感じる
5. いつも感じる

G 食事中に気分が悪くなったり，嘔気を感じることがありますか？
1. いつも感じる
2. よく感じる
3. 時々感じる
4. まれに感じる
5. まったく感じない

D 食事の味はいかがですか？
1. とてもまずい
2. おいしくない
3. ふつう
4. おいしい
5. とてもおいしい

H ふだん，どのような気持ちですか？
1. とても沈んでいる
2. 沈んでいる
3. 沈んでもなく，楽しくもない
4. 楽しい
5. とても楽しい

図4 ■ 日本語版CNAQ（CNAQ-J）[25]

る（0〜10点）．地域在住高齢者においては高次生活機能[17]，フレイル[18]，体組成[19]，との関わりが報告されている．10食品群のうち肉，魚，卵，牛乳，大豆製品はたんぱく質を豊富に含み，筋たんぱく合成に関与し，野菜，果物は抗酸化ビタミン（β-カロテン，ビタミンC）を豊富に含み，酸化ストレスや炎症抑制に関与することで，筋量や身体機能の低下が抑制された可能性が示唆されている[19]．認知症患者においても多様な食生活を目指し，身体機能低下を抑制することが望まれる．特に栄養スクリーニングで「低栄養」のリスクが高いと判断された者に対しては，「ほとんど毎日」にチェックされなかった食品に加えて，エネルギー源となる穀類も適度に摂取できているか，確認するとよい．

● **(2) 食欲の評価**

　高齢者の栄養アセスメントとして食欲の評価は大切である．高齢者では活動性が低くなり筋肉量が低下し，消費するエネルギー量が少なくなるため食欲が減退し，食事量が減少する．味覚・嗅覚・視覚の低下，うつ状態[20]，基礎疾患，服薬薬剤[21]などによっても食欲の減退はみられる．見逃しがちであるのが便秘による食欲不振である．腸内に便が貯留し，腸全体の動きが悪くなることによって食欲不振が引き起こされる[22]．

　高齢者への栄養介入の際には，現状の食欲に関して評価検討することが大切である．council on nutrition appetite questionnaire（CNAQ）[23]は質問8つに回答する

第11章　認知症患者の栄養マネジメント　**157**

という簡便な検査で臨床の場で取り入れやすい．CNAQ 得点 ≦ 28 は，6 カ月以内に少なくとも 5% の体重減少のリスクを示すとされ，8～16 点は，食欲不振の危険があり，栄養カウンセリングを必要とする．17～28 点は，頻繁な再評価を必要とすると判定する．日本語に翻訳されており，その妥当性も検証されている（図4）[24-26]．

● **(3) 食事以外の要因**

栄養アセスメントの際には，前項に紹介したような栄養評価簡易ツールの活用に加え，食事内容や食環境に強く影響を与える患者の健康問題（合併症），社会・経済状況，家族構成等の把握も行うことが望ましい．

認知症患者では，経口摂取と経管栄養の併用者や，食事介助や見守りを必要とする場合が多いため，栄養管理方法や食事介助の有無は最低限，把握が必要である．また咀嚼可能食品や本人の嗜好，口腔衛生管理の内容も把握できるとよい．

患者あるいは介護者の背景要因を考慮し，口腔機能とともに，患者を総合的に診ることにより，改善可能な目標レベルを定め，改善可能なポイントを抽出する．

検索式

● PubMed （2007 年以降）
#11 （（"Mass Health Examination" OR "Mass Screening"［mh］OR "Screening"［tiab］OR "Screenings"［tiab］））AND（"Diet, Food, and Nutrition"［mh］）

#12 （Nutrition Therapy［mh］OR Nutrition Therapy［tiab］OR Diet, Food, and Nutrition［mh］OR Diet［tiab］OR dietary［tiab］OR Food［tiab］OR nutrition［tiab］OR nutritional［tiab］OR nutrients［tiab］OR nutrient［tiab］OR consume［tiab］OR consumed［tiab］OR consuming［tiab］OR intake［tiab］）

#11 and #12 #2 and #3 and #4 and #5 　16 hits

（#2 ～ 5 は p151 の検索語参照）

● 医中誌
#13 栄養管理 /TH or 栄養管理 /ta or 栄養マネジメント /ta or 栄養ケア /ta or 栄養療法 /ta or 食事療法 /ta or 食事管理 /ta or "Dietary Management" /ta or "Medical Nutrition Therapy" /ta or "Nutrition Care" /ta or "Nutrition Administration" /ta or "Nutrition Therapy" /ta or "Nutritional Therapy" /ta or "Trophotherapy" /ta or NCP/ta

栄養評価 /TH or 栄養アセスメント /ta or 栄養学的予後指数 /ta or 栄養状態評価 /ta or 栄養状態判定 /ta or 栄養評価 /TH or 身体計測 /ta or 身体計測 /ta or 形態計測 /ta or 食事調査 /ta or （病歴聴取 /TH or 問診 /AL）or（質問紙法 /TH or 質問紙 /AL）or MNA/ta or PNI/ta or FIM/ta or BI/ta or "Nutritional Assessment" /ta or "Nutritional Assessments" /ta or "Nutrition Assessment" /ta or "栄養評価" /TH or "Nutrition Index" /ta or "Nutrition Indices" /ta

#6 and #7 and #8 and #13 　2 編

（#6 ～ 8 は p151 の検索語参照）

● ハンドサーチ 9 件

（検索日：2018 年 1 月 30 日）

参考文献

1) Detsky AS, Baker JP, Mendelson RA, et al.：Evaluating the accuracy of nutritional assessment techniques applied to hospitalized patients：methodology and comparisons. JPEN J Parenter Enteral Nutr 8：153-159, 1984.

2) Young AM, Kidston S, Banks MD, et al.：Malnutrition screening tools：comparison against two validated nutrition assessment methods in older medical inpatients. Nutrition 29：101-106, 2013. doi：10.1016/j.nut.2012.04.007.

3) Bollwein J, Volkert D, Diekmann R, et al. : Nutritional status according to the mini nutritional assessment (MNA®) and frailty in community dwelling older persons : a close relationship. J Nutr Health Aging 17 : 351-356, 2013. doi : 10.1007/s12603-013-0009-8.

4) Vellas B, Villars H, Abellan G, et al. : Overview of the MNA--Its history and challenges. J Nutr Health Aging 10 : 456-463, 2006. ; discussion 463-465.

5) Rubenstein LZ, Harker JO, Salva A, et al. : Screening for undernutrition in geriatric practice : developing the short-form mini-nutritional assessment (MNA-SF). J Gerontol A Biol Sci Med Sci 56 : M366-372, 2001.

6) Kuzuya M, Kanda S, Koike T, et al. : Evaluation of Mini-Nutritional Assessment for Japanese frail elderly. Nutrition 21 : 498-503, 2005.

7) Izawa S, Kuzuya M, Okada K, et al. : The nutritional status of frail elderly with care needs according to the mini-nutritional assessment. Clin Nutr 25 : 962-967, 2006.

8) 本川佳子, 田中弥生, 菅 洋子, ほか : アルツハイマー病高齢者における認知症重症度別, 身体組成・栄養指標に関する検討. 日静脈経腸栄会誌 32 : 851-857, 2017.

9) 厚生労働省 : 介護予防のための生活機能評価に関するマニュアル分担研究班. 基本チェックリスト. 介護予防のための生活機能評価に関するマニュアル (改訂版). 5, 2009. http://www.mhlw.go.jp/topics/2009/05/dl/tp0501-1 c_0001.pdf (2018 年 1 月 24 日アクセス)

10) 厚生労働省 : 「日本人の食事摂取基準 (2015 年版) 策定検討会」報告書. 2014. http://www.mhlw.go.jp/stf/shingi/0000041824.html (2018 年 1 月 24 日アクセス)

11) Salva A, Coll-Planas L, Bruce S, et al. : Nutritional assessment of residents in long-term care facilities (LTCFs) : recommendations of the task force on nutrition and ageing of the IAGG European region and the IANA. J Nutr Health Aging 13 : 475-483, 2009.

11-1) Ahmed T, Haboubi N : Assessment and management of nutrition in older people and its importance to health. Clin Interv Aging 5 : 207-216, 2010.

12) 雨海照祥 : 高齢者の栄養スクリーニングツール MNA ガイドブック. pp92-97, 医歯薬出版, 2011.

13) Heymsfield SB, Martin-Nguyen A, Fong TM, et al. : Body circumferences : clinical implications emerging from a new geometric model. Nutr Metab (Lond) 5 : 24, 2008.

14) Bonnefoy M, Jauffret M, Kostka T, Jusot JF : Usefulness of calf circumference measurement in assessing the nutritional state of hospitalized elderly people. Gerontology 48 : 162-169, 2002.

15) Takagi D, Hirano H, Watanabe Y, et al. : Relationship between skeletal muscle mass and swallowing function in patients with Alzheimer's disease. GGI 17 : 402-409, 2017.

16) 編集部レポート 歯科医院で行える簡易式血液検査キットインプラントリスクチェッカー. インプラントジャーナル 68 : 103, 2016.

17) 熊谷 修, 渡辺修一郎, 柴田 博, ほか : 地域在宅高齢者における食品摂取の多様性と高次生活機能低下の関連. 日公衛誌 50 : 1117-1124, 2003.

18) Motokawa K, Watanabe Y, Edahiro A, et al. : Frailty severity and dietary variety in Japanese older persons : A cross-sectional study. J Nutr Health Aging 22 : 451-456, 2018.

19) Yokoyama Y, Nishi M, Murayama H, et al. : Association of dietary variety with body composition and physical function in community-dwelling elderly Japanese. J Nutr Health Aging 20 : 691-696, 2016.

20) 厚生労働省 : 高齢者のうつについて. http://www.mhlw.go.jp/topics/2009/05/dl/tp0501-siryou8-1.pdf (2016 年 3 月 18 日アクセス)

21) 野原幹司 : 臨床に役立つ Q&A 高齢者の摂食嚥下障害の原因となる薬剤について教えてください. Geriatr Med 53 : 1191-1194, 2015.

22) 宮司智子, 田中弥生 : まずここからチェック！ 高齢者の栄養障害の原因 便秘・下痢 Q & A. ニュートリションケア 1 : 652-657, 2008.

23) Wilson MM, Thomas DR, Rubenstein LZ, et al. : Appetite assessment : simple appetite questionnaire predicts weight loss in community-dwelling adults and nursing home residents. Am J Clin Nutr 82 : 1074-1081, 2005.

24) Tokudome Y, Okumura K, Kumagai Y, et al. : Development of the Japanese version of the

Council on Nutrition Appetite Questionnaire and its simplified versions, and evaluation of their reliability, validity, and reproducibility. J Epidemiol 27：524-530，2017.

25）日本語版 CNAQ．https://www.ncbi.nlm.nih.gov/pmc/articles/PMC5608592/AppendixA.Supplementary data（2018 年 1 月 30 日アクセス）

26）Mikami Y, Watanabe Y, Edahiro A, et al.：Relationship between mortality and Council of Nutrition Appetite Questionnaire scores in Japanese nursing home residents. Nutrition 57：40-45，2019.

エビデンスの強さ　B（中）効果の推定に中等度の確信がある

文献による信頼度　B：支持する論文が 1 つ以上ある

| 予防 | MCI | 軽度 | 中等度 | 重度 | 終末期 |

CQ 11-3 認知症患者にはどのような栄養介入を行うか

推奨文

認知症の予防，進行抑制に関しては，認知機能の維持に必要な栄養を質と量を保って摂取することが効果的である．介入効果を上げるには，口腔機能の改善や快適で楽しい環境作りも大切である．

解説文

背景

認知症予防を目的とした介入において，認知機能障害を予防する有効なエビデンスは得られていない．

栄養学的な観点からは脳の機能維持に必要な栄養素を摂取すること，すなわち適切な量と質を保つ食事摂取が認知症予防および進行抑制に効果的である．

低栄養予防の観点からは，口腔機能の改善とともに，患者が楽しく美味しく食事ができる環境作りも大切である．

解説

■1）認知症予防に効果的と考えられている栄養学的要因のエビデンス[1, 2]

認知症予防を目的とした栄養疫学的研究成果はここ数年急増しており，無作為化比較試験も海外では相当数実施されている．残念ながら，レビー小体型認知症や前頭側頭型認知症といった病型別の認知機能障害に対する個々の栄養学的因子はほとんど明らかではない．しかし，アルツハイマー型認知症（Alzheimer's disease：AD）や血管性認知症（vascular dementia：VaD）に対する予防効果が見込まれる栄養学的因子として，**図1**に示されるような微量元素や脂質，ビタミン類の摂取は抗酸化・炎症抑制作用を介し，認知症の病型にかかわらず，脳の機能維持に少なからず貢献する可能性がある[3, 4]．

個々の栄養素や食品ではなく，「地中海食」や「西洋食」といった食事パターンに着目した研究もいくつかある．特に地中海食が認知機能低下の抑制因子であることを示す観察研究は多く，メタ解析では地中海食の傾向が強い集団はそうでない集団に比し，認知機能低下の発症リスクが33％低下することが報告されている[5]．ただし，日本人では地中海食を摂取する習慣がないため，日本人での地中海食の認知機能保護効果は明確でない．日本人高齢者を対象とした研究では乳類，豆類，野菜類，海藻類を多く含む食事パターンの者でその後の認知症発症リスクが低かったこと[6]，穀類中心ではなく色々な食品から構成される食事を摂取する者で認知機能が維持されていたこと[7]などが報告されている．

第11章 認知症患者の栄養マネジメント　**161**

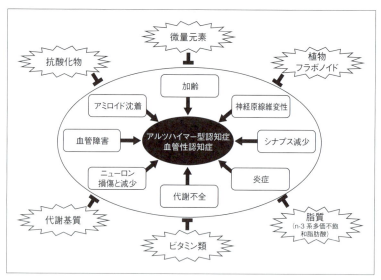

図1 ■ アルツハイマー型認知症，血管性認知症に対する予防効果が見込まれる栄養学的因子[3, 4]

これらいずれの結果も，栄養学的な観点からは脳の機能維持に必要な栄養を摂取すること，すなわち適切な量と質を保つ食事摂取が認知症予防および進行抑制に効果的であることを示唆している．

2) 認知症の進行予防に果たす食事の役割

認知症患者に対する認知機能の改善を目的とした栄養介入試験では，現在のところ，再現性のある有効なエビデンスは得られていない[8, 9]．ただし，認知機能低下者に対して，低栄養予防や栄養改善はある程度，予後に良い効果をもたらすと考えられている[10]．

高齢期，特に認知機能低下者では，重度認知症の者ほど咀嚼機能低下を認め，栄養状態が悪化していることが多い．また食事に関して，食具使用の失行による手づかみ食べ，一口量が調整できなくなることによる誤嚥や窒息のリスク，食べこぼしも顕著になる[11]．認知症の進行度により，本人だけでなく介護者の協力が必要になる．森下らの報告では，通所介護事業所利用者に対して口腔機能向上と栄養改善に関する介入を行ったところ，利用者の生活意欲の向上や口腔機能の維持・改善効果を認め[12]，認知症の程度にかかわらず，栄養状態の改善に向けた前向きな取り組みが予後を良好に保つうえで有効と考えられる．

食事は単なる栄養補給の場ではない．認知症患者であっても，食事は他者との会話を通してコミュニケーションを図るなど，美味しさや満足感を介して心の充足感を感じる機会である．認知機能低下者が食事を楽しく美味しく食べられる環境作りや周囲のサポートが，認知症だけでなく介護予防，健康寿命延伸に重要といえる．したがって，口腔衛生への配慮に加えて，口腔機能が衰えても必要な栄養素を摂取できる調理上の工夫や，会食・季節の行事を活用した食の楽しみを増す工夫，自炊の援助などが認知症予防のみならず，進行抑制に効果があるといえ，管理栄養士・栄養士と歯科の連携の強化が期待される．

表1 ■ 介護事業所利用者に対する口腔機能向上と栄養改善の複合サービスに関する介入プログラム例[12]

口腔機能向上介入プログラム	
テーマ（例）	内容（例）
お口の掃除のポイント	歯磨き，舌清掃，義歯清掃のポイント
口腔機能（お口の働き）	お口の体操
唾液とお口の乾燥について	唾液腺マッサージ
誤嚥性肺炎って？	口腔清掃，食事の環境作り，頭部挙上訓練，息こらえ嚥下法，プッシング・プリング訓練
舌を観察してみましょう	舌の清掃，口腔乾燥の確認
顔の筋肉（表情筋）	お口の体操
発声・構音の機能	パタカラ体操
はっきり発音・早口言葉	早口言葉
噛む力	定期歯科受診の必要性，しっかり咀嚼して食べること，お口の体操

栄養改善プログラム	
テーマ（例）	内容（例）
食の楽しみ	健康的でかつ満足度の高い食生活を送り続ける
食欲のお話し	食欲チェック，食欲低下の問題点
脱水を予防しよう	脱水症状の確認，対処方法
栄養状態を知ろう	自分の栄養状態を知り，低栄養の予防
体重を管理しよう	低栄養，過栄養に注意
バランスの良い食事	食事のバランス，3食10品目の摂取

　表1に森下らが実施した介入プログラムの一例を掲載した[12]．栄養改善に関しては「食の楽しみ」「食欲」「脱水予防」「栄養状態を知る」「体重管理」「バランスの良い食事」がテーマとして挙げられている．歯科医師が日常診療のなかでこれらをすべて指導することは難しい場合が多いが，患者の背景要因を考慮して，患者あるいは介護者が最も取り組みやすい食生活改善ポイントを提供することが，栄養改善に向けた最善策といえる．

■3）認知症の進行予防等を目的とした歯科と栄養の連携による介入

　口腔機能の改善は，摂食機能の改善を通して，患者の栄養状態を良好なものへと導く．歯科医師は患者や介護者が前向きに，可能な限り楽しく食生活改善に取り組むことができるよう，簡易な食生活改善ポイントを提供することが望まれる．そして，定期的な診療を通して，患者の口腔機能改善とともに栄養状態の維持・向上にも貢献できることが望ましい．実際の介入方法は，CQ 11-2で紹介した「食品摂取の多様性評価票」[13]はアセスメントへの利用だけではなく，介入可能な項目にもなっている．例えば

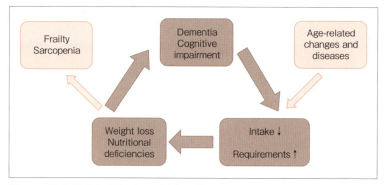

図2 ■ 栄養障害と認知症の悪循環[15]

毎日食べられていない食品があれば，その食品を料理に盛り込む等の食生活支援を行うことができる．特定高齢者を対象に食品摂取多様性を促した介入研究では，緑黄色野菜を除く魚介類，肉類，卵，牛乳，大豆・大豆製品，海藻類，いも類，果物類，油脂類の9食品に増加が認められ，平均1.7点増加した[14]．同評価票は高齢期においてもわかりやすく，活用しやすい．

また認知症の原因疾患別の食事の課題を理解し，その症状に応じた適切な食事介入により認知機能の低下による栄養状態の低下といった悪循環を抑制することが必要である（図2）[15]．認知症原因疾患のうち，変性性認知症の代表格であるアルツハイマー型認知症，レビー小体型認知症（dementia with Lewy bodies：DLB），前頭側頭型認知症（frontotemporal dementia）は脳の変性部位が異なり，食事に関連する問題は異なる[16]．例えばアルツハイマー型認知症では初期から咀嚼困難が起こりやすく[17]，DLBでは初期から嚥下困難を起こしやすいと報告されている[18]．このような認知症原因疾患別の症状を理解したうえで，その状態に応じたとろみ等の嚥下調整食が必要となってくる．嚥下調整食は常食と比較して水分量が多くなり必要栄養量の確保が難しいことや，病院・施設等から在宅復帰した場合，適切な嚥下調整食を継続することが困難となることが報告されている[19]．必要栄養量の確保に至っていない場合は，oral nutritional supplements（ONS）等による追加の栄養補給や介護食品（スマイルケア食）を利用し栄養補給量の維持・増加につなげる．管理栄養士による在宅高齢者の栄養介入において普段の食事に300 kcal/日の栄養補助食品を6カ月補給させたところ，体重，血清アルブミン値が有意に改善したとの報告があり[20]，認知症患者においても同様の対応を行っていくべきであろう．また最近では新しい介護食品の選び方早見表（スマイルケア食）[21]と日本摂食嚥下リハビリテーション学会による日本摂食嚥下リハビリテーション学会嚥下調整食分類2013[22]とを対応させた図が示されており（図3）[23]，在宅の場面で嚥下調整食の調理が困難な場合などへの応用が期待される．

最近では栄養指導と口腔機能向上や補綴を組み合わせた介入研究も行われ，Bradburyらは全部床義歯のみ作製したグループと，全部床義歯作製＋栄養カウンセリングを行ったグループでは，栄養カウンセリングが加わった群で果物と野菜の摂取量が有意に向上したことを報告し[24]，菊谷らは，要介護高齢者を対象に食支援のみ介入したグループと，食支援＋口腔機能訓練を行ったグループでは，口腔機能訓練が加わった群

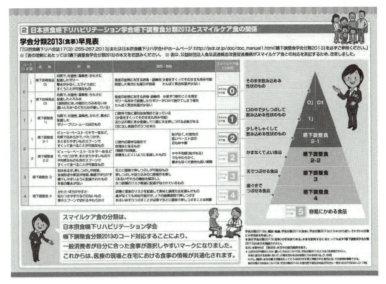

図3 ■ 日本摂食嚥下リハビリテーション学会嚥下調整食分類2013とスマイルケア食の関係[23]

で血清アルブミン値の上昇が有意に高かったことを報告している[25]．またSuzukiらは全部床義歯作製とともに簡単な食支援を実施することで，栄養素等摂取量の増加と咀嚼機能の改善に効果的であったことを報告している[26]．これらの結果は管理栄養士・栄養士と歯科の連携を行うことで，高齢期の健康維持や健康寿命延伸に単独では得られないシナジー効果が存在することを示し，認知症の進行予防等にも効果を示すか今後の研究成果が待たれる．

検索式

- **PubMed**（2007年以降）

  #14 (Dentistry [mh] OR Dentistry [tiab] OR "Mouth Diseases" [mh] OR "Mouth Diseases" [tiab] OR "Mouth Disease" [tiab] OR "Oral care" [tiab] OR "mouth care" [tiab] OR "oral health" [mh] OR "oral health" [tiab] OR "dental health" [tiab] OR "Dental Health Services" [mh] OR "toothbrush" [tiab] OR Mastication [mh] OR Chewing [mh] OR Deglutition [mh] OR Deglutition [tiab] OR "Deglutition Disorders" [mh] OR "Respiratory Aspiration" [mh] OR Aspiration [tiab] OR Mastication [tiab] OR Aglutition [tiab] OR Aphagia [tiab] OR "-Deglutition Disorder" [tiab] OR "Deglutition Disorders" [tiab] OR "Difficulty of Swallowing" [tiab] OR Dysphagia [tiab] OR Dysphagy [tiab])

  #15 ("Nutritional Status" [mh] OR "Nutritional Status" [tiab] OR "dietary intake" [tiab] OR "nutrient intake" [tiab])
  #2 and #3 and #4 and #5 and #14 and #15   10 hits
  （#2〜5はp151の検索語参照）

- **医中誌**

  #16 歯科学/TH or 歯科/ta or 口腔衛生/TH or 口腔/ta or 摂食/ta or 摂食/TH or 咀嚼/ta or 嚥下/TH or 嚥下/ta or 気道内誤嚥/TH or 誤嚥/ta
  #6 and #7 and #8 and #9 and #16   10編
  （#6〜9はp151の検索語参照）

- **ハンドサーチ** 11件

（検索日：2018年1月24日）

参考文献

1) 大塚　礼, 安藤富士子, 下方浩史：栄養と認知機能アンチエイジング, 特集：認知機能とアンチエイジング. アンチ・エイジ医 12：33-38, 2016.

2) 大塚　礼, 安藤富士子, 下方浩史：脳機能維持に対する栄養学的保護因子─認知症・うつに着目して─, アンチエイジング（抗加齢）医学の老年精神医学への寄与. 老年精医誌 26：624-631, 2015.

3) Swaminathan A, Jicha GA：Nutrition and prevention of Alzheimer's dementia. Front Aging Neurosci 20：282, 2014. doi：10.3389/fnagi.2014.00282.

4) Perez L, Heim L, Sherzai A, et al.：Nutrition and vascular dementia. J Nutr Health Aging 16：319-324, 2012.

5) Singh B, Parsaik AK, Mielke MM, et al.：Association of mediterranean diet with mild cognitive impairment and Alzheimer's disease：a systematic review and meta-analysis. J Alzheimers Dis 39：271-282, 2014. doi：10.3233/JAD-130830.

6) Ozawa M, Ninomiya T, Ohara T, et al.：Dietary patterns and risk of dementia in an elderly Japanese population：the Hisayama Study. Am J Clin Nutr 97：1076-1082, 2013. doi：10.3945/ajcn.112.045575.

7) Otsuka R, Nishita Y, Tange C, et al.：Dietary diversity decreases the risk of cognitive decline among Japanese older adults. Geriatr Gerontol Int 17：937-944, 2017. doi：10.1111/ggi.12817.

8) Rijpma A, Meulenbroek O, van Hees AM, et al.：Effects of Souvenaid on plasma micronutrient levels and fatty acid profiles in mild and mild-to-moderate Alzheimer's disease. Alzheimers Res Ther 7：51, 2015. doi：10.1186/s13195-015-0134-1.

9) Anstey KJ, Bahar-Fuchs A, Herath P, et al.：A 12-week multidomain intervention versus active control to reduce risk of Alzheimer's disease：study protocol for a randomized controlled trial. Trials 14：60, 2013. doi：10.1186/1745-6215-14-60.

10) Jackson J, Currie K, Graham C, Robb Y：The effectiveness of interventions to reduce undernutrition and promote eating in older adults with dementia：A systematic review. JBI Libr Syst Rev 9：1509-1550, 2011.

11) 日本老年歯科医学会：認知症患者の歯科的対応および歯科治療のあり方. ─学会の立場表明 2015─. 老年歯医 30：7, 2015.

12) 森下志穂, 渡邊　裕, 平野浩彦, ほか：通所介護事業所利用者に対する口腔機能向上および栄養改善の複合サービスの長期介入効果. 日歯衛会誌 12：36-46, 2017.

13) 熊谷　修, 渡辺修一郎, 柴田　博, ほか：地域在宅高齢者における食品摂取の多様性と高次生活機能低下の関連. 日歯衛会誌 50：1117-1124, 2003.

14) 深作貴子, 奥野純子, 戸村成男, ほか：特定高齢者に対する運動及び栄養指導の包括的支援による介護予防効果の検証. 日歯衛会誌 58：420-432, 2011.

15) Volkert D, Chourdakis M, Faxen-Irving G, et al.：ESPEN guidelines on nutrition in dementia. Clin Nutr 34：1052-1073, 2015.

16) Edahiro A, Hirano H, Yamada R, et al.：Factors affecting independence in eating among elderly with Alzheimer's disease. Geriatr Gerontol Int 12：481-490, 2012.

17) 枝広あや子：認知症高齢者の摂食・嚥下障害. 老年精医誌 25：117-122, 2014.

18) 平野浩彦：認知症の摂食嚥下障害. Mod Physician 35：1412-1416, 2015.

19) 菊谷　武（研究代表者）：平成 28 年度老人保健健康増進等補助金老人保健健康増進等事業報告書, 通所介護及び通所リハビリテーションを利用する要介護高齢者に対する効果的な栄養改善及び口腔機能向上サービス等に関する調査研究事業.

20) 井上啓子, 中村育子, 髙﨑美幸, ほか：在宅訪問栄養食事指導による栄養介入方法とその改善効果の検証. 日栄養士会誌 55：656-664, 2012.

21) 農林水産省：スマイルケア食（新しい介護食品）. http://www.maff.go.jp/j/shokusan/seizo/kaigo.html（2018 年 2 月 1 日アクセス）

22) 藤谷順子, 宇山理紗, 大越ひろ, ほか：日本摂食・嚥下リハビリテーション学会 嚥下調整食分類 2013. 日摂食嚥下リハ会誌 17：255-267, 2013.

23) 公益財団法人食品流通構造改善促進機構：新しい介護食品スマイルケア食について. http://

www.shokushien.net/pdf/ パンフレット .pdf（2018 年 2 月 1 日アクセス）

24) Bradbury J, Thomason JM, Jepson NJ, et al.：Nutrition counseling increases fruit and vegetable intake in the edentulous. J Dent Res 85：463-468，2006.

25) 菊谷　武，米山武義，手嶋登志子，ほか：口腔機能訓練と食支援が高齢者の栄養改善に与える効果．老年歯医 20：110-115，2005.

26) Suzuki H, Kanazawa M, , Komagamine Y, et al.：The effect of new complete denture fabrication and simplified dietary advice on nutrient intake and masticatory function of edentulous elderly：A randomized-controlled trial. Clin Nutr 17：30263-30267，2017.

エビデンスの強さ	B（中）：効果の推定に中等度の確信がある
文献による信頼度	B：支持する論文が 1 つ以上ある

| 健常 | MCI | 軽度 | 中等度 | 重度 | 終末期 |

CQ 12-1 認知症患者の緩和ケアにおいて歯科に求められることは何か

推奨文

認知症患者の緩和ケアの方針は，認知症と診断されたときから始まる．認知症最重度の高齢者における人生の最終段階（終末期）においては，本人の望む少量の経口摂取を支え，肺炎を予防し，comfort[*1] で清潔な口腔を保つことへの支援が歯科に求められる．

解説文

▌背景

日本老年医学会から 2012 年 1 月に出された，『「高齢者の終末期の医療およびケア」に関する「立場表明 2012」』（以下，「立場表明 2012」）[1] においては，緩やかな経過をたどる「終末期」とは，「病状が不可逆的かつ進行性で，その時代に可能な限りの治療によっても病状の好転や進行の阻止が期待できなくなり，近い将来の死が不可避となった状態」としている．「終末期」は高齢患者が抱える疾患，社会的条件等によりさまざまな経過があることから期間の規定はなされていない．2011 年に出された『高齢者に対する適切な医療提供の指針』のなかでは，「QOL 維持・向上を目指したケア」に「口腔管理」の重要性が明記され，一節を借りるならば「保健・医療・福祉の一体的な取り組みによって療養環境の整備，メンタルケア，栄養管理や口腔ケアを含めたヘルスケア，緩和ケア等を行い，QOL を低下させる症状の緩和とともに QOL の維持・向上に努める」と記された[2]．

疾患を認知症に限定すると，古典的には認知症の重症度評価（functional assessment staging：FAST）を用い，FAST 7 からが "認知症最重度" とされる[3]．FAST 分類における FAST 7 の段階には a〜f までの 6 段階のサブステージがあり，Reisberg は stage 7 c-d の起坐能力の消失する時期を point of demise という表現を用いて説明している[4]．

国際的にみて，これまでがんや HIV に対して議論の進んできた緩和ケアの文脈は，近年になって認知症の end-of-life care の議論に発展している．米国のホスピスの一般的な入所基準や英国の gold standards framework における，FAST 7 d の段階の認知症患者における終末期の定義は，「誤嚥性肺炎，尿路感染症，敗血症，悪化傾向にある多発性のⅢ〜Ⅳ度の褥瘡[*2]，抗菌薬投与後の繰り返す発熱，6 カ月以内の 10％以上

[*1] comfort：看護学において comfort および comfort ケアの概念は，K. Kolcaba の定義では「緩和，安心，超越に対するニードが，経験の 4 つのコンテクスト（身体的，サイコスピリット的，社会的，環境的）において満たされているという即時的な経験である」としている[31]．comfort は患者の主観的体験であり患者によって感じ方が違うことが前提であるが，comfort ケアは治療や処置を行うための基盤であり，4 つのコンテクストすべてが達成できない時でも励ますなどで comfort を与える援助ができる．英語表記あるいはカタカナで表記（コンフォート）することが一般的である．

の体重減少の合併症を併発した状態」としている．こういった文脈のなかで，死亡前120日間の症状について，「認知症終末期」のほうが末期癌よりも嚥下障害や肺炎，発熱を含む不快症状が有意に多く，「認知症終末期」に緩和ケアが必要であると結論づけられている[5]．

英国で1990年代後半に開発された末期がんを対象とした看取りケアのクリニカルパス：リバプール・ケア・パスウェイ（Liverpool care pathway：LCP）[6,7]においては，長期にわたる終末期のなかでも患者が終日臥床状態で意識低下があり経口摂取困難または錠剤の内服が困難で，かつ多職種チームが臨終まで1週間程度と判断した時期を「臨死期」とし，ケアのフレームを示している．ただし前述のように「認知症終末期」の段階における苦痛はがん末期の苦痛とは異なるため，LCPのすべてを認知症患者に当てはめることは困難である[8]．一方でLCPでは，看取りケアの質の向上のための医療従事者向けチェックリストの達成項目15個のなかに"口腔内を清潔に保つこと"が目標設定として入れられていることを強調したい[9,10]．

緩和ケアにおいては，多職種協働による高齢患者の価値観に配慮した医療提供を行うことが重要視されている．認知症患者のquality of end-of-life careを向上させ，家族の心理的負担を軽くするためには，食に関するケアを含む全般的なケア方針を形成するためのプロセスであるアドバンスケアプランニング（advanced care planning：ACP）[*3]が重要である[11]．「認知症終末期」の時期までACPの経過全体を通して口腔に関する専門家（歯科医療従事者）との定期的な関わりをもつことは，介護者教育や本人家族とのコミュニケーションを支える観点からも重要視されている[12,13]．

▌解説

認知症患者の緩和ケアにおける歯科の役割に関し，1）口腔の保清と，2）食のケアについて解説する．

■1）口腔の保清

経口摂取が困難となってきた「認知症終末期」の高齢者においての緩和ケアでは「comfort（快適さ）」を保つことの重要性が主流である[14]．The American Academy of Hospice and Palliative Medicine（AAHPM）の立場表明においては，終末期の緩和医療において，質の良い口腔衛生管理[*4]と，経口摂取困難で口腔乾燥状態にある者に対する安全に配慮した氷片の提供は対症療法として効果的であるとしている[15]．患者の状態をアセスメントし安全に配慮したうえで実施することを検討するべきである．

[*2] Ⅲ～Ⅳ度の褥瘡：米国褥瘡諮問委員会（National Pressure Ulcer Advisory Panel：NPUAP）のステージ分類およびヨーロッパ褥瘡諮問委員会（European Pressure Ulcer Advisory Panel：EPUAP）のグレード分類におけるステージⅢ（皮下組織までの全層組織欠損）およびステージⅣ（骨，腱，筋肉の露出を伴う全層組織欠損）．

[*3] advance care planning（ACP）：本人の意思決定能力があるうちから，本人のcomfortを目標とした将来のケア方針について，本人を中心に家族や専門職チームが繰り返し話し合っていくプロセス[4]．

[*4] 本領域に関するさまざまな文献を渉猟したため，原文で「口腔ケア」と表現されている内容に関しては，そのまま記載した．

清潔のみならず，口腔の不快症状を引き起こす状態は終末期においては可及的に対処すべきとしている文献は多い．ひび割れや口角炎を予防するため，口唇，口角の保湿に努め，潰瘍や痛みを生じないように口腔の衛生状態を保つ必要があり，また不適切な義歯は調整されるべき，とされている[16, 17]．口腔乾燥の徴候は終末期ケアにおけるcomfortの指標においても一般的であり[18]，特に経鼻胃管人工栄養の重度認知症患者においては口腔内分泌物と気道の分離を保つような効果的な口腔衛生管理が必要と報告されている[19]．brief oral health status examination（BOHSE）[20]とoral health assessment tool（OHAT）[21]は認知症以外の疾患のために開発された指標であるが，「認知症終末期」においても応用できる[22]．

また保清の頻度として明確な指標を提示している文献は少ないが，Arcandらは，「認知症終末期」の患者に対しスワブによる口腔衛生管理を2時間おきに行う提案をしている[23]．現実的には症例や状況に応じて回数等を検討し，肺炎発症のコントロールに注意を払うことが推奨される．

終末期の認知症患者のための比較対照研究は倫理的に困難であることから，質の高い研究結果が少ないものの，他国のクリニカルパスなどのツール等でも同様の記載がある．comfortを保つための質の良い口腔衛生管理は終末期患者の苦痛を緩和することにつながるため，標準的に実施されることが推奨される[24]．

■ 2）食のケア

「認知症終末期」の時期において，十分な口腔衛生管理と本人が望むだけのごく少量の水分が提供されていれば，食事を差し控えることは苦しみと関係しないと報告されている[25]．これを受けThe American Academy of Hospice and Palliative Medicine（AAHPM）の立場表明においては，終末期患者の臨床症状や経口摂取困難であることが，苦しみと関係せず最期を迎える自然な過程であると説明するために，多職種によって構成される緩和ケアチームと家族や介護者とのコミュニケーションは必要不可欠である，と表明している[15]．

立場表明を含む複数の報告において，「認知症終末期」の患者に対しては，本人が望むなら注意深い介助によって好きなものをごく少量でも可能な範囲で経口摂取することと，質の高い口腔衛生管理，本人にとって心地良い環境づくりが終末期の生活の質（quality of end-of-life care）を保つとされる[14, 26, 27]．具体的には，多職種や家族で十分話し合い，患者の好みに合わせて高カロリーの食品飲料等を提供し，誤嚥性肺炎リスクに配慮し本人の機能に合わせた"skilled feeding"，"careful hand feeding"を行うことは，患者の人や社会とのつながりを維持することにつながる[28, 29]．さらに「認知症終末期」においては，積極的に介助摂食を行うことでむせや誤嚥が生じ，結果として肺炎を発症することは本人に苦痛を与えると考え，ごく少量の経口摂取が本人のcomfortであるならば，安全に配慮したうえで，最小の摂取量を経口摂取すべきである，とされる[16]．こういった考え方は"comfort feeding only"などの明確な言葉で言い表されている[29]．

口腔の保清同様に比較対照研究は倫理的な観点から困難であるが，本人が望む限りのごく少量の経口摂取を注意深く行い，少しでも苦痛を生じるような状態であれば無理な

介助摂食を差し控えることが推奨される．また終末期のケア方針については多職種チームで，家族と十分に話し合いながら進めるプロセスが必要である[30].

検索式

● PubMed　#1　("palliative care" [MeSH Terms] OR ("palliative" [All Fields] AND "care" [All Fields]) OR "palliative care" [All Fields]) AND ("dementia" [MeSH Terms] OR "dementia" [All Fields]) AND ("mouth" [MeSH Terms] OR "mouth" [All Fields] OR "oral" [All Fields])
　　　　　23 hits

　　　　#2　("palliative care" [MeSH Terms] OR ("palliative" [All Fields] AND "care" [All Fields]) OR "palliative care" [All Fields]) AND ("dental health services" [MeSH Terms] OR ("dental" [All Fields] AND "health" [All Fields] AND "services" [All Fields]) OR "dental health services" [All Fields] OR "dental" [All Fields])　323 hits

● 医中誌　#1　((((((ターミナルケア /TH or 終末期ケア /AL)) and ((認知症 /TH or 認知症 /AL)) and ((口 /TH or 口腔 /AL)))))) and (PT= 原著論文，会議録除く)　46 編

　　　　#2　((((ターミナルケア /TH or 終末期ケア /AL)) and ((認知症 /TH or 認知症 /AL)) and ((摂食 /TH or 経口摂取 /AL)))) and (PT= 原著論文，会議録除く)　52 編

● ハンドサーチ　14 件

(検索日：2017 年 10 月 19 日)

参考文献

1) 日本老年歯科医学会「高齢者の終末期の医療およびケア」に関する日本老年医学会の「立場表明」．https://www.jpn-geriat-soc.or.jp/proposal/pdf/jgs-tachiba2012.pdf（ハンドサーチ）

2) 厚生労働科学研究費補助金（長寿科学総合研究事業）「高齢者に対する適切な医療提供に関する研究（H22- 長寿 - 指定 -009）」．https://www.jpn-geriat-soc.or.jp/proposal/pdf/geriatric_care_GL.pdf

3) Reisberg B：Functional assessment staging（FAST）. Psychopharmacol Bull 24：653-659, 1988.

4) Reisberg B, Franssen EH：2. Clinical stages of Alzheimer's disease. In：An Atlas of Alzheimer's disease（The Encyclopedia of visual Medicine Series）.（de Leon MJ, ed）Parthenon Publishing, pp11-20, 1999.

5) Mitchell SL, Kiely DK, Hamel MB：Dying with advanced dementia in the nursing home. Arch Intern Med 164：321-326, 2004.

6) Ellershaw J, Wilkinson S：Care of the Dying：A pathway to excellence second edition. Oxford University Press pp15-61, 2011.

7) 茅根義和：LCP（リバプール・ケア・パスウェイ）とはなにか（特集再考看取りのケア―リバプール・ケア・パスウェイを用いた看取りのケアの質向上）．臨床看護 36(14)：1825-1828, 2010.

8) Husebo BS, Flo E, Engedal K：The Liverpool Care Pathway：discarded in cancer patients but good enough for dying nursing home patients? A systematic review. BMC Med Ethics 18：48, 2017.

9) LCP 日本語版．http://www.lcp.umin.jp/LCP-Jver1.0.pdf

10) 菅野雄介，茅根義和，池永昌之，宮下光令：英国での看取りのケアのクリニカルパス Liverpool Care Pathway の動向について．緩和ケア 23：464-467, 2013.

11) Davies N, Maio L, Rait G, Iliffe S：Quality end-of-life care for dementia：What have family carers told us so far? A narrative synthesis. Palliat Med 28：919-930, 2014.

12) Murphy E, Froggatt K, Connolly S, et al.：Palliative care interventions in advanced dementia. Cochrane Database of Sys Rev 12：CD011513, 2016.

13) Chalmers J, Pearson A：Oral hygiene care for residents with dementia：a literature review. J Ad Nurs 52：410-419, 2005.

14) Lee RP, Bamford C, Poole M, et al.：End of life care for people with dementia：The views of health professionals, social care service managers and frontline staff on key requirements for good practice. PLoS One 12：e0179355, 2017.

15) Statement on Artificial Nutrition and Hydration Near the End of Life Approved by the AAHPM Board of Directors on September 13, 2013. http://aahpm.org/positions/anh

16) Mitchell G, Agnelli J, McGreevy J, et al.：Palliative and end-of-life care for people living with dementia in care homes：part 2. Nurs Stand 30：54-63, 2016.

17) 渡部貴美江，中村早苗，原　等子，ほか：終末期認知症高齢者への「緩和口腔ケア」導入の取り組み．日赤看会誌 6：110-118, 2006.

18) Waldrop DP, Kirkendall AM：Comfort measures：a qualitative study of nursing home-based end-of-life care. J Palliat Med 12：719-724, 2009.

19) Scott AG, Austin HE：Nasogastric feeding in the management of severe dysphagia in motor neurone disease. Palliat Med 8：45-49, 1994.

20) Chalmers JM, King PL, Spencer AJ, et al.：The oral health assessment tool—validity and reliability. Aust Dent J 50：191-199, 2005.

21) Kayser-Jones J, Bird WF, Paul SM, et al.：An instrument to assess the oral health status of nursing home residents. Gerontologist 35：814-824, 1995.

22) Ellis-Smith C, Evans CJ, Bone AE, et al.：BuildCARE. Measures to assess commonly experienced symptoms for people with dementia in long-term care settings：a systematic review. BMC Med 14：38, 2016.

23) Arcand M：End-of-life issues in advanced dementia：Part 2：management of poor nutritional intake, dehydration, and pneumonia. Can Fam Physician 61：337-341, 2015.

24) 金子信子：終末期の摂食嚥下リハビリテーション―看取りを見据えたアプローチ―認知症終末期を支える口腔ケア．MB Med Reha 186：9-14, 2015.

25) Daly BJ：Special challenges of withholding artificial nutrition and hydration. J Gerontol Nurs 26：25-31, 2000.

26) The AM, Pasman R, Onwuteaka-Philipsen B, et al.：Withholding the artificial administration of fluids and food from elderly patients with dementia：ethnographic study. BMJ 325：1326, 2002.

27) Fischberg D, Bull J, Casarett D, et al.：HPM Choosing Wisely Task Force. Five things physicians and patients should question in hospice and palliative medicine. J Pain Symptom Manage 45(3)：595-605, 2013.

28) 鈴木佐織：終末期にある A 氏に対する食へのケアを振り返る デスカンファレンスで得た看護を実践して．日精看会誌 59：502-503, 2016.

29) Palecek EJ, Teno JM, Casarett DJ, et al.：Comfort feeding only：a proposal to bring clarity to decision-making regarding difficulty with eating for persons with advanced dementia. J Am Geriatr Soc 58：580-584, 2010.

30) 廣嶋尚子，西千亜紀：認知症患者のインフォームドコンセント その人らしく生きるための治療選択をチームで支えた事例．日精看会誌 53：66-70, 2010.

31) 日本看護科学学会看護学学術用語検討委員会　第9・10期編．看護学を構成する重要な用語集．日本看護科学学会，2011. http://jans.umin.ac.jp/iinkai/yougo/pdf/terms.pdf

エビデンスの強さ　B（中）：効果の推定に中等度の確信がある

文献による信頼度　A：支持する論文が複数あり，ほぼ一致している．信頼性の高い論文がある

CM による信頼度　A：一致（最終的な VAS 平均値が 8.5 以上）

索引

あ

アセスメント　38
アドバンスケアプランニング
　169
飴舐め訓練　144
アルツハイマー型認知症　3, 4,
　8, 12, 129, 133, 140

い

意志決定　69
意思決定支援　139
意思決定能力　38
意味性認知症　130
胃瘻　123
インフォームドアセント　71
インフォームドコンセント
　103
インプラント　127
インプラント周囲炎　127

う

うつ病　9
運転経歴証明書　26
運転免許　25, 26

え

栄養　74
栄養改善　163
栄養状態　123
嚥下機能　39
嚥下障害　84
嚥下体操　139
嚥下調整食　164

お

音　49

か

介護医療院　24
介護給付　19
介護支援専門員　24
介護者　48
介護者による口腔衛生管理　78

介護認定審査会　19
介護報酬　19
介護保険財政　20
介護保険制度　18
介護療養型医療施設　24
介護老人福祉施設　24
介護老人保健施設　24
概日リズム睡眠障害　49
改訂長谷川式簡易知能評価ス
　ケール　29, 39
改訂水飲みテスト　136
回転切削器具　94
過栄養　150
下腿周囲長　155
簡易的栄養状態評価法　153
環境調整　47
看護小規模多機能型居宅介護
　23
カンジダ　117
感染予防　87
緩和ケア　168

き

義歯安定剤　111
義歯修理・調整　109
義歯性口内炎　117
義歯設計　113
義歯洗浄剤　118
義歯装着　107, 125
義歯の衛生管理　117
義歯の受容　108
義歯の使用　107
義歯の設計　115
義歯の着脱　115
義歯の調整　107
義歯不適合　80
義歯への名前入れ　120
基本チェックリスト　154
基本的ADL　33
鏡像理解　72
協調運動障害　141
居宅介護支援　23
居宅介護住宅改修費　24

居宅サービス　20
居宅療養管理指導　21
拒否　43, 48, 84
起立性低血圧　48
筋機能訓練　144

く

グラスアイオノマーセメント
　94
クラスプ　117
グループホーム　23

け

ケアプラン　19, 23
ケア用具　87
経口移行加算　136
経口移行・経口維持計画書　136
経口維持加算　136
経口的栄養補助　164
継続的歯科介入　52
軽度認知障害　3, 4, 11, 29, 35,
　54, 58, 71
見当識　81
原発性進行性失語　130
権利擁護　64
権利利益を侵害　27

こ

誤飲　47
抗凝固薬　80
口腔衛生管理　52, 84, 87
口腔衛生指導　61
口腔乾燥　87
口腔機能　39
口腔機能管理　68
口腔機能向上　162
口腔機能低下症　35
口腔機能の低下　84, 91
口腔健康管理　70
口腔体操　139
口腔のセルフケア　68, 91
口腔のセルフケア能力　39
口腔保健行動　52, 63

抗血小板薬　80
抗血栓療法　104
抗コリン薬　8
講習予備検査　25
行動・心理症状　7, 17, 39, 54, 64, 71, 84, 100
行動調節法　65
抗認知症サプリメント　148
絞扼反射　129
高齢者虐待　27
高齢者虐待防止法　27
高齢者専用賃貸住宅　21
高齢者総合的機能評価　17, 137, 139
誤嚥　47, 133, 134
骨粗鬆症治療薬　104
コミュニケーション　77, 80
コミュニケーション支援ツール　72
コリンエステラーゼ阻害薬　10
コンポジットレジン　94
根面う蝕　88, 97

さ

サービス計画　19
サービス担当者会議　23
財産管理　27
在宅医療・介護推進プロジェクトチーム　18
在宅医療・介護連携　18
サブスタンスP　147
サルコペニア　10

し

歯科医療専門職チーム　77
歯科衛生士　76
視空間認知障害　36
歯周病　57
自主返納制度　26
ジスキネジア　84
システム・インテグレーション　15
施設サービス　24
失見当識　129
実行機能障害　65, 129
社会的認知　81

若年性認知症　12, 25
若年性認知症コールセンター　25
若年性認知症支援コーディネーター　25
重症化予防　52, 54
終末期　168
終末期医療　18
終末期の生活の質　170
主観的包括的評価　153
主治医意見書　19
手段的ADL　33, 150
手段的日常動作　150
障害者総合支援法　25
消化管潰瘍　148
小規模多機能型居宅介護　22
情動調節障害　81
常同的食行動　141
情報共有　78
情報提供　76
ショートステイ　21
食形態　74, 123
食事管理計画　140
食生活指導　54
食品摂取の多様性評価票　156
新オレンジプラン　14, 44
侵襲的歯科治療　103
身上監護　27
身上配慮義務　27
人生の旅路　18
身体拘束　17
身体障害者手帳　25
身体接触を行うケア　145

す

錐体外路症状　130, 141
スタッフ構成　48
スマイルケア食　164

せ

生活困窮　18
生活リズム　85
政策的統合　15
精神科病院　17
精神科リエゾンチーム　17
精神障害者保健福祉手帳　25

精神心理的アウトカム　145
成年後見制度　26
成年後見人　27
摂食　39
摂食嚥下機能　63, 68
摂食開始困難　140
摂食機能　123
舌苔　91
舌苔除去　92
セルフケア　87, 100
善管注意義務　27
先制鎮痛　104
前頭側頭型認知症　3, 8, 130, 133, 137
前頭側頭葉変性症　3, 12, 130
全般性注意障害　47
せん妄　9, 17

そ

尊厳ある生活　14

た

第1号被保険者　19
第2号被保険者　19
タクティールケア　43, 44
多職種　38, 64
多職種連携　40
脱抑制　141
短期入所生活介護　21
短期入所療養介護　21

ち

地域ケア会議　15
地域支援事業　15
地域包括ケア　74
地域包括ケアシステム　14
地域包括支援センター　15
地域密着型介護老人福祉施設入所者生活介護　23
地域密着型サービス　22
地域密着型特定施設入居者生活介護　23
チェア角度　47
地中海食　54, 161
窒息　134
窒息リスク　141

注意障害　129
中核症状　47
超音波洗浄　118
治療計画　70

つ
通所介護　21
通所リハビリテーション　21

て
低栄養　150
定期巡回・随時対応型訪問介護
　看護　22
デイ・ケア　21
デイサービス　21
デンチャーマーキング　120

と
統合ケアパス　15
道路交通法　25
特定施設入居者生活介護　21
特定福祉用具販売　22
特別養護老人ホーム　24
ドパミン拮抗薬　147
トレイルメーキングテスト　29

に
ニセルゴリン　148
日常生活自立支援事業　26
日本人の食事摂取基準　154
任意後見制度　27
認知機能障害　47
認知機能の障害　7
認知症　7
認知症患者の救急医療　17
認知症ケアパス　15
認知症ケアマッピング　43, 44
認知症最重度　168
認知症サポート医　16
認知症施策推進総合戦略　14
認知症疾患医療センター　16
認知症終末期　169
認知症初期集中支援チーム　15
認知症対応型共同生活介護　23
認知症対応型通所介護　22
認知症対応力向上研修　16, 45

認知症の原因　7
認知症の症状　7
認知症の治療　9
認知症の有病率　12
認知症の予防　11
認知症予防　125

ね
粘膜為害性　148

は
パーソンセンタードケア　43,
　44, 85
バイオフィードバック　144
バイオリズム　49
発音障害　84
抜歯　99
発動性障害　129
歯の喪失　57, 58
バリデーション　43, 44
判断力障害　129
ハンチントン病　8, 130
反復唾液嚥下テスト　136

ひ
光　49
非侵襲的修復技法　94
被保険者　19
病型頻度　12
ビンスワンガー型　148

ふ
複合型サービス　23
福祉用具貸与　22
複製義歯　109
服薬アドヒアランス　82
服薬状況　82
フッ化ジアンミン銀　88
フッ化物　96
プライマリケア　16
フレイル　10, 99, 157

へ
閉口困難　140
ペーシング　141
変性性認知症　129

ベンゾジアゼピン系薬剤　8

ほ
法定後見制度　27
訪問介護　20
訪問看護　20
訪問リハビリテーション　21
ホームヘルプサービス　20
保険者　19
保佐人　27
補助人　27
ポリファーマシー　147

み
ミールラウンド　136
看取りケア　169
みなし事業所　21
ミニメンタルステート検査　29,
　39

や
夜間対応型訪問介護　22
薬品　87
薬物有害事象　147

ゆ
有害事象　80, 82
有料老人ホーム　21
ユマニチュード　43, 44

よ
要介護認定　19
予防給付　19

ら
ラバーダム防湿　48

り
立体視の障害　140
療養方針　24
リライン　111
リリーフ　109
臨死期　169
臨床的認知症尺度　30, 35, 39

索引　175

れ

レビー小体型認知症　3, 8, 12, 130, 133, 140

数字

38%フッ化ジアンミン銀　96

欧文

ACP（advanced care planning）→「アドバンスケアプランニング」を参照

AD（Alzheimer's disease）→「アルツハイマー型認知症」を参照

ADL　150

ART（atrautic restorative technique）→「非侵襲的修復技法」を参照

BADL（basic activities of daily living）→「基本的ADL」を参照

BMI（body mass index）　125, 150

BOHSE（berief oral health status examination）　170

BPSD（behavioral and psychological symptoms of dementia）→「行動・心理症状」を参照

CDR（clinical dementia rating）→「臨床的認知症尺度」を参照

CGA（comprehensive geriatric assessment）→「高齢者総合機能評価」を参照

CNAQ（council on nutrition appetite questionnaire）　157

DASC-21（dementia assessment sheet in community-based integrated care system-21 items）　31

DCM（dementia care mapping）→「認知症ケアマッピング」を参照

DLB（dementia with Lewy bodies）→「レビー小体型認知症」を参照

FAST（functional assessment staging）　31, 35, 39, 64, 68, 168

FTD（frontotemporal dementia）→「前頭側頭型認知症」を参照

FTLD（frontotemporal lobar degeneration）→「前頭側頭葉変性症」を参照

GDS（grobal deterioration scale）　31

Humanitude →「ユマニチュード」を参照

HDS-R（revised Hasegawa dementia scale）→「改訂長谷川式簡易知能評価スケール」を参照

Hoehn-Yahr重症度分類　130

IADL（instrumental activities of daily living）→「手段的ADL」を参照

ICF（the international classification of functioning, disability and health）　32

ICP（integrated care pathway）→「統合ケアパス」を参照

MCI（mild cognitive impairment）→「軽度認知障害」を参照

MMSE（mini-mental state examination）→「ミニメンタルステート検査」を参照

MNA（Mini Nutritional Assessment）→「簡易的栄養状態評価法」を参照

MNA-SF　153

MoCA-J（Montreal cognitive assessment-Japanise version）　29

MWST（modified water swallow）→「改訂水飲みテスト」を参照

NMDA受容体拮抗薬　10

NPI（neoropsychiatric inventory）　30

OHAT（oral health assessment tool）　170

ONS（oral nutritional supplements）→「経口的栄養補助」を参照

PCC（person-centered care）→「パーソンセンタードケア」を参照

PPA（primary progressive aphasia）→「原発性進行性失語」を参照

RSST（saliva swallowing test）→「反復唾液嚥下テスト」を参照

SD（semantic dementia）→「意味性認知症」を参照

SDF（sliver diamine fluoride）→「フッ化ジンアミン銀」を参照

SGA（subjective global assessment）→「主観的包括的評価」を参照

TLC（tender loving care）　92

Validation →「バリデーション」を参照

認知症の人への歯科治療ガイドライン　　ISBN978-4-263-44556-3

2019年6月10日　第1版第1刷発行
2021年3月15日　第1版第3刷発行

編　集　一般社団法人 日本老年歯科医学会／日本医療研究開発機構研究費「認知症の容態に応じた歯科診療等の口腔管理及び栄養マネジメントによる経口摂取支援に関する研究」ガイドライン作成班

発行者　白 石 泰 夫

発行所　医歯薬出版株式会社

〒113-8612　東京都文京区本駒込1-7-10
TEL. (03)5395-7638(編集)・7630(販売)
FAX. (03)5395-7639(編集)・8633(販売)
https://www.ishiyaku.co.jp/
郵便振替番号 00190-5-13816

乱丁,落丁の際はお取り替えいたします　　印刷・あづま堂印刷／製本・皆川製本所
© Ishiyaku Publishers, Inc., 2019. Printed in Japan

本書の複製権・翻訳権・翻案権・上映権・譲渡権・貸与権・公衆送信権(送信可能化権を含む)・口述権は,医歯薬出版(株)が保有します.
本書を無断で複製する行為(コピー,スキャン,デジタルデータ化など)は,「私的使用のための複製」などの著作権法上の限られた例外を除き禁じられています.また私的使用に該当する場合であっても,請負業者等の第三者に依頼し上記の行為を行うことは違法となります.

JCOPY ＜出版者著作権管理機構 委託出版物＞
本書をコピーやスキャン等により複製される場合は,そのつど事前に出版者著作権管理機構(電話 03-5244-5088, FAX 03-5244-5089, e-mail : info@jcopy.or.jp)の許諾を得てください.